AF453230

# L'OPHTALMOLOGIE

## INDISPENSABLE

### AU PRATICIEN

*SÉMIOLOGIE, DIAGNOSTIC, TRAITEMENT*

# L'OPHTALMOLOGIE

## INDISPENSABLE

## AU PRATICIEN

*SÉMIOLOGIE, DIAGNOSTIC, TRAITEMENT*

PAR LE

## Docteur A. PICHON

MÉDECIN-MAJOR DE 1ʳᵉ CLASSE

CHARGÉ DU COURS DE CLINIQUE CHIRURGICALE SPÉCIALE

A L'ÉCOLE D'APPLICATION DU SERVICE DE SANTÉ

DES TROUPES COLONIALES

*Avec 107 figures et des tableaux schématiques*

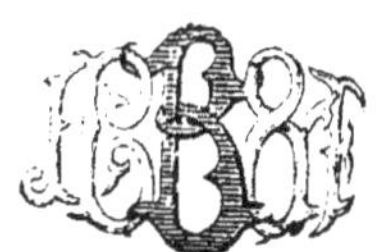

PARIS

LIBRAIRIE J.-B. BAILLIÈRE ET FILS

19, RUE HAUTEFEUILLE, 19

1913

# PRÉFACE

—

Ce livre n'est pas destiné à remplacer les Précis
et Manuels d'Ophtalmologie existant déjà, car il est
fait dans un esprit différent, et avec un but bien
limité : c'est un simple *Guide*, où j'ai réuni les connaissances indispensables pour l'Examen méthodique et raisonné de l'œil et de ses annexes, le
Diagnostic et le Traitement de leurs maladies et la
correction des Vices de réfraction.

Pour tout ce qui concerne la pratique proprement dite, j'ai donné des explications suffisamment
détaillées pour permettre au lecteur d'apprendre
la technique des examens de l'œil et la façon d'en
interpréter les résultats, ainsi que les notions utiles
pour l'emploi des médicaments et l'application des
procédés de traitement.

Enfin, dans une série de tableaux synthétiques,
de *Consultations*, j'ai résumé, à la fin de l'ouvrage,
les renseignements cliniques et les indications thé-
rapeutiques concernant les principales affections et
anomalies de l'œil.

Tout en faisant un exposé aussi complet que possible, quoique condensé, de la pathologie de l'œil, pour que le médecin puisse tout prévoir, je ne me suis étendu que sur les questions intéressant la pratique courante.

Praticien moi-même, et non exclusivement « spécialisé » dans l'oculistique, j'ai pu me rendre compte de ce que les praticiens peuvent et doivent faire et, par conséquent, de ce qu'ils doivent connaître. D'autre part, on ne saurait nier les lacunes de l'instruction médicale en ce qui concerne les *Spécialités*. J'espère que ce modeste livre, reproduction d'un Cours pratique, pourra rendre quelques services aux médecins et aux étudiants, en leur facilitant l'étude des éléments d'Ophtalmologie indispensables.

On ne s'étonnera pas, je pense, étant donné le caractère de cet ouvrage, que je n'aie cité que très peu de noms d'auteurs et n'aie pas donné d'indications bibliographiques.

Je tiens à remercier MM. J.-B. Baillière et fils de l'accueil qu'ils m'ont fait et des soins qu'ils ont apportés à la publication de ce livre.

D<sup>r</sup> A. PICHON.

# L'OPHTALMOLOGIE
## INDISPENSABLE
## AU PRATICIEN
### SÉMIOLOGIE, DIAGNOSTIC, TRAITEMENT

## INTRODUCTION

L'œil, ou globe oculaire, considéré isolément, est un organe creux de forme à peu près sphérique; il est composé d'une *enveloppe* ou *coque*, renfermant des *milieux transparents*.

En avant il est recouvert par une membrane muqueuse transparente, la *conjonctive*, dont une portion seulement adhère à l'œil.

La COQUE, OU ENVELOPPE de l'œil, est formée de trois feuillets superposés :

1º Le feuillet *externe* est une membrane *fibreuse*, opaque, la *Sclérotique*, qui se modifie en avant pour former une membrane transparente, la *Cornée*.

2º Le feuillet *moyen* est une membrane *vasculaire*, le *Tractus uvéal*, qui se divise en trois parties : en arrière, et formant la plus grande partie du tractus, est la *Cho-*

*roïde*, essentiellement vasculaire ; vers le tiers antérieur,
le tractus uvéal se modifie pour constituer le *Corps ciliaire*, qui présente une partie vasculaire et des éléments

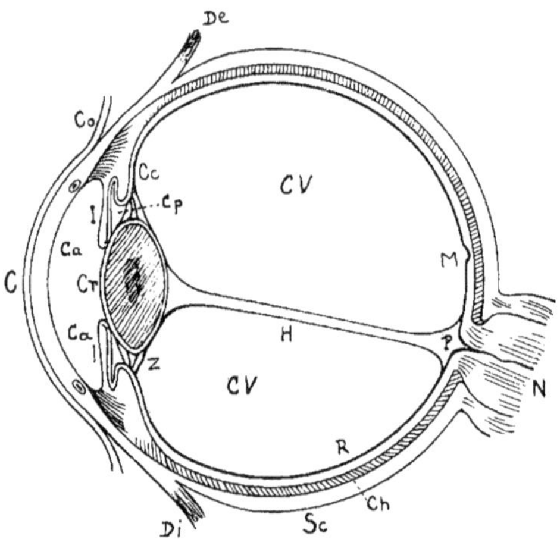


Fig. 1. — Coupe horizontale de l'œil (Schématique).
*Co*, conjonctive. — *C*, cornée. — *Ca*, chambre antérieure.— *Cr*, cristallin.
— *I*, iris. — *Cc*, corps ciliaire. —*Z*, zonula.— *Cp*, chambre postérieure.
— *Cv*, corps vitré. — *H*, canal hyaloïdien. — *Sc*, sclérotique.— *Ch*, cho-
roïde. — *N*, nerf optique. — *P*, papille. — *De*, muscle droit externe.—
*Di*, muscle droit interne.

musculaires ; puis, tout à fait en avant est l'*Iris*, qui
abandonne la coque de l'œil pour se porter transversalement dans l'intérieur, et qui comprend aussi des éléments musculaires ; il est percé, en son centre, d'un
orifice, la *Pupille*. Le tractus uvéal est la membrane
nourricière de l'œil.

3° Le feuillet *interne* est une membrane *nerveuse*, la
*Rétine*, formée par l'épanouissement des fibres, transformées, du nerf optique, lequel pénètre dans l'œil près

de son pôle postérieur ; la rétine comprend des éléments spéciaux, sensoriels, qui constituent les organes de réception et de transformation des impressions lumineuses.

Les MILIEUX TRANSPARENTS intérieurs sont : en avant l'*Humeur aqueuse*, en arrière le *Corps vitré*, et entre les deux une lentille, le *Cristallin*. L'iris s'applique en son centre sur la face antérieure du cristallin et limite ainsi, entre cette lentille et la cornée, deux espaces ou *Chambres*, *antérieure* et *postérieure*, remplies par l'humeur aqueuse.

L'œil se continue en arrière par les *Voies optiques*, qui commencent au *Nerf optique* et aboutissent au Centre visuel dans l'écorce cérébrale.

Le globe oculaire est contenu dans une cavité osseuse de la face, l'ORBITE, qui, ouvert en avant, est fermé sur le vivant par les *Paupières*, membranes protectrices de l'œil, et mobiles. A l'étude des paupières se rattache celle de l'*Appareil lacrymal*, qui comprend : la *Glande lacrymale*, qui secrète les larmes ; et les *Voies lacrymales*, par lesquelles celles-ci s'écoulent, et qui, partant du voisinage de l'angle interne des paupières, aboutissent à la partie inférieure des fosses nasales.

L'orbite est divisé en deux loges par une membrane conjonctive, la *Capsule de Tenon*, qui entoure l'œil en arrière et l'isole des autres éléments contenus dans l'orbite : tissu cellulaire, vaisseaux, nerfs ; la loge postérieure contient, en outre de ces éléments, les *muscles* moteurs du globe oculaire.

Les diverses parties de l'œil et les organes annexes

peuvent être atteints d'AFFECTIONS variées, inflammations,
lésions et malformations. Certaines de ces affections sont
localisées à une des parties de l'œil ou des annexes, tout
en pouvant déterminer des altérations dans d'autres ;

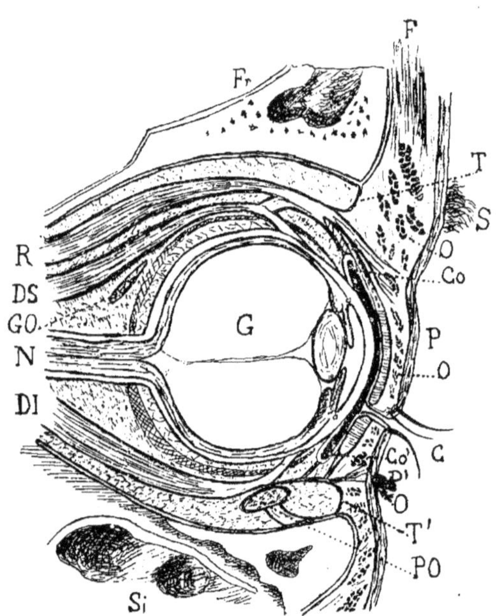


Fig. 2. — COUPE SAGITTALE DE L'ORBITE *(demi-schématique)* (d'après Testut).
*C*, cils. — *Co, Co'*, cul-de-sac de la conjonctive. — *DI*, muscle droit inférieur. — *DS*, m. droit supérieur. — *F*, m. frontal. — *Fr*, os frontal. —
*G*, globe ; en arrière, la capsule de Tenon (en quadrillé), séparée du globe
par l'espace de Tenon. — *GO*, m. grand oblique. — *N*, nerf optique. —
*O*, m. orbiculaire des paupières. — *P,P'*, paupières. — *PO*, m. petit oblique. — *R*, m. releveur de la paupière supérieure. — *S*, sourcils. — *Si*,
sinus maxillaire. — *T.T'* ligaments larges (septum orbitale).

c'est ainsi qu'on a des inflammations de chaque partie :
conjonctivites, kératites (inflammations de la Cornée),
sclérites, iritis, cyclites (inflammations du Corps ciliaire),

choroïdites, rétinites, névrites optiques, blépharites (inflammations du bord libre des paupières), ténonites, phlegmons de l'orbite, dacryocystites (inflammations du Sac lacrymal), etc. ; — des lésions communes aux autres régions, les néoplasies, certains traumatismes localisés, etc. ; — des lésions de dégénérescence, comme les taies cornéennes, les atrophies du Nerf optique, les cataractes, etc.; — des anomalies ou malformations, congénitales, comme les colobomes (pertes de substance), ou acquises.

D'autres affections atteignent en même temps ou successivement différentes parties de l'œil, les lésions prédominant, suivant les cas, ou ayant débuté, sur l'une ou l'autre de ces parties ; il en est ainsi dans les kérato-conjonctivites impétigineuses, les irido-cyclo-choroïdites, le phlegmon de l'œil, le glaucome, affection de nature encore obscure qui intéresse divers éléments de l'œil, l'ophtalmie sympathique, dont la pathogénie n'est pas mieux connue, les affections traumatiques du globe, etc.

Les affections de l'œil et de ses annexes déterminent des *altérations anatomiques* qui se manifestent par des *modifications de l'aspect normal* des éléments atteints, c'est-à-dire par des SYMPTÔMES OBJECTIFS.

Ces mêmes affections peuvent entraîner aussi des TROUBLES FONCTIONNELS portant sur les fonctions sensorielles de l'appareil de la vision, sur les fonctions physiologiques générales de l'œil et de ses annexes, et sur la sensibilité générale ; et, d'autre part, il peut y avoir des anomalies et troubles fonctionnels sans autres troubles pathologiques pouvant les expliquer.

Or l'œil, organe de la vision, constitue à la fois un *appareil optique, réfringent*, formant chambre noire avec diaphragme (l'iris), et un *appareil de réception* des impressions lumineuses qu'il transforme en impressions visuelles; et ces impressions sont transmises par les *Voies optiques* au Centre visuel cortical qui les transforme à son tour en sensations visuelles.

La *Réfraction* de l'œil peut présenter des anomalies et des modifications pathologiques. De même, la *Sensibilité spéciale*, sensorielle, de la rétine, et le fonctionnement des *voies optiques* et des centres visuels peuvent êtres troublés par les affections ou lésions de l'appareil de la vision ou de ses annexes, ou les affections générales qui retentissent sur lui.

D'autre part, l'œil étant mobile sous l'action de muscles propres, les lésions et affections des nerfs de cette musculature et des muscles eux-mêmes entraînent des troubles de la *Motilité oculaire* qui ont pour conséquence des troubles de la vision. De même, l'œil présentant une *musculature interne*, d'une part dans l'iris (muscles modificateurs de l'ouverture pupillaire), d'autre part, dans le corps ciliaire (muscle agissant sur la réfraction par l'intermédiaire du cristallin), cette musculature peut également être atteinte de troubles qui retentissent sur les fonctions des organes qu'elle actionne. — Une dernière musculature existe, dans les paupières dont la motilité peut de même subir des altérations.

Enfin, les lésions de l'œil et de ses annexes provo-

quent des troubles de la *Sensibilité générale* qui, dans
certains cas, au contraire, les précèdent ; et les inflammations de l'œil peuvent même entraîner des phénomènes de réaction générale.

Des considérations qui précèdent, il résulte que l'**Examen de l'œil et de ses annexes** comprend, après l'*interrogatoire* habituel, l'examen des symptômes objectifs,
ou *examen anatomique*, et la recherche des troubles
fonctionnels ou *examen fonctionnel.*

L'INTERROGATOIRE a une très grande importance : il
doit porter d'abord sur les *antécédents*, héréditaires et
personnels, dont la connaissance peut être d'une grande
utilité parfois, en donnant des indications, au point de
vue non seulement de la cause d'une affection oculaire,
mais encore de sa nature même; puis on s'attachera à
établir exactement *l'évolution* des troubles et lésions, et
en particulier l'époque d'apparition des troubles fonctionnels par rapport aux autres symptômes subjectifs et
objectifs, notion souvent utile, parfois primordiale.

L'EXAMEN ANATOMIQUE a pour but de constater l'état
des différents éléments de l'œil et de ses annexes, d'après
les *symptômes objectifs*, c'est-à-dire les modifications
apparentes de ces éléments, révélées par l'inspection, la
palpation, et autres modes d'observation.—On doit examiner d'abord l'*aspect extérieur de la région oculaire*,
puis plus spécialement les paupières et la région des
voies lacrymales; on se rend compte en même temps,
par la vue et la palpation, de la situation de l'œil dans

l'orbite, de sa sensibilité à la pression, et de la tension intra-oculaire.

On procède ensuite à l'examen des différentes parties de l'œil; il comporte trois examens successifs : d'abord l'*examen externe*, qui comprend lui-même l'*examen direct*, à l'œil nu et à la loupe, de la conjonctive et du segment antérieur de l'œil (cornée, chambre antérieure, iris), puis l'examen *à l'éclairage oblique*, de la cornée, de l'iris et du cristallin; en même temps, on examine les modifications de l'ouverture pupillaire, et on recherche l'état des *réflexes* pupillaires. — On pratique ensuite l'*examen des milieux transparents postérieurs*, à l'aide de l'éclairage ophtalmoscopique; — et l'on termine par l'examen ophtalmoscopique du *fond de l'œil*.

L'EXAMEN FONCTIONNEL de l'œil, qui a pour but la recherche des troubles et anomalies de la vision et de la motilité oculaire, comprend d'abord la détermination et la mesure de la *réfraction*, puis l'examen de la *sensibilité visuelle* et de l'état de la transmission et de la perception des *impressions visuelles*, et enfin la recherche des troubles de la *motilité oculaire*.

Dans certains cas, on devra procéder à l'exploration des *voies lacrymales*.

Les renseignements fournis par l'examen de l'œil et de ses annexes sont complétés par ceux qui concernent les troubles de la *sensibilité générale* de l'œil et de la région voisine, et les phénomènes de *réaction générale* de l'organisme. On doit en outre faire un examen, plus ou moins complet suivant les cas, des différents organes et de leurs fonctions, et de l'*état général* du malade.

Enfin il y aura lieu parfois de pratiquer un *examen microscopique* des sécrétions de la conjonctive.

**Plan de l'ouvrage.** — Dans l'étude du DIAGNOSTIC des affections de l'œil et de ses annexes, nous suivrons à peu près le plan que nous venons d'indiquer pour un examen méthodique.

Dans la 1re partie, consacrée à l'étude de l'*œil*, de sa *pathologie* et des *symptômes objectifs*, nous ferons successivement l'étude des différents *examens* auxquels on doit procéder, indiquant les *symptômes* qu'ils révèlent, avec leur *sémiologie* et le *diagnostic différentiel* des affections où on les observe : nous passerons rapidement sur les cas où les symptômes indiqués sont accessoires, nous arrêtant sur les affections où ils sont caractéristiques et pour lesquelles ils constituent la base ou l'élément principal du diagnostic.

Nous ferons précéder l'étude de chacun de ces examens successifs, avec leurs résultats, de notions sommaires, indispensables, sur l'*anatomie médicale* et la *pathologie* des différentes parties qu'ils concernent, avec le *diagnostic anatomique* des lésions, affections, et malformations.

Toutefois, au lieu de suivre complètement l'ordre logique suivant lequel on procède en pratique, nous commencerons par l'examen de l'œil lui-même, et par la conjonctive, renvoyant l'examen des paupières, et de la région de l'orbite, à la suite, avec celui des organes annexes, et du globe oculaire lui-même considéré dans son ensemble et dans ses rapports avec l'orbite.

Dans la 2e partie, réservée à l'*examen fonctionnel*, nous commencerons par étudier le diagnostic et la mesure de la Réfraction de l'œil, après avoir rappelé quelques notions d'optique oculaire ; nous continuerons par l'examen des troubles de la Sensibilité visuelle et du Fonctionnement des voies optiques, puis par les Sensations visuelles anormales, et enfin par les Troubles de la motilité oculaire. Après cette étude de l'appareil de la vision, nous terminerons par les Troubles de la Sensibilité générale, ou Troubles sensitifs, dans les affections de l'œil et de ses annexes.

L'étude de la Thérapeutique oculaire comprendra, après des notions sur le *Traitement général*, les agents et procédés du *Traitement local* : nous étudierons les principaux *Médicaments* et *Agents physiques* employés en oculistique, avec leur action, le mode d'emploi, les indications, etc., et nous donnerons ensuite la technique et les indications des différentes *Médications locales*.

Après cette étude analytique consacrée à la sémiologie, au diagnostic et au traitement des affections oculaires, nous passerons en revue, dans une synthèse finale, les Principales affections de l'œil et de ses annexes que l'on peut rencontrer dans la pratique courante, et nous donnerons pour chacune d'elles, et avec la plus grande concision possible, les notions indispensables concernant la symptomatologie, le diagnostic, l'étiologie, le pronostic et le traitement méthodique. Nous éviterons les redites inutiles en renvoyant le lecteur aux chapitres précédents, pour les points importants qui y sont déjà traités.

# PREMIÈRE PARTIE

## L'ŒIL ET SES ANNEXES

### PATHOLOGIE, DIAGNOSTIC ANATOMIQUE
### EXAMEN ET SÉMIOLOGIE DES SYMPTÔMES OBJECTIFS.

---

## LIVRE PREMIER

# LA CONJONCTIVE ET LA SCLÉROTIQUE

## CHAPITRE PREMIER

### LA CONJONCTIVE
### ANATOMIE CLINIQUE ET PATHOLOGIE

#### § 1. — ANATOMIE CLINIQUE

**I. Caractères généraux.** — La conjonctive est une membrane muqueuse qui tapisse la face postérieure des paupières, puis se replie pour recouvrir le segment antérieur du globe de l'œil, en s'appliquant sur la sclérotique; au niveau de la circonférence de la cornée elle perd son chorion pour former l'épithélium cornéen antérieur. Elle se divise donc en *conjonctive palpébrale (supérieure et inférieure) et conjonc-*

*tive bulbaire*, le repli intermédiaire constituant le *cul-de-sac*. Ce cul-de-sac, irrégulièrement circulaire, répond, sans l'atteindre, au pourtour de l'orbite ; il est plus profondément situé en haut qu'en bas, en dehors qu'en dedans, et par suite l'insertion de la conjonctive sur la sclérotique se fait, par rapport à la circonférence de la cornée (cette membrane étant placée au pôle antérieur du globe), à des distances différentes, qui

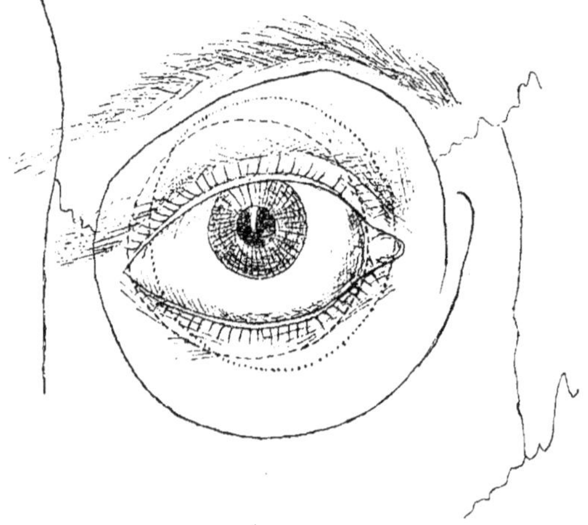

Fig. 3.— Projection sur les paupières :

1° du rebord de l'orbite (*trait plein* ⸺) ; 2° du cul-de-sac conjonctival (*pointillé.....*) ; 3° du pourtour du globe oculaire (*trait interrompu* - — - -), (d'après Merkel).

sont, d'après Testut : en haut 10 mm., en bas 8 mm., en dehors 14 mm. et en dedans 7 mm.

Les deux portions, palpébrale et bulbaire, de la conjonctive, glissent l'une sur l'autre dans les mouvements de l'œil et des paupières, qu'elles facilitent ; elles sont lubréfiées par le liquide lacrymal qui sert en même temps à maintenir la transparence de la cornée.

Tandis que la conjonctive palpébrale est adhérente au tissu sous-jacent, la conjonctive bulbaire est séparée de la sclérotique par une couche de tissu cellulaire lâche qui se confond, à sa périphérie, avec la circonférence antérieure de la capsule de Tenon. Cette couche cellulaire est le siège d'infiltrations fréquentes de sérosité ou de sang : l'infiltration séreuse donne *l'œdème conjonctival*, qui prend le nom de *chémosis* quand il est très prononcé; l'infiltration sanguine produit les *ecchymoses conjonctivales*.

**II. Structure.** — A. **Les éléments anatomiques.** — La conjonctive est formée de deux *couches:* 1° une couche *superficielle*, ou *épithéliale*, qui renferme des cellules, dites caliciformes, sécrétant de la mucine; c'est cette couche seule qui se continue sur la cornée pour en former l'épithélium antérieur ; — 2° une couche *profonde*, ou *chorion*, présentant des papilles qui donnent à la muqueuse son aspect velvétique, et des amas de cellules lymphatiques.

La conjonctive contient plusieurs espèces de *glandes* et en particulier des *glandes acineuses*, ou *glandes lacrymales accessoires*, dont le produit de sécrétion, ainsi que celui des cellules à mucine, s'ajoute à celui de la glande lacrymale pour former le liquide lacrymal.

Elle présente de nombreux *vaisseaux*, qui ont une double origine, et se répartissent en deux territoires : le *territoire ciliaire*, dont les artères, provenant des artères ciliaires antérieures, irriguent la partie de la conjonctive qui entoure la la cornée, sur une largeur de 3 à 4 mm., et sont situées sous la conjonctive ; — et le *territoire palpébral*, dont les artères, fournies par les artères palpébrales, occupent tout le reste de la membrane.

Au point de vue pathologique ces deux territoires vasculaires sont indépendants : la congestion du territoire ciliaire donne *l'injection périkératique*, et est produite par un état inflammatoire de la cornée, de l'iris ou du corps ciliaire, tandis que la congestion du territoire palpébral donne l'*injection conjonctivale*, et est produite par l'inflammation de la conjective, des paupières, ou une affection déterminant un trouble de la circulation dans l'orbite.

B. **Lésions de dégénérescence généralisée.** — La structure de la conjonctive peut être altérée, momentanément ou définitivement, par des lésions et affections variées, et en particulier par des inflammations, que nous étudierons plus loin. D'autre part, sous l'influence d'un état général, d'un trouble de la nutrition ou de lésions cicatricielles, les couches constitutives de cette membrane se modifient, les cellules dégénèrent, les glandes s'atrophient, et il en résulte des plaques kératinisées, et un état de sécheresse de la muqueuse : cet état a reçu le nom de **xérosis**, et, suivant que les lésions atteignent la couche épithéliale seule ou l'ensemble de la muqueuse, on a le *xérosis épithélial* et le *xérosis parenchymateux*.

§ 2.— PRINCIPALES AFFECTIONS<br>DE LA CONJONCTIVE

I. **Inflammations de la conjonctive.** — La conjonctive étant très riche en vaisseaux, et exposée en outre à de nombreuses causes d'irritation et d'infection, elle est le siège de fréquentes affections inflammatoires, ou *conjonctivites*.

Parfois il y a simplement de *l'hyperémie* de la muqueuse ; d'autres fois il y a en outre des *troubles de la sécrétion* ou des *sécrétions anormales;* enfin, dans d'autres cas, il y a production d'*éléments anatomiques anormaux*. On peut, d'après ces caractères, établir trois catégories d'affections inflammatoires de la conjonctive :

A. *Hyperémie inflammatoire simple.* — La simple hyper-émie inflammatoire de la conjonctive constitue le **catarrhe sec**, qui est *aigu* ou *chronique.* Cet état peut être déterminé par une irritation locale ou de voisinage, ou par un trouble fonctionnel entraînant un état congestif local.

B. *Conjonctivites avec sécrétion anormale.* — Quand l'in-flammation s'accompagne de trouble de la sécrétion : *sécré-tion exagérée* ou *de nature anormale,* on a les diverses varié-tés de *conjonctivites catarrhales* ou *purulentes,* d'origine infectieuse, qui se distinguent par l'intensité de l'inflamma-tion, la nature des sécrétions, et l'agent infectieux :

1° **Conjonctivites catarrhales.** *à sécrétion muqueuse ou muco-purulente;* les vaisseaux sont dilatés, l'épithélium épaissi, et l'infiltration leucocytaire exagérée ; à l'hyperémie s'ajoute la sécrétion muqueuse ou muco-purulente. On peut ramener les différentes formes de conjonctivites catarrhales à deux principales :

*a*) L'inflammation est légère et la sécrétion *muqueuse* et peu abondante, dans la *conjonctivite* **subaiguë**, qui, en se prolongeant, détermine un gonflement des papilles ;

*b*) Dans la *conjonctivite* **aiguë** l'hypersécrétion augmente et contient de petits filaments, puis elle devient *muco-puru-lente.*

2° Dans les **Conjonctivites purulentes**, il y a à la fois hyperémie intense, avec ecchymoses, *sécrétion purulente,* et infiltration œdémateuse sous-conjonctivale intense, ou *ché-mosis.*

Elles se distinguent en plusieurs variétés, d'après leur origine, et ces variétés présentent des caractères généraux différentiels :

*a*) Dans les conjonctivites *à streptocoques,* la sécrétion est peu abondante ;

*b*) Dans les conjonctivites *à pneumocoques,* l'inflammation porte surtout sur la paupière supérieure, et il y a parfois un exsudat fibrineux ;

*c*) Les lésions inflammatoires deviennent particulièrement intenses dans la *conjonctivite* **blennorragique** : il y a une dilatation considérable des vaisseaux avec des ecchymoses, la muqueuse est fortement infiltrée, œdématiée, et il y a une sécrétion purulente très abondante.

C. *Conjonctivites à néoformations.* — Certaines affections inflammatoires de la conjonctive sont caractérisées par le développement *d'éléments anormaux :* fausses-membranes, végétations, papules, follicules, granulations ; d'où les variétés spéciales de conjonctivites dites *pseudo-membraneuse, printanière, impétigineuse, folliculaire*, et *granuleuse*, que nous allons passer en revue.

1° La conjonctivite à fausses-membranes, ou **Conjonctivite pseudo-membraneuse**, est caractérisée par la formation de *fausses-membranes* qui reposent sur la muqueuse ou se développent dans son épaisseur : dans le premier cas, ou *forme superficielle*, les fausses membranes adhèrent faiblement à la muqueuse, et elles disparaissent sans laisser de traces ; tandis que, dans la *forme interstitielle*, il se produit souvent de la nécrose et du tissu cicatriciel ;

2° Dans la **Conjonctivite printanière**, il y a une simple hypertrophie des éléments de la couche épithéliale, formant des *végétations* en saillie ou aplaties ; elles disparaissent sans laisser de traces ;

3° La **Conjonctivite impétigineuse**, improprement appelée *phlycténulaire*, se caractérise par une ou plusieurs petites *papules*, formées par des amas de cellules leucocytaires situées sous la couche épithéliale : ces papules s'ulcèrent et disparaissent sans laisser de traces. L'affection peut atteindre la cornée ;

4° Dans la **Conjonctivite folliculaire**, on trouve de nombreuses granulations, ou *follicules lymphatiques*, développés dans la couche adénoïde et soulevant la couche épithéliale ; ils disparaissent par résorption ;

5° Dans la **Conjonctivite granuleuse**, il y a aussi des *follicules*, ou *granulations*, mais d'une structure complexe, et dont les éléments principaux sont des cellules leucocytaires. Ces granulations sont situées dans le chorion et soulèvent la couche épithéliale. En outre, la muqueuse est infiltrée, œdématiée, avec une hyperémie intense, et une *hypertrophie des papilles*. Cette affection se termine par ulcération ou résorption des granulations, avec formation de tissu cicatriciel remplaçant la muqueuse.

## II. Néoformations non inflammatoires et tumeurs de la conjonctive.

— Sur la conjonctive peuvent se développer, en dehors des productions inflammatoires, des néoformations variées, depuis les simples *hypertrophies* avec dégénérescence des tissus (*pinguécula, ptérygion*), jusqu'aux *tumeurs malignes* (*épithélioma, sarcome*), en passant par les *tumeurs bénignes* (*kystes, polypes, papillomes, angiomes*, etc.). Nous allons indiquer les caractéristiques de ces affections.

1° Le **Pinguécula** est une petite tumeur constituée par une *dégénérescence hyaline* du chorion, qui se propage au tissu sous-conjonctival et même à la sclérotique ;

2° Le **Ptérygion**, qui n'est peut-être qu'une transformation du pinguécula, est un repli de la conjonctive qui empiète sur la cornée ;

3° Les **Kystes** appartiennent à des espèces variées ; les plus fréquents sont : les *kystes glandulaires*, qui siègent dans les culs-de-sac et sur la conjonctive tarsienne, et les *kystes lymphatiques* ;

4° Les **Polypes** sont de petites tumeurs fibreuses pédiculées ;

5° Les **Papillomes**, de nature épithéliale, ont l'aspect de petites framboises;

6° L'**Epithélioma**, qui n'est pas très rare, se développe généralement sous la conjonctive bulbaire, sous forme d'excroissance charnue et reste souvent superficiel.

**III. Traumatismes**. — Les *contusions* et les *petites plaies* sont sans intérêt particulier.

Les *plaies étendues* et les *brûlures* (par la chaleur ou par des caustiques) peuvent déterminer des cicatrices rétractiles et des adhérences d'une conjonctive à l'autre, ou *symblépharon*.

# CHAPITRE II

## LA SCLÉROTIQUE
## ANATOMIE CLINIQUE ET PATHOLOGIE

**I. Anatomie clinique.** — La sclérotique est une *membrane fibreuse*, qui constitue, avec la cornée, le feuillet externe de la coque ou enveloppe de l'œil.

Presque superficielle en avant, où elle n'est séparée de l'extérieur que par la conjonctive bulbaire doublée du tissu sous-conjonctival et de la capsule de Tenon amincie, elle baigne par la plus grande partie de sa surface dans la masse cellulo-adipeuse de l'orbite, et en est séparée par la capsule de Tenon dédoublée.

Elle forme une *enveloppe sphérique*, avec une ouverture antérieure comblée par la cornée, et une ouverture postérieure plus petite, pour le passage du nerf optique ; en réalité, cette ouverture postérieure n'intéresse que les couches externes qui se réfléchissent en arrière, autour du nerf dont elles forment la gaine externe (ou inversement) ; les couches internes se continuent, percées de nombreux trous par lesquels passent les fibres du nerf, disposition qui a fait donner à cette portion de la membrane le nom de *lame criblée*, ou *lamina cribrosa*. Enfin la sclérotique est traversée par tous les vaisseaux, nerfs et canaux lymphatiques, qui pénètrent dans l'œil ou en sortent.

Elle est *en rapport : en dedans* avec la choroïde, dont elle est séparée par la *lamina fusca*, qui forme l'espace lymphatique supra-choroïdien, ou de Schwalbe, — et *en dehors* avec un autre espace lymphatique, véritable séreuse, constituée par la capsule de Tenon, dont le feuillet interne ou endothélial lui adhère intimement (fig. 4).

La sclérotique est une membrane de *structure fibreuse*, formée par du tissu conjonctif à fibres serrées et entrecroisées en tous sens (ce qui la rend opaque), et limitant des espaces lymphatiques réunis entre eux par des lacunes canaliculaires ;

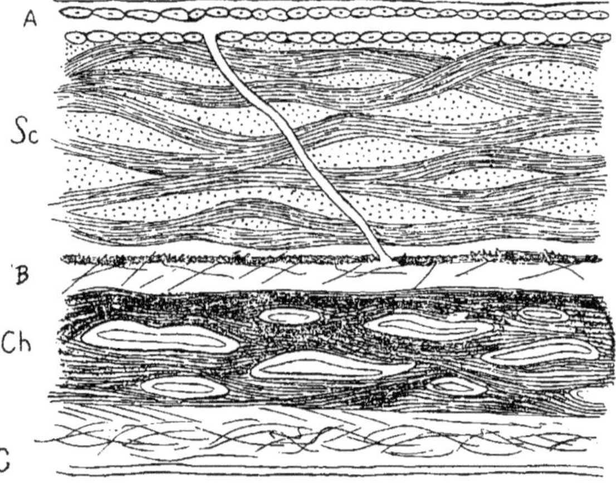


Fig. 4. — Coupe transversale de la sclérotique et de la choroïde (*demi-schématique*) (Testut).

*Sc*, sclérotique (un canal lymphatique la traverse). — *Ch*, choroïde : couche principale avec ses vaisseaux, et couche chorio-capillaire. — *A*, espace lymphatique supra-sclérotical, ou espace de Tenon, avec ses deux couches endothéliales. — *B*, lamina fusca et espace lymphatique supra-choroïdien. — *C*, lame vitrée.

elle contient aussi des fibres élastiques fines, en assez grand nombre, et des cellules peu nombreuses. Elle renferme enfin des vaisseaux, des nerfs, et est traversée par les *canaux lymphatiques* qui font communiquer l'espace supra-choroïdien de Schwalbe et la capsule de Tenon.

La sclérotique est *résistante*, par suite de sa structure, et c'est elle qui donne sa rigidité à la coque de l'œil ; elle est en même temps légèrement *élastique*, et elle se laisse distendre un peu par l'augmentation de tension intra-oculaire, mais cette élasticité, faible d'ailleurs, diminue avec l'âge et disparaît chez le vieillard.

**II. Pathologie de la sclérotique.** — A. *Traumatismes.* — Dans les *contusions légères*, elle est refoulée et reprend aussitôt sa forme; les contusions *violentes* peuvent par contre déterminer sa *rupture*.

Les *plaies* petites et régulières, les ponctions, surtout si elles sont obliques, se referment rapidement par accolement des lèvres.

B. *Ectasies.* — L'épaisseur, et par suite la résistance de la sclérotique peuvent diminuer à la suite soit d'inflammations ou de cicatrices, soit de dégénérescence sous l'influence d'une cause générale : dans ce dernier cas, il y a *ectasie totale* ou *Buphtalmie ;* dans le premier cas, *ectasies partielles* ou *Staphylomes*, qui, suivant leur situation s'appellent staphylomes *antérieurs, équatoriaux* ou *postérieurs.*

C. *Inflammations.* — La sclérotique peut être le siège d'inflammations qui sont : ou superficielles et localisées (*épisclérite*), — ou profondes et étendues (*sclérite diffuse*) — ou encore profondes et circonscrites (*scléro-choroïdite*).

1° L'**Episclérite** est constituée par une ou plusieurs élevures : ce sont des *boutons* vasculaires, formés par la distension du tissu conjonctif propre, et qui renferment une agglomération de leucocytes et de vaisseaux dilatés. Au bout d'un certain temps : ces boutons s'affaissent et la sclérotique redevient normale, ou au contraire présente une atrophie localisée, un amincissement qui la rend transparente et qui peut déterminer une *ectasie ;*

2° La **Sclérite diffuse** présente une *infiltration* étendue, en masse, de leucocytes, avec *dégénérescence* et même *des-*

*truction* du tissu propre ; il peut se produire ensuite une régénération du tissu, ou au contraire une atrophie avec ectasie ;

3º Dans un 3ᵉ cas, il y a des *plaques circonscrites* et non saillantes dues à une inflammation qui détermine de la dilatation des vaisseaux et une injection épisclérale localisée, avec dégénérescence de la membrane qui s'amincit ; cette inflammation provient de la choroïde : c'est la **Scléro-choroïdite** ; lorsqu'elle siège au niveau du segment postérieur du globe, elle détermine le *staphylome postérieur*.

# CHAPITRE III

## EXAMEN DE LA CONJONCTIVE ET DE LA SCLÉROTIQUE

**Méthode d'examen**. — Il faut examiner successivement la conjonctive bulbaire et la conjonctive palpébrale, supérieure et inférieure, avec les culs-de-sac.

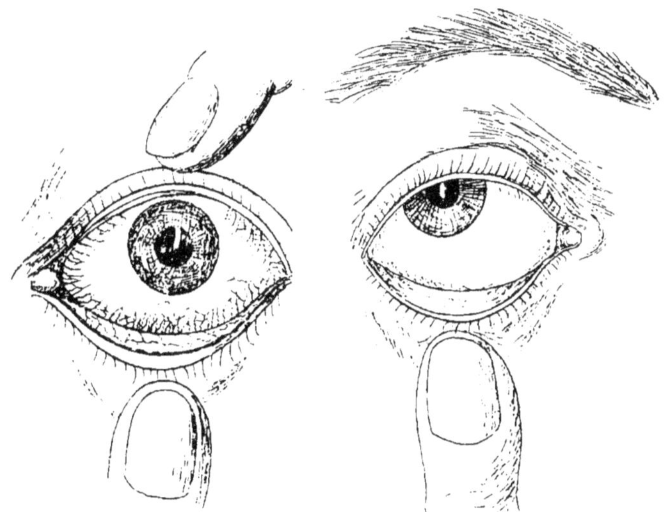

Fig. 5. — Examen de la conjonctive bulbaire.

Fig. 6. — Examen de la conjonctive
palpébrale inférieure et du cul-de-sac.

Pour examiner la *conjonctive bulbaire*, on écarte les paupières avec deux doigts et on fait regarder successivement en haut, en bas, en dedans et en dehors, de façon à explorer toute la surface de cette conjonctive ; on peut se servir en même temps d'une loupe, qui permettra de voir des détails difficiles à distinguer à l'œil nu.

Pour la *conjonctive palpébrale inférieure* et le cul-de-sac, on attire en bas le bord libre de la paupière avec le pouce ou l'index, placé au-dessous et à une petite distance de ce

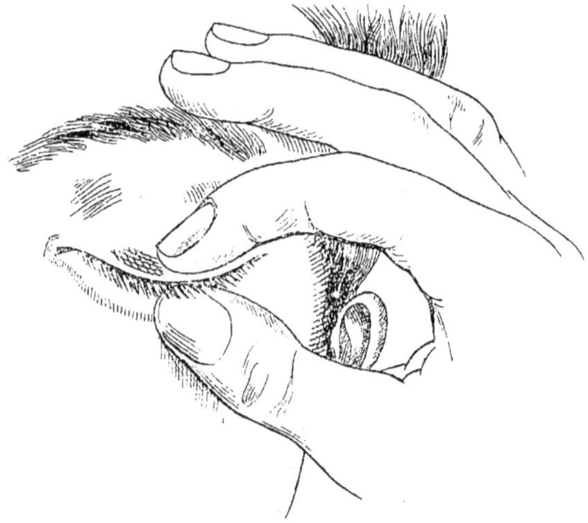

Fig. 7. — Comment on saisit le bord de la paupière supérieure pour la retourner.

bord, et déprimant la paupière en l'éversant ; en même temps on fait regarder en haut.

L'examen de la *conjonctive palpébrale supérieure* nécessite une petite manœuvre qui, bien faite, est facile à exécuter et n'est pas trop désagréable pour le malade : on dit à celui-ci de regarder en bas, on saisit et on attire légèrement en avant le bord de la paupière, avec les deux premiers doigts, le pouce sur le bord libre, l'index sur la face externe, au voisinage du bord, et il suffit alors, par un mouvement de bascule, de faire passer le pouce par dessus l'index ; la paupière suit ce mouvement, se luxe, et sa face interne ou conjonctivale se trouve en avant ; par une pression douce sur le bord ciliaire on le maintient appliqué sur la face externe de la paupière.

Pour voir le *cul-de-sac supérieur*, il est bon, en luxant la paupière, d'appliquer un crayon ou un stylet au niveau du pli cutané, au-dessus du tarse, de façon à refouler le cul-de-sac en bas, pendant que le malade regarde à ses pieds.

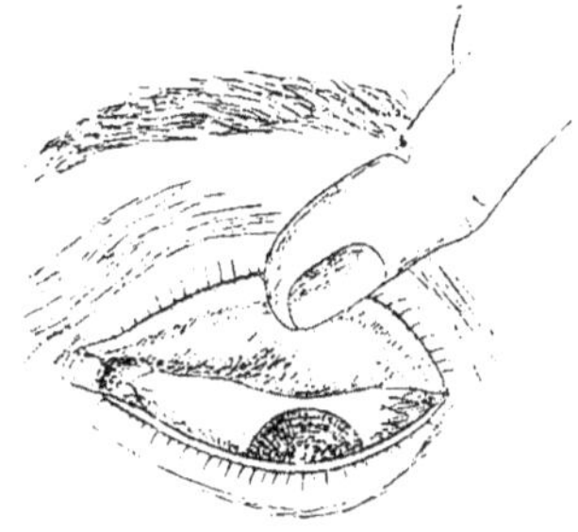

Fig. 8. — La paupière supérieure, retournée, est maintenue par un doigt.

**Aspect normal de la conjonctive.**—Unie et transparente, elle laisse apercevoir la couleur des membranes et tissus sous-jacents sur lesquels elle s'applique exactement. *Au niveau du globe* la coloration est blanc bleuâtre, et il y a quelques rares vaisseaux venant de la périphérie et qui se dirigent vers la cornée en se divisant en fines ramifications ; la surface du globe ainsi recouverte par la conjonctive est lisse, brillante et humide. *Au niveau du cul-de-sac*, la coloration devient rosée et s'accentue sur la paupière pour devenir presque rouge en approchant du bord libre ; cette coloration est due en partie aux vaisseaux qui sont plus nombreux. La surface conjonctivale de la paupière est irrégulière, surtout de chaque côté, vers les extrémités.

## ROUGEUR DE LA CONJONCTIVE

**I. Rougeur généralisée de la conjonctive bulbaire.** — On observe dans de nombreuses affections ou lésions oculaires une rougeur de toute la conjonctive bulbaire, formée par des vaisseaux qui viennent de la périphérie et se divisent en rameaux de plus en plus fins en se rapprochant de la cornée. La présence ou l'absence de sécrétions anormales, et leur nature, — l'évolution de la rougeur, — les symptômes concomitants et l'ordre de leur apparition, permettent de faire le *diagnostic causal*, et de savoir s'il s'agit d'une inflammation *limitée* à la conjonctive ou *étendue* à d'autres membranes et tissus, et si l'inflammation conjonctivale est *primitive* ou *secondaire;* celle-ci est fréquente en effet, dans toutes les affections du segment antérieur en particulier. — Nous allons procéder du simple au complexe.

**A.** On constate une simple *rougeur ou injection conjonctivale, sans sécrétion anormale*, mais parfois une légère *hypersécrétion lacrymale :* c'est de l'*hyperémie conjonctivale* plus ou moins intense, ou **Catarrhe sec**. Cette injection peut constituer toute la lésion, ou n'être qu'un symptôme, parmi d'autres, témoignant d'une réaction conjonctivale, lors d'une autre affection de l'œil ou de ses annexes :

1° *L'hyperémie est le seul symptôme objectif* du côté de l'œil :

*a)* Si cette hyperémie est *récente et aiguë*, et s'est développée rapidement, avec de la *photophobie*, il faut examiner la conjonctive palpébrale, surtout à la paupière supérieure, pour rechercher s'il n'y a pas un *corps étranger*, lequel peut être souvent ignoré du malade. Il faut savoir en outre qu'un corps étranger de petites dimensions (ou un insecte), après s'être fixé sur la conjonctive et avoir déterminé de l'hyperémie, peut avoir disparu, tandis que les symptômes d'irritation persistent quelque temps.

Au lieu d'un corps étranger, la cause d'irritation peut être une *lumière* trop vive, une étincelle électrique, etc.

Si l'hyperémie est déjà un peu *ancienne* et s'est développée peu à peu, il faut s'informer si le malade n'est pas exposé à des poussières, fumées, ou vapeurs irritantes, aux rayons X, etc. Dans ces *catarrhes anciens*, la conjonctive palpébrale présente près du cul-de-sac un aspect villeux, par suite de *l'hypertrophie des papilles*.

*b*) En l'absence de causes extérieures, il faut examiner le *fonctionnement visuel*, ce qui permettra souvent de trouver un *Vice de réfraction* non corrigé, ou un trouble de l'accommodation, obligeant le malade à des efforts prolongés qui déterminent de la *fatigue* ou *Asthénopie oculaire*.

2° Parfois *d'autres symptômes oculaires ou orbitaires*, ou une *affection générale*, devront faire penser à une *inflammation*, par infection directe ou métastatique, *de l'œil* ou *de ses annexes*. On devra donc examiner la cornée, l'iris et les membranes profondes, et rechercher les autres symptômes qui permettront de rattacher l'hyperémie conjonctivale à sa cause.

De même, en présence d'une hyperémie avec *douleurs* plus ou moins vives et des signes d'inflammation, surtout chez un athéromateux, examiner le *tonus*, car un *Glaucome aigu* s'accompagne souvent d'hyperémie conjonctivale; les troubles visuels accusés par le malade seront souvent une précieuse indication.

B. On constate une *injection conjonctivale généralisée avec écoulement de liquide :* quelle est la nature de ce liquide ?

1° Si c'est une SÉCRÉTION franchement ANORMALE, de nature inflammatoire, muqueuse ou muco-purulente, il s'agit d'une **Conjonctivite, catarrhale ou purulente**. La rougeur est d'autant plus prononcée, et les phénomènes réactionnels d'autant plus nombreux et plus accusés, que l'inflammation est plus intense ; en particulier l'œdème des paupières et l'œdème conjonctival ou chémosis sont des symptômes de gravité. La nature de la sécrétion et l'évolution des symptômes sont indispensables à connaître pour faire un  diagnostic différentiel ; nous indiquerons tout à l'heure à ce sujet les caractères généraux des sécrétions d'après la nature de la conjonctivite.

2° Mais souvent le liquide qui s'écoule entre les paupières et qui accompagne l'injection conjonctivale est une simple HYPERSÉCRÉTION LACRYMALE ; on constate donc du *larmoiement* avec *rougeur de la conjonctive*, et ces symptômes peuvent appartenir à plusieurs affections bien différentes :

*a*) Si le malade se plaint, en même temps, qu'il éprouve une sensation de  gravier dans l'œil, et que *ses paupières sont collées au réveil*, on peut poser le diagnostic de *Conjonctivite légère*, ou *début* de conjonctivite subaiguë ou aiguë ;

*b*) Si  à l'hyperémie et au larmoiement s'ajoutent une *photophobie* intense, il faut penser à une *Kératite*  et examiner soigneusement la cornée ;

*c*) S'il n'y  a  que  l'hyperémie  et un  peu de  larmoiement, examiner l'iris, l'*Iritis* s'accompagnant souvent de  rougeur généralisée de la  conjonctive avec larmoiement : l'aspect de l'iris (Voir : Examen de l'iris), le *rétrécissement* de la pupille qui est moins mobile, et la *diminution de la vision*, indiqueront l'iritis.

Dans l'iritis et la kératite, il y a de l'*injection périkératique*, mais quelquefois elle peut, à un examen superficiel, être confondue avec l'injection conjonctivale, surtout si celle-ci est très accusée (voir plus bas).

*d*) Souvent hypersécrétion et hyperémie conjonctivale  sont déterminées par une *Dacryocystite*, en dehors de  toute conjonctivite ; et  l'examen des voies lacrymales permettra  de la déceler.

D'autres fois, ce  sont des  lésions de *Blépharite*, faciles à constater, ce  qui ne dispensera pas d'ailleurs d'examiner les voies lacrymales.

**II. Injection vasculaire limitée de la conjonctive bulbaire.** — A. Il peut y avoir une *rougeur limitée, sur une portion quelconque* de la conjonctive, et produite par une *vascularisation anormale* ou par une *tache sanguine.*

1° VASCULARISATION ANORMALE : elle peut être l'indice de néoformations des *Conjonctivites éruptives :* papules, végétations. etc., qu'un examen attentif permettra de découvrir. Dans la *Conjonctivite impétigineuse* en particulier. l'injection conjonctivale prend une forme triangulaire, dont le sommet, correspondant à la phlyctène, est dirigé vers la cornée.

D'autres fois, on apercevra, à l'œil nu ou à la loupe, un *corps étranger* incrusté dans la conjonctive.

2° TACHES SANGUINES : elles ont une teinte rouge foncée, ce sont les *ecchymoses sous-conjonctivales;* elles deviennent jaunes par la suite. Elles sont produites, soit par un *traumatisme oculaire,* par un *effort* (chez les vieillards athéromateux, et dans la coqueluche), et, dans ce cas, leur apparition est *rapide;* soit par un *traumatisme cranien,* une fracture de la base, et alors elles apparaissent plus *tardivement.*

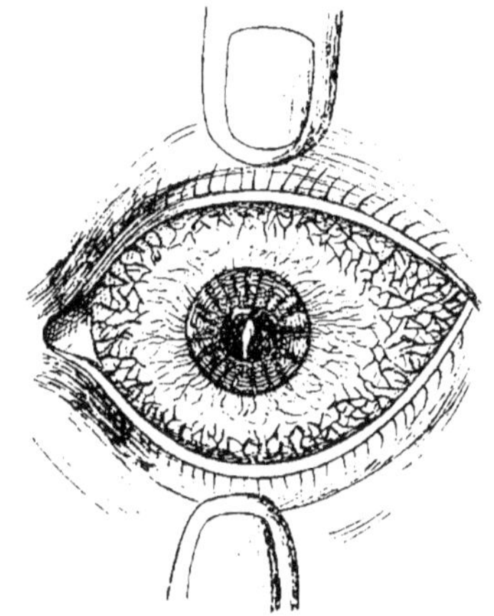

Fig. 9. — INJECTION VASCULAIRE DE LA CONJONCTIVE.

A la périphérie, injection conjonctivale; au centre, injection ciliaire périkératique.

Il ne faut pas confondre avec une tache sanguine, une PLAQUE VIOLACÉE, plus ou moins foncée, profonde, recouverte par de l'injection conjonctivale : c'est le signe d'une *Sclérite pro-*

*fonde*, qui laisse voir, à travers la sclérotique ectasiée et amincie, la choroïde.

B. Une forme fréquente d'*injection vasculaire limitée* est l'*injection périkératique*, injection *violacée* autour de la cornée ; elle apparaît formée par un grand nombre de vaisseaux, fins et serrés, irradiant du bord de la cornée jusqu'à 3 ou 4 millim. en dehors ; elle se différencie donc de l'injection conjonctivale, qui est rouge, formée de vaisseaux volumineux, sinueux, provenant de la périphérie, et disposés en réseau à mailles larges, irrégulières ; en outre, les vaisseaux conjonctivaux sont mobiles avec la conjonctive, tandis que la muqueuse glisse sur les vaisseaux ciliaires de l'injection périkératique. Celle-ci est l'indice d'une *inflammation de la cornée* ou *de l'iris*.

A propos de l'hyperémie conjonctivale, disons un mot de l'*œdème de la conjonctive*, ou *chémosis*, qui s'accompagne généralement d'hyperémie, et qui est une infiltration séreuse du tissu cellulaire sous-conjonctival. Il se caractérise par un gonflement de la conjonctive bulbaire qui forme un bourrelet plus ou moins accentué autour de la cornée et peut même la recouvrir en partie. On peut l'observer dans la plupart des *inflammations* de l'œil et de ses annexes, et dans celles de la loge postérieure de l'orbite ; on l'observe même enfin parfois sans cause locale, dans les *néphrites* ou l'*anémie*.

## SÉCRÉTIONS ANORMALES DE LA CONJONCTIVE

Ce sont celles qu'on observe dans les *conjonctivites ;* nous allons indiquer les principaux aspects qu'elles peuvent présenter :

1º Il y a d'abord une sécrétion d'aspect MUQUEUX, filante, contenant des filaments blanchâtres plus ou moins nombreux, et qui détermine l'accolement des paupières pendant le sommeil ; elle peut prendre nettement l'aspect muco-purulent :

on trouve cette sécrétion dans les *Conjonctivites catarrhales,* muqueuses et muco-purulentes. Elle est modérée dans la conjonctivite *subaiguë à diplobacille de Morax,* et plus abondante dans la conjonctivite *aiguë à bacille de Weeks* ou *à pneumocoques;*

2º La sécrétion est LOUCHE, sanguinolente souvent, au début des *Conjonctivites blennorrhagique* et *diphthérique;*

3º Elle est franchement PURULENTE, gris jaunâtre, épaisse, abondante, dans la période d'état des *Conjonctivites purulentes.* Modérée dans les conjonctivites *à streptocoque* et à *pneumocoque,* elle est très abondante dans la conjonctivite *blennorrhagique,* où elle s'écoule sur la joue. Il y a également un écoulement purulent dans la conjonctivite *diphtérique,* et souvent aussi dans la conjonctivite *impétigineuse.*

En somme, les sécrétions anormales que l'on constate dans les conjonctivites ne présentent pas de caractères objectifs différentiels bien tranchés et constants suivant les formes de ces affections ; aussi est-il souvent utile et parfois nécessaire de pratiquer l'examen bactériologique qui seul peut donner des indications certaines et complètes, au moins au début de l'affection.

## ERUPTIONS ET FAUSSES MEMBRANES

Les productions pathologiques visibles sur la conjonctive étant le plus souvent différentes suivant qu'elles sont sur la conjonctive bulbaire ou palpébrale, il est logique et plus commode pour la clarté de l'exposition, de passer successivement en revue les néoformations de la conjonctive bulbaire, puis celles de la conjonctive palpébrale.

**I. Conjonctive bulbaire.** — 1º On observe fréquemment, surtout chez les gens âgés, de petites TACHES JAUNES, légèrement saillantes, situées à chaque extrémité du diamètre horizontal de la cornée : c'est le **Pinguécula**, lésion bénigne, ne déterminant le plus souvent aucun trouble, et qui peut d'ailleurs, au besoin, être facilement excisée ;

2⁰ De petites PAPULES rouges, coniques, d'où partent des vaisseaux fins disposés en triangle, constituent la **Conjonctivite phlycténulaire** ou *impétigineuse :* le sommet de la papule s'ulcère, elle s'affaisse et disparaît sans laisser de traces (fig. 10). Tantôt il y a une ou plusieurs papules isolées, tantôt un grand nombre de petites papules fines, disposées en couronne au niveau du limbe, et formant un bourrelet autour

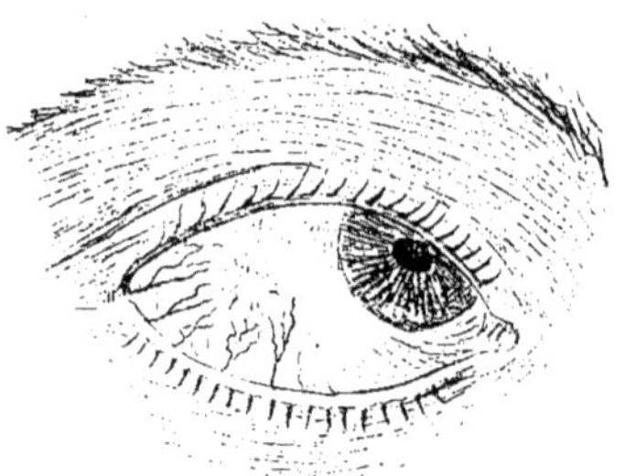

Fig. 10.—CONJONCTIVITE PHLYCTÉNULAIRE
OU IMPÉTIGINEUSE.

de la cornée, sur laquelle ils empiètent même souvent. Ces lésions s'accompagnent de phénomènes réactionnels intenses (larmoiement, photophobie). Il existe fréquemment en même temps des lésions eczémateuses de la face, de l'impétigo. L'évolution est assez rapide, mais les récidives sont habituelles. Cette affection s'observe surtout chez les enfants strumeux et est assez fréquente ;

3⁰ De petites VÉGÉTATIONS gris jaunâtre, translucides, de 1ᵐᵐ et plus de hauteur, entourées d'injection conjonctivale, s'observent assez souvent dans la *Conjonctivite printanière*, isolées ou en groupes, à chaque extrémité du méridien horizontal de la cornée, ou disposées en couronne autour de cette membrane sur laquelle elles empiètent parfois (fig. 16). (Voir plus loin.)

4⁰ Des BOUTONS VIOLACÉS, au nombre de deux ou trois, soulevant la conjonctive hyperémiée et mobile au-dessus d'eux, indiquent une **Episclérite**; leur teinte devient ardoisée quand la sclérotique s'amincit, ou bien ils disparaissent sans laisser de traces. Les récidives sont fréquentes ;

5° Une MEMBRANE TRIANGULAIRE, vascularisée, légèrement saillante au-dessus de la conjonctive, à base périphérique, et dont le sommet se dirige vers la cornée qu'il envahit au bout d'un certain temps, arrivant même à couvrir la pupille : c'est un **Ptérygion**, lésion bénigne, gênant seulement la vision quand elle passe au-devant de la pupille; elle récidive assez fréquemment après l'extirpation (fig. 11).

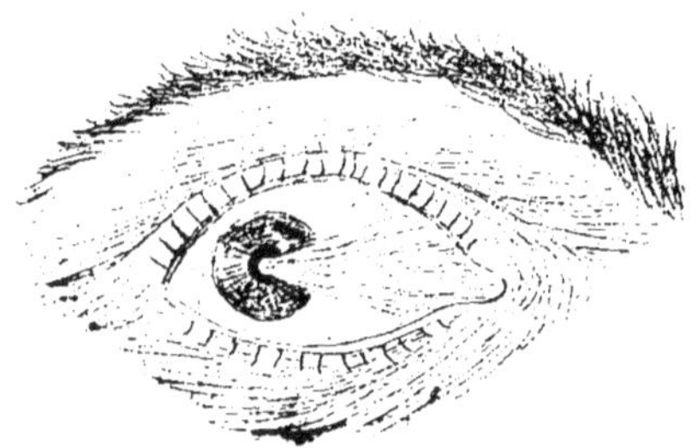

Fig. 11. — PTÉRYGION.

**II. Conjonctive palpébrale.** — On peut observer fréquemment sur la conjonctive palpébrale, et plus souvent que sur la conjonctive bulbaire, des néoformations pathologiques circonscrites en *éruptions*, et des *fausses-membranes*.

**A. Eruptions.** — Les unes siègent de préférence sur la conjonctive palpébrale inférieure, d'autres sur la paupière supérieure.

1° Sur la *conjonctive palpébrale inférieure*, chez des enfants ou des adolescents, généralement strumeux, ou qui se trouvent dans de mauvaises conditions hygiéniques, on trouve de PETITES GRANULATIONS d'un gris rosé, légèrement saillantes, de 1 à 3 millim. de diamètre, et qui se développent surtout au niveau du cul-de-sac inférieur où elles sont disposées *en rangées :* c'est la **Conjonctivite folliculaire** (fig. 12). Les follicules disparaissent *sans laisser de traces ;*

2° Parmi les productions pathologiques qu'on rencontre surtout *à la paupière supérieure,* il y a d'abord les GRANULA-

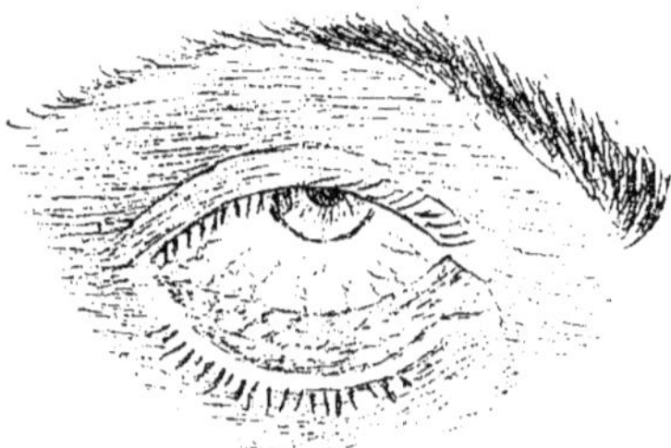

Fig. 12. — CONJONCTIVITE FOLLICULAIRE.

TIONS du **Trachome** ou **Conjonctivite granuleuse** : elles sont jaunâtres, saillantes, gélatiniformes, et se développpent surtout au niveau du cul-de-sac supérieur ; elles sont souvent agglomérées et forment des bourrelets épais. — En même temps on constate souvent, sur la portion tarsienne de la paupière seulement, des *proliférations* très saillantes, d'un rouge foncé, plus ou moins nombreuses, rugueuses, framboisées, donnant à la conjonctive un aspect velouté ; ce sont des *papilles hypertrophiées,* entre lesquelles il peut y avoir de pe-

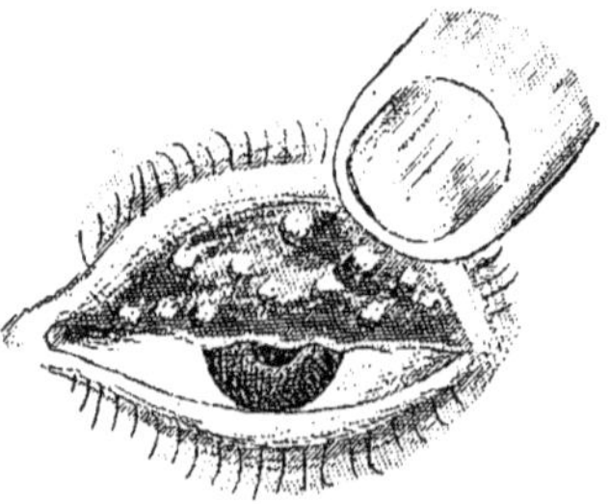
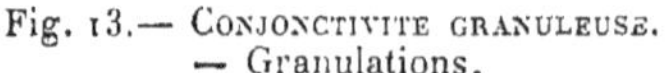
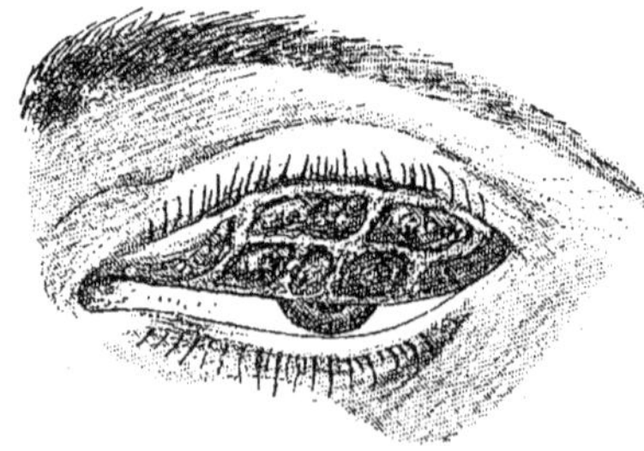

Fig. 13.— CONJONCTIVITE GRANULEUSE. — Granulations.

Fig. 14. — CONJONCTIVITE GRANULEUSE. — Bandes cicatricielles et hypertrophie papillaire.

tites granulations claires, aplaties. — On trouve en outre, quand l'affection remonte déjà à un certain temps, des lignes ou *bandes grisâtres,* cicatricielles, disposées en réseau à larges mailles irrégulières, autour des saillies de la muqueuse proliférante et rougeâtre. Avec l'évolution de la maladie, qui se fait lentement, ces bandes s'élargissent, remplaçant peu à peu les proliférations, se réunissent et couvrent progressivement toute la surface qui a été atteinte (fig. 13 et 14).

Il n'y a pas de granulations sur la conjonctive bulbaire. Quand le trachome est ancien il se complique généralement d'un *pannus cornéen* (voir : Examen de la cornée) ; à la longue il détermine souvent de l'*entropion* avec trichiasis, et même du symblépharon, sans parler de l'état de sécheresse de la conjonctive ou *xérosis* qui résulte de l'atrophie généralisée de la muqueuse ;

3° C'est encore sur la paupière supérieure qu'on trouve en général les excroissances ou VÉGÉTATIONS EN PAVAGE de la **Conjonctivite printanière**, ou *Catarrhe printanier* (fig. 15 et 16); elles sont aplaties, plus ou moins larges, d'un rose pâle, ou grisâtres, et légèrement pédiculées. Parfois, il n'y en a que quelques-unes, mais d'autres fois toute la conjonctive palpébrale en est couverte, sauf le cul-de-sac, et elle prend alors une teinte uniformément rosée sur laquelle les lignes de séparation des *pavés* forment un fin réseau. La portion de conjonctive palpébrale indemne est d'un *blanc laiteux,* surtout à la paupière inférieure et au niveau des culs-de-sac. —

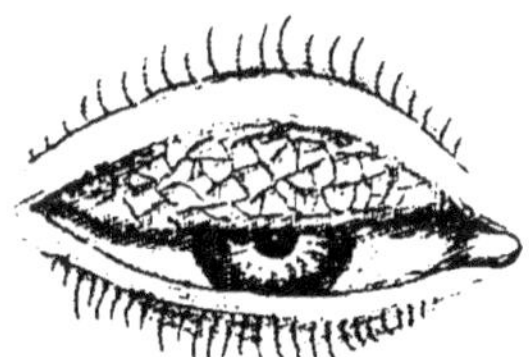 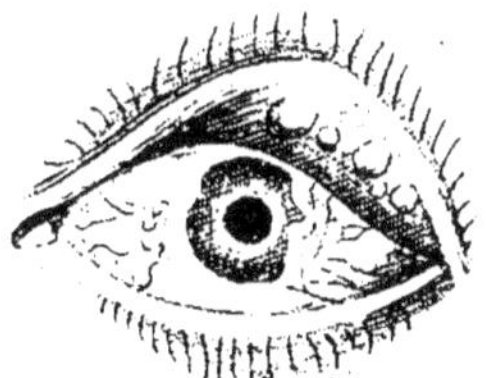

Fig. 15 et 16. — CONJONCTIVITE PRINTANIÈRE.
Deux aspects différents. A droite il y a des végétations sur la conjonctive bulbaire.

Sur la *conjonctive bulbaire* il y a souvent quelques petites végétations ou saillies, rosées ou jaunâtres, situées surtout à chaque extrémité du diamètre horizontal de la cornée, et autour desquelles se développe une vascularisation anormale.

L'évolution de ces lésions est lente; elles n'apparaissent qu'en été, et encore ne se montrent pas dans les étés frais. Elles disparaissent *sans laisser de traces.*

**Diagnostics différentiels.** — 1° Le *diagnostic des lésions trachomateuses* et de celles de la *Conjonctivite printanière* est en général facile; il s'appuie, en dehors de l'évolution, sur le siège et l'aspect des lésions. Les *granulations* du *Trachome* siègent surtout dans le cul-de-sac, et dans cette affection il n'y a pas de lésions éruptives sur la conjonctive bulbaire; — dans le *Catarrhe printanier*, au contraire, il n'y a pas d'éruptions dans le cul-de-sac, et par contre il y a souvent des végétations autour de la cornée.

Dans le *Trachome ancien*, il y a des granulations très saillantes, jaunes, et des proliférations papillaires rouges, framboisées, séparées par des bandes blanchâtres, rétractiles, plus ou moins larges; — dans le *Catarrhe printanier*, ce sont des végétations aplaties, rosées, disposées comme des pavés.

2° Le *Trachome au début*, quand il n'y a que des granulations, peut-être confondu avec la *Conjonctivite folliculaire*, qui n'est peut-être qu'un trachome atténué, bénin; mais les granulations se développent surtout à la paupière supérieure et sont disposées irrégulièrement, tandis que les follicules siègent à la paupière inférieure et sont disposés en rangées.

3° Enfin il suffira d'un peu d'attention pour ne pas confondre les végétations bulbaires de la *Conjonctivite printanière* avec des papules de la *Conjonctivite impétigineuse ou phlyctènulaire*, lesquelles s'ulcèrent et évoluent rapidement; la présence de végétations palpébrales lèverait d'ailleurs tous les doutes.


**B. Fausses membranes sur la conjonctive palpébrale.** — Un certain nombre d'affections oculaires donnent lieu à la formation de *fausses membranes,* de coloration *grisâtre,* limitées, ou étendues à toute la conjonctive palpébrale.

1° Et d'abord, en présence d'une PLAQUE GRISATRE sur la conjonctive palpébrale, il faut s'assurer que ce n'est pas une *escarre* due à la *cautérisation* par le nitrate d'argent, ou à une *brûlure* par un caustique ou un alcali ;

2° On observe parfois des EXSUDATIONS FIBRINEUSES, plus ou moins épaisses, à forme de fausses-membranes, mais *peu adhérentes*, limitées et *passagères*, dans certaines *Conjonctivites catarrhales* et surtout *purulentes*, et dans la *Conjonctivite impétigineuse*. L'examen des autres symptômes, et en particulier des sécrétions, permettra de faire le diagnostic ;

3° La FAUSSE MEMBRANE VRAIE, celle de la **Conjonctivite diphtérique** est d'un gris blanchâtre ou légèrement jaunâtre : elle est étendue à toute la surface des conjonctives palpébrales, elle est plus ou moins adhérente suivant qu'elle est *superficielle* ou *interstitielle*, et elle se laisse détacher plus ou moins facilement ; la surface conjonctivale sous-jacente présente un *suintement sanguin* ou même des *ulcérations*, et la fausse membrane enlevée *se reproduit* rapidement. L'examen bactériologique corrobore le diagnostic ; d'autre part, l'injection de *sérum antidiphtérique* fait disparaître en 3 ou 4 jours la fausse membrane, avec les autres symptômes, si l'infection était récente. Enfin les paupières sont gonflées et *très dures*.

Il faut savoir que l'infection diphtérique peut venir compliquer la *conjonctivite impétigineuse*, et comme d'autre part celle-ci peut présenter une fausse-membrane mince, peu adhérente, de nature non diphtérique, il est bon, dans les cas douteux, de pratiquer l'examen bactériologique ou même de faire une injection de sérum antidiphtérique, qui n'agira que si la fausse membrane est due au bacille de Lœffler.

En l'absence de traitement actif, dans la conjonctivite diphtérique, il se produit souvent de la *nécrose* et des *ulcérations* de la conjonctive, du bord libre et de la peau des paupières.

# LIVRE II
## LA CORNÉE


## CHAPITRE PREMIER
### ANATOMIE CLINIQUE ET PATHOLOGIE

#### § 1. — ANATOMIE CLINIQUE

I. **Caractères extérieurs.** — La cornée est une *membrane transparente* qui a la forme d'une *calotte sphérique* et qui occupe le pôle antérieur du globe de l'œil.

Les rayons lumineux la traversent pour pénétrer dans l'œil, et comme elle constitue, au point de vue optique, une *lentille convergente*, dont le *pouvoir réfringent* est de 45 dioptries environ, elle joue un rôle important dans l'optique oculaire.

Son bord, ou *circonférence*, est à peu près circulaire, le diamètre horizontal mesurant 12 millim., contre 11 millim. pour le diamètre vertical. Elle a une épaisseur de 1 millim., un peu moindre au centre qu'à la périphérie.

Par sa circonférence la cornée est enchâssée dans la sclérotique comme un verre de montre dans son boitier : son bord, taillé en biseau aux dépens de sa face externe, s'applique sous la sclérotique, également en biseau en sens inverse. La zone commune aux deux membranes, ou *limbe scléro-cornéen*, a environ 1 mm. de largeur; il n'y a pas d'ailleurs séparation nette, mais continuité de tissus d'une membrane à l'autre.

La cornée présente une *courbure* régulièrement sphérique, plus accentuée que celle de la sclérotique qu'elle continue en avant ; elle forme par suite une légère saillie en avant de l'œil. *L'exagération de cette courbure* normale constitue une anomalie, le *Staphylome antérieur transparent*, qui est appelé *Kératoglobe* si la saillie reste sphérique, et *Kératocône* si elle est conique.

D'autre part, la cornée peut être *irrégulièrement sphérique*, c'est-à-dire que sa courbure peut varier suivant les différents méridiens, et cette anomalie détermine un vice de réfraction, qui est *l'Astigmatisme*.

Nous avons dit que la cornée est une membrane transparente ; or, certaines affections produisent des *troubles de la transparence cornéenne*, et même parfois des *opacités* plus ou moins étendues ; en outre, nous verrons que certaines lésions sont suivies de *taches* ou *Taies, opacités permanentes ;* et enfin chez les vieillards il se produit souvent, par suite d'une modification cellulaire, une opacité annulaire appelée *Cercle sénile*, ou *Gérontoxon*.

## II. **Structure.** — La cornée est constituée par trois couches de tissus (fig. 17) :

1º En avant, une COUCHE ÉPITHÉLIALE dite ANTÉRIEURE, composée de plusieurs rangées de cellules, dont les plus externes sont aplaties, et les internes cylindriques, celles-ci génératrices, et comblant rapidement les pertes de substance. Cette couche épithéliale est doublée par une membrane élastique, hyaline, la **Membrane de Bowman**, qui, très mince, est facilement détruite et ne se reproduit pas. Epithélium antérieur et membrane hyaline se continuent avec la conjonctive.

2º En arrière, une COUCHE ÉPITHÉLIALE dite POSTÉRIEURE, composée d'une seule rangée de cellules aplaties, présentant entre elles de petites *lacunes* qui font communiquer la chambre antérieure de l'œil avec les espaces lymphatiques que nous allons voir dans la cornée. Cette couche épithéliale postérieure cornéenne se continue avec l'épithélium antérieur de l'iris.

Elle est doublée en avant par une membrane élastique, hyaline, la *Membrane de Descemet,* qui se transforme et s'épaissit au pourtour de la cornée pour constituer *l'anneau ten-*

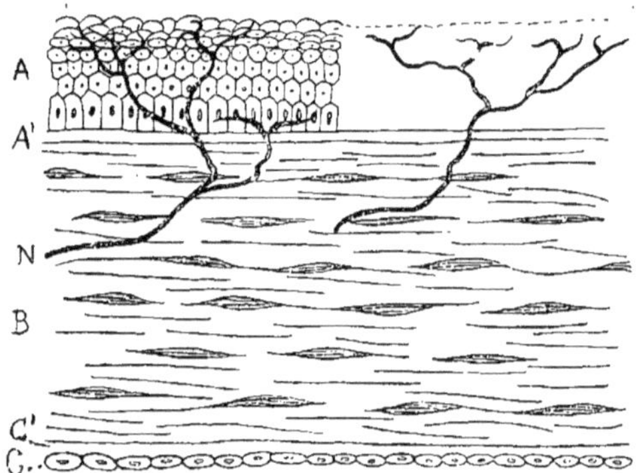


Fig. 17. — Coupe verticale de la cornée (*demi-schématique*).

A, épithélium antérieur. — A', membrane de Bowman. — B, tissu propre. — C, épithélium postérieur. — C', membrane de Descemet. — N, filets nerveux.

*dineux de Döllinger,* lequel se continue lui-même, d'une part avec la sclérotique et le muscle ciliaire, d'autre part avec l'iris en formant le *ligament pectiné ;*

3º Entre ces deux couches épithéliales se trouve le Tissu propre de la cornée, constitué par des faisceaux de fibrilles conjonctives, s'entrecroisant entre eux et formant des lamelles superposées ; ils limitent des lacunes et canaux qui contiennent de la lymphe et des leucocytes : ces *espaces lymphatiques* s'anastomosent entre eux, et d'autre part communiquent, en arrière avec la chambre antérieure de l'œil, et en avant avec les espaces lymphatiques de la conjonctive.

La cornée ne contient pas de *vaisseaux sanguins* à l'état

normal; mais il s'établit dans certains cas une *circulation pathologique* provisoire.

**Innervation.** — La cornée renferme par contre de nombreux *filets nerveux* qui lui donnent une sensibilité toute spéciale. Ils s'épanouissent en grande partie dans les couches externes de l'épithélium antérieur, et, par suite, ce sont les lésions superficielles de la cornée qui déterminent les plus fortes douleurs.

Ces filets nerveux sont fournis par les *nerfs ciliaires*, qui proviennent eux-mêmes du *nerf ophtalmique*, branche du *Trijumeau :* les affections de ce dernier nerf peuvent entraîner des troubles trophiques et des troubles sensitifs de la cornée que nous étudierons à propos de la *Kératite neuro-paralytique*, dans les Inflammations de la cornée.

En outre, la *sensibilité cornéenne* peut être diminuée ou même abolie par la *névrite* du trijumeau ou de l'ophtalmique, ou par une compression prolongée des filets nerveux cornéens, ce qui se produit, par exemple, par hypertension intra-oculaire, dans le *Glaucome chronique*.

L'*abolition de la sensibilité* cornéenne entraîne une diminution de la vitalité des tissus de cette membrane, ce qui a pour conséquence d'aggraver les plaies et ulcères en favorisant leur extension et en retardant ou empêchant le processus de réparation. L'insensibilité cornéenne entraîne aussi la *perte du réflexe palpébral* (ce réflexe étant provoqué par l'excitation de la cornée), d'où insuffisance de protection de l'œil, avec les conséquences qui en résultent au point de vue des lésions et infections.

## § 2. — LÉSIONS ÉLÉMENTAIRES
## DANS LA PATHOLOGIE DE LA CORNÉE

Dans la pathologie de la cornée on trouve un certain nombre de lésions élémentaires qui, par leur présence ou leur évolution variable, donnent à chaque affection son caractère spécial au point de vue anatomo-clinique. On peut ramener ces lésions à 3 groupes : les *vascularisations pathologiques*, les *infiltrations*, et les *plaies et ulcères*. Nous ferons suivre leur étude de quelques mots sur les *taies*, lésions terminales consécutives aux précédentes.

**I. Vascularisations pathologiques.** — Nous avons vu qu'à l'état normal la cornée était dépourvue de vaisseaux sanguins et qu'on n'en voyait apparaître que dans certains états pathologiques; ils se développent dans deux cas différents :

1° Quelquefois la *vascularisation anormale* constitue un *élément principal*, caractéristique même, de la lésion ou affection où on l'observe; il en est ainsi pour les MEMBRANES VASCULAIRES, qui forment la *Kératite vasculaire*, ou *Pannus*, et le *Ptérygion*. Dans ce cas les vaisseaux proviennent de la conjonctive et forment comme les fibres d'une membrane qui se développe aux dépens de l'épithélium cornéen ;

2° Le plus souvent c'est une VASCULARISATION RÉPARATRICE qui s'avance contre les lésions du tissu cornéen (infiltrations, ulcérations), et qui est destinée à entraîner les éléments inflammatoires et à apporter les éléments réparateurs de ces lésions. Toute lésion active du tissu cornéen tend à provoquer le développement de cette circulation de défense et de réparation, et les efforts de la thérapeutique ne doivent souvent avoir pour but que de la favoriser.

Contrairement à ce qui se passait dans le cas précédent, où les vaisseaux étaient superficiels et provenaient de la conjonctive, ici ils sont sous-conjonctivaux et proviennent de la sclérotique et de l'épisclère ; ils progressent dans l'épaisseur même du tissu cornéen en suivant la voie la plus courte pour atteindre la lésion, c'est-à-dire leur chantier, quand cette lésion est limitée, et ils envahissent parfois toute l'étendue ou une grande partie de la membrane, dans les cas d'infiltrations diffuses. Ils sont fournis par les vaisseaux ciliaires.

II. **Infiltrations**. — Elles peuvent être leucocytaires ou simplement séreuses, et elles se font par les espaces lymphatiques.

L'INFILTRATION SÉREUSE, véritable œdème de la cornée, est due à un trouble de la nutrition cornéenne ou à une gêne de la circulation lymphatique de l'œil.

L'INFILTRATION LEUCOCYTAIRE se produit dans les inflammations aiguës ou chroniques du tissu cornéen, ou *Kératites*. Elle est tantôt *diffuse* et tantôt *collectée* et purulente.

L'*évolution* de l'infiltration leucocytaire se termine, suivant les cas, de trois façons différentes : *a*) quand l'infiltration est très légère elle peut disparaître par *résorption* complète ; — *b*) plus intense, elle peut *persister*, plus ou moins transformée, et avec ou sans altérations des éléments du tissu cornéen : elle forme alors une *taie*, que nous étudierons plus loin ; il en est de même quand il y a eu une infiltration purulente collectée, ou abcès ; — *c*) l'infiltration purulente détermine souvent une *ulcération*, c'est-à-dire qu'elle s'ouvre à l'extérieur.

III. **Plaies et ulcères**. — Nous réunissons dans un même groupe les lésions qui consistent en une perte de substance du tissu cornéen, c'est-à-dire les *plaies simples*, et les *ulcères d'origine inflammatoire*.

A. Les **Plaies** se divisent elles-mêmes en trois catégories, nettement distinctes au point de vue de leurs conséquences directes :

1º les *plaies superficielles* ou *érosions*. qui n'intéressent que l'épithélium antérieur. et qui guérissent sans laisser de traces, si elles ne s'infectent pas ;

2º les *plaies profondes*, qui sont suivies d'une perte de transparence de la cornée ;

3° les *plaies perforantes*, qui entraînent des complications que nous étudierons plus loin, à propos des perforations de la cornée.

Les plaies simples peuvent servir de porte d'entrée à l'infection, cause de suppuration, ce qui les transforme en *ulcères suppurés*.

**B. Les Ulcères** diffèrent des plaies simples en ce qu'ils sont *d'origine inflammatoire*. Ils peuvent avoir pour point de départ : une plaie infectée, — une lésion inflammatoire de la surface de la cornée, — ou une infiltration purulente collectée en abcès, et qui s'ouvre à l'extérieur.

Ils se divisent en *ulcères superficiels* et *ulcères profonds*.

ÉVOLUTION. — Les ulcères non infectés ne s'agrandissent pas ; mais l'infection, souvent primitive, est facile et fréquente, et elle entraine la *suppuration* et l'*extension* des ulcères. Ils s'étendent alors *en surface*, ou *en profondeur*, ou dans les deux directions, à la fois ou successivement.

1° Quand un ulcère *s'étend en surface*, l'épaisseur de la cornée diminuant, ainsi que sa résistance, la pression intra-oculaire refoule la membrane et la fait bomber davantage, ce qui forme un *Staphylome antérieur ;* l'iris peut se trouver en même temps refoulé en avant, et il vient alors s'accoler à la face postérieure de la cornée (*Staphylome antérieur opaque*).

Certains ulcères, au lieu de s'agrandir en surface dans les différents diamètres, s'étendent d'un côté pendant qu'il se cicatrisent de l'autre, ce qui leur a valu le nom *d'ulcères serpigineux*.

2° Quand l'ulcère *gagne en profondeur* et creuse peu à peu le tissu cornéen, il finit par traverser toute l'épaisseur de la membrane, et la cornée se trouve perforée : c'est l'*ulcère perforant* ou *térébrant*.

**Perforation de la cornée.** — Elle peut être produite directement par un corps vulnérant. Lorsqu'elle est due à la destruction du tissu cornéen par la suppuration, elle se fait en deux périodes : d'abord l'ulcère creuse progressivement le tissu cornéen jusqu'à la membrane de Descemet qui, plus résistante, arrête d'abord le processus destructif : sous la pression intra-oculaire, cette membrane bombe en avant, au fond de l'ulcère, déterminant une *kératocèle;* — enfin le pus la traverse et la perforation est faite.

Dès que la perforation se produit, quelle qu'en soit l'origine, l'humeur aqueuse s'écoule à l'extérieur : l'iris, suivi parfois du cristallin, se trouve projeté en avant et vient au contact de la face postérieure de la cornée, soit par simple accolement, soit en y contractant des adhérences plus ou moins étendues, appelées *synéchies antérieures.* L'iris peut même pénétrer entre les bords de la perforation et y rester pincé, c'est l'*inclusion de l'iris ;* et même. si la perforation est assez large,il peut faire *hernie* au fond de l'ulcère ou à l'extérieur, et y rester enclavé.

Enfin certaines plaies très vastes, qui ont détruit une portion étendue de la cornée, entraînent une hernie volumineuse de l'iris et se compliquent parfois de l'issue du cristallin et même du vitré. Dans ces cas, les accidents se terminent par la *fonte de l'œil.*

**Cicatrisation des plaies et ulcères de la cornée.** — Elle est la même dans les deux cas, et ce qui va suivre s'applique aussi bien aux ulcères qu'aux plaies simples.

La cicatrisation diffère suivant la profondeur des plaies :

1° Les PLAIES SUPERFICIELLES, ou érosions, qui n'intéressent que l'épithélium, se comblent par la formation de cellules épithéliales sur place, et sans laisser de traces.

2° Les PLAIES PROFONDES, qui intéressent le stroma cornéen, sont d'abord recouvertes par les cellules épithéliales voisines qui glissent des bords de la plaie ; puis sous cette couche protectrice se forme du tissu conjonctif, à mailles entrecroisées en tous sens, et par suite non transparent, et enfermant même souvent des leucocytes : il constitue une *taie*.

3° Enfin les PLAIES PÉNÉTRANTES OU PERFORANTES se cicatrisent de différentes façons suivant leurs dimensions et les complications qu'elles ont entraînées :

*a*) Quand elles sont *petites*, et qu'il n'y a eu, au plus, *qu'adhérence de l'iris* sans inclusion, la cicatrisation se fait par la formation d'un exsudat fibrineux qui comble la perte de substance, et est remplacé ensuite par du tissu conjonctif constituant la *taie* ; l'iris est refoulé en arrière par l'humeur aqueuse qui s'est reformée, et il reprend sa place. La membrane de Bowmann ne se répare pas, ce qui détermine une irrégularité de la surface cornéenne avec ses conséquences optiques (astigmatisme) ; il en est probablement de même de la membrane de Descemet.

*b*) Dans les plaies pénétrantes *larges*, il y a souvent *hernie de l'iris* ; quand la plaie se cicatrise, l'iris est parfois refoulé en arrière par l'humeur aqueuse, s'il n'y avait qu'accolement ; mais s'il y a des synéchies il reste fixé ; et de même, s'il est enclavé, il est maintenu par la cicatrice, et la portion incluse se trouve dans la taie : on a alors un *Leucome adhérent cicatriciel*.

Il arrive, mais rarement, que la perforation ne s'oblitère pas, les bords de l'ulcère étant tapissés par la membrane de Descemet qui empêche la cicatrisation : il reste alors une *fistule* par laquelle s'écoule l'humeur aqueuse.


**IV. Taies.** — Ainsi que nous l'avons déjà vu, ce sont des altérations de la structure de la cornée, consécutives aux lésions, inflammatoires ou non, de cette membrane, et qui déterminent des opacités. On les divise en 3 variétés : *le néphélion*, *l'albugo*, et *le leucome*, que nous distinguerons ici d'après leur constitution.

1° Le **Néphélion** est la simple *infiltration leucocytaire*, légère, sous-épithéliale : elle est mince et peut disparaître facilement par résorption ;

2° **L'Albugo**, plus profond et plus épais, interstitiel, est constitué par des *fibrilles conjonctives* du stroma qui *ont perdu leur disposition régulière*, et qui renferment dans leurs interstices des *cellules leucocytaires* en grande quantité. La résorption de ces cellules infiltrées peut se produire en totalité, mais le plus souvent en partie seulement ; et d'autre part il reste toujours la disposition irrégulière des fibrilles qui empêche la transparence : ainsi la cornée ne reprend jamais complètement sa structure normale, ni sa transparence parfaite :

3° Le **Leucome** est constitué par une *infiltration fibrineuse* abondante et épaisse, avec formation de nouvelles *fibrilles conjonctives* et *multiplication cellulaire* intense ; il constitue un véritable *tissu membraneux* cicatriciel, remplaçant le tissu cornéen détruit, après les suppurations de la cornée.

Nous verrons, à propos de l'examen de la cornée, que ces trois variétés de taies se distinguent encore par leur aspect, c'est-à-dire leur opacité plus ou moins grande.

Les lésions cornéennes produisent l'une des trois espèces de taies, suivant qu'elles sont plus ou moins intenses, et destructives ou non. On constate d'ailleurs tous les degrés intermédiaires, d'après la proportion, variable, des éléments constitutifs de la taie.

## § 3. — AFFECTIONS INFLAMMATOIRES DE LA CORNÉE, OU KÉRATITES

Les affections inflammatoires de la cornée, ou *kératites*, peuvent être divisées, d'après les lésions qui les caractérisent, en trois grandes catégories :

Dans la 1re nous rangerons les affections qui *intéressent*

*seulement l'épithélium antérieur*, et que nous appellerons *Kératites épithéliales ;*

Dans les 2 autres catégories, les affections dans lesquelles les lésions atteignent le *tissu propre de la cornée :* dans certains cas il y a une simple *infiltration leucocytaire* de ce tissu, ce sont les *Kératites parenchymateuses*, — et d'autres fois il y a de la *suppuration*, avec ou sans *ulcération*, ce sont les *Kératites suppurées*.

**I. Kératites épithéliales.** — Ce sont les affections inflammatoires de la cornée qui n'intéressent que son épithélium antérieur. Nous en distinguerons deux groupes : 1º les *kératites par ulcérations*, c'est-à-dire celles où l'ulcération épithéliale est le premier temps du processus morbide ; — 2º les *kératites à néoformations*.

**A. Ulcérations épithéliales.** — 1º Il y a d'abord l'**Erosion épithéliale traumatique**, dont le nom indique l'origine, et où l'ulcération est la cause de l'inflammation ; elle peut être minime et s'accompagne de quelques amas leucocytaires ; elle récidive parfois ;

2º Dans l'*ulcère catarrhal*, au contraire, l'ulcération est produite par l'inflammation ; elle est superficielle, siège près du bord de la cornée, et se cicatrise rapidement. Cette lésion cornéenne est généralement due à une *conjonctivite catarrhale*.

**B. Kératites à néoformations.** — Nous décrirons dans ce groupe les *kératites éruptives* et la *kératite à fausse membrane*, ou *pannus :*

1º *Kératites éruptives*. — Les deux principales variétés sont la *kératite phlycténulaire*, et la *kératite herpétique* ou *herpès de la cornée*.

*a)* La **Kératite phlycténulaire**, ou *impétigineuse*, comme la conjonctivite de même nom, qu'elle accompagne généralement, est constituée par une petite élevure due à un *amas de leucocytes* qui soulèvent l'épithélium ; autour de cette *phlyctène* se développent de petits vaisseaux irradiés, surtout lorsque, au bout d'un certain temps, elle *s'ulcère :* c'est la vascularisation réparatrice; l'ulcération se cicatrise ensuite, laissant une *taie cicatricielle*.

*b)* Dans la **Kératite herpétique**, ou *Herpès de la cornée*, il y a, à la surface de cette membrane, de *petites vésicules* généralement réunies en groupes; elles se rompent, formant une légère *érosion* qui se cicatrice le plus souvent *sans laisser de traces*, mais parfois il reste une *taie* qui persiste plus ou moins longtemps.

Les *ulcérations* formées par les kératites éruptives peuvent être le siège d'une infection : elles suppurent alors et s'agrandissent, subissant l'évolution des *ulcères suppurés*.

*2º* **Kératite vasculaire** ou **Pannus** *:* encore appelée **Kératite à fausse membrane**. — L'élément principal de cette kératite est constitué par des *vaisseaux de nouvelle formation* qui, provenant de la conjonctive, envahissent la cornée : ils sont situés entre l'épithélium et la membrane de Bowmann. Ces vaisseaux baignent en quelque sorte au milieu d'une *infiltration cellulaire* qui précède même leur apparition et progresse au-devant d'eux. Le pannus peut envahir toute la cornée.

Dans certains cas, les vaisseaux sont peu nombreux et l'infiltration légère : l'infiltration reste superficielle, la résorption se fait simplement et rapidement et la lésion guérit sans laisser de traces : cette forme a reçu le nom de *pannus tenuis*.

D'autres fois au contraire l'infiltration est épaisse et dense, et la vascularisation intense, présentant même de petits îlots hémorragiques ; l'inflammation s'étend et gagne en profondeur, et n'offre pas de tendance à la résorption : c'est le *pannus crassus*. Cette forme se complique souvent *d'abcès ulcé-*

*reux* et *perforants* qui, par leur nature et leur évolution, sont analogues à ceux qui s'observent dans d'autres kératites.

II. **Kératites parenchymateuses, non suppurées**. — L'élément principal de ces inflammations cornéennes est une simple *infiltration leucocytaire*, généralement disséminée dans l'épaisseur du tissu cornéen (*kératite interstitielle ou parenchymateuse diffuse*), — et quelquefois limitée aux couches antérieures (*kératite ponctuée superficielle*) — ou aux couches postérieures (*kératite profonde ou descemétite*).

1° **Kératite interstitielle** ou **parenchymateuse diffuse**. — Elle présente une *infiltration leucocytaire* répartie dans les *différentes couches* du tissu cornéen, mais surtout intense dans les couches profondes ; puis une vascularisation plus ou moins accentuée, *vascularisation réparatrice*, destinée à aider à la résorption de l'infiltration, et qui, provenant, comme nous l'avons déja vu, de la sclérotique et de l'épisclère, envahit peu à peu toute la zone cornéenne infiltrée. La *résorption* se fait lentement ; parfois elle est *complète*, mais le plus souvent elle n'est que *partielle*, et il reste de petits ilots d'infiltrats, ou *taies ;* parfois même il se produit une transformation fibrineuse, épaisse et persistante (*leucome*) ;

2° **Kératite ponctuée superficielle**. — L'infiltration est limitée aux couches antérieures ou superficielles ; elle forme de petits ilots très nombreux, disséminés, et entre lesquels il n'y a qu'un léger exsudat ;

3° **Kératite profonde ou descemétite**. — En réalité ce n'est pas une inflammation de la cornée, c'est un dépôt de précipités cellulaires, provenant d'une *iritis*, sur la couche épithéliale postérieure, ou endothélium, de la cornée.

III. **Kératites suppurées**. — Dans une *première variété de kératite suppurée*, l'élément principal est l'infiltration purulente, qui peut déterminer une ulcération : c'est la *Kératite suppurée proprement dite*, ou *abcès de la cornée ;* — dans un autre cas c'est une ulcération de la cornée qui sert de porte d'entrée à l'infection, ou, en tous cas, forme le foyer d'extension de la suppuration : c'est la *Kératite ulcéreuse* ou *à hypopion ;* — enfin, dans la *Kératite neuro-paralytique*, infiltration purulente et ulcération peuvent se produire en même temps ou à peu près, et il s'y joint un trouble nerveux.

1° **Kératite suppurée proprement dite, ou abcès de la cornée.** — L'*abcès de la cornée* débute par une simple infiltration leucocytaire, peu épaisse, indice de l'inflammation, et qui se transforme rapidement en une *collection purulente* siégeant en plein parenchyme cornéen. Parfois les leucocytes parviennent à filtrer à travers les couches postérieures et tombent dans la chambre antérieure où ils forment un dépôt qui constitue l'*hypopion*. L'infiltration purulente, collectée en abcès, s'étend en surface ou en profondeur, détruisant peu à peu le tissu cornéen, puis dans certains cas elle s'arrête et se résorbe, mais souvent elle s'ouvre en avant, formant ainsi une *ulcération* qui peut s'étendre à son tour ; d'autres fois, le pus creuse aussi en arrière et aboutit à une *perforation*, avec l'évolution que nous avons déjà étudiée. Nous avons montré aussi la marche et les complications des ulcères et des perforations.

2° **Kératite ulcéreuse ou à hypopion.** — Ici la suppuration se greffe sur l'ulcère, et celui-ci constitue l'élément principal de la lésion : c'est dans cet ulcère et autour de lui que s'établit et progresse la suppuration. Dans la forme la plus fréquente, dite *Kératite serpigineuse*, l'ulcère évolue d'une façon particulière : il s'étend surtout en surface, se cicatrisant d'un côté et creusant de l'autre, par suite de la progression de l'infiltration purulente. En même temps les leucocytes traversent la cornée et forment un *hypopion*. Souvent l'infiltration se résorbe et l'ulcère se cicatrise ; parfois, au contraire, il gagne en profondeur et détermine une *perforation*.

**3° Kératite neuro-paralytique.** — Par suite d'une lésion du trijumeau ou de la branche ophtalmique il peut se produire différents troubles oculaires, parmi lesquels des lésions cornéennes : une *infiltration diffuse* et une *ulcération* se produisent presque simultanément ; il peut même se développer un véritable *abcès* qui évolue comme les autres ; l'ulcération se creuse très rapidement et aboutit en général à la *perforation*.

**Brûlures de la cornée.** — Signalons, pour terminer, les *brûlures de la cornée*, par les caustiques, les acides, les vapeurs, la chaleur. *Superficielles*, elles n'intéressent que l'épithélium et les couches externes, et déterminent une simple infiltration, plus ou moins dense ; — *profondes*, elles entraînent la nécrose du tissu cornéen, et il se forme une escarre qui tombe et laisse une ulcération plus ou moins vaste, dont l'évolution n'offre rien de particulier.

# CHAPITRE II

## EXAMEN DE LA CORNÉE

**Méthode d'examen.** — On peut pratiquer l'EXAMEN DIRECT
de la cornée à la lumière solaire. avec ou sans loupe. On
place le malade en face d'une fenêtre bien éclairée, dont l'image doit se refléter nettement sur sa cornée, puis on le fait
regarder successivement devant lui. en haut, en bas, à droite.
à gauche : on suit l'image de la fenêtre qui ne varie pas si
la cornée est normale, mais qui se trouve déformée par les

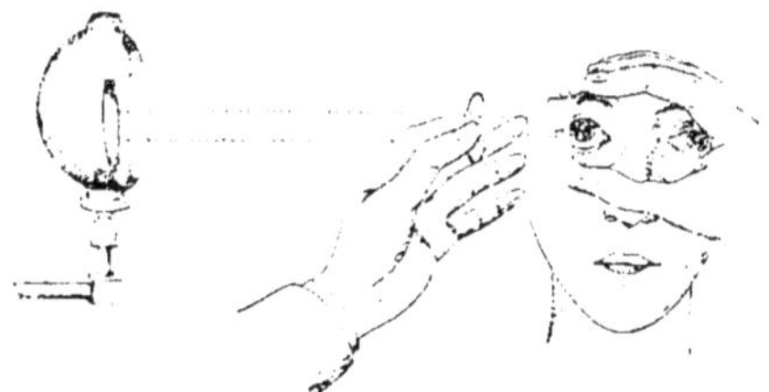

Fig. 18. — EXAMEN DE L'ŒIL A L'ÉCLAIRAGE OBLIQUE, AVEC LOUPE GROSSISSANTE

irrégularités de la surface cornéenne et apparaît moins nette
là où il y a des altérations de la transparence.

Il est souvent utile d'avoir recours à l'ÉCLAIRAGE OBLIQUE,
dans une chambre noire : le malade étant assis près d'une
table sur laquelle est placée une lampe, de façon à ce que l'œil
à explorer soit près de la lampe, on fait converger un faisceau
lumineux sur la cornée à l'aide d'une loupe de 15 dioptries
environ tenue à quelques centimètres de l'œil: on peut en

même temps regarder avec une autre loupe tenue devant l'œil examiné. — L'éclairage oblique permet de déceler des lésions même minimes, de localiser leur siège par rapport à la surface de la cornée, et d'en distinguer les détails.

L'examen de la cornée peut être complété par l'EXPLORATION DE LA SENSIBILITÉ : on la pratique à l'aide d'une barbe de plume ou d'une petite bande de papier très souple. La sensibilité cornéenne est émoussée dans le *glaucome*, tant que dure l'hypertension ; elle est très diminuée dans le *zona ophtalmique* et complètement abolie dans la *kératite neuro-paralytique*.

***Déformations de la cornée.*** — La cornée présente une surface courbe sphérique, régulière à l'état normal ; dans certains cas, elle présente des irrégularités que décèle facilement la déformation des images qu'elle reflète, les barreaux d'une fenêtre, par exemple ; on peut aussi, surtout lorsqu'il y a des irrégularités de courbures, les constater à l'aide du *disque de Placido* (fig. 104). portant des cercles concentriques alternativement noirs et blancs et de même largeur : on fait placer le malade devant une fenêtre, le dos au jour, et on approche de son œil le disque bien éclairé, le côté portant les cercles tourné vers le malade ; par l'orifice central muni d'une loupe on regarde l'image du disque sur la cornée ; les irrégularités de celle-ci déterminent des irrégularités dans l'image des cercles.

D'autre part à l'état normal la cornée, dont la courbure est un peu plus accentuée que celle de la sclérotique, forme une légère saillie en avant du globe ; lorsque cette saillie est exagérée, la surface cornéenne restant néanmoins sphérique, on a un **Kératoglobe**, anomalie qui coïncide généralement avec une augmentation du volume total de l'œil ou *Buphtalmie*. La saillie exagérée de la cornée prend la forme conique dans le **Kératocône** ; cette anomalie se développe lentement ; elle ne s'accuse longtemps que par un trouble visuel et tant qu'elle n'est pas très accentuée on peut la déceler à l'aide du disque de Placido : l'image réfléchie du disque sur la cornée donne des ellipses au lieu de cercles.

A ces augmentations de courbure ou ectasies de la cornée, dans lesquelles la transparence de la membrane est conservée, il faut en joindre une autre qui s'accompagne d'opacité partielle ou totale : le **Staphylome opaque** (le kératoglobe simple prenant le nom de *Staphylome pellucide* ou *transparent*) : il est consécutif, nous l'avons vu, à un large ulcère perforant cicatrisé : la cornée amincie est refoulée en avant, suivie de l'iris qui y reste accolé ; il en résulte souvent de l'hypertonie, et la lésion, n'étant pas améliorable par un traitement conservateur, nécessite souvent l'excision avec suture (amputation du segment antérieur).

## OPACITÉS DE LA CORNÉE

Caractères généraux. — Les opacités cornéennes sont formées soit par un *trouble diffus*, et plus ou moins généralisé, de la transparence, depuis la simple nébulosité jusqu'à l'opacité complète de teinte variable, soit par des *taches circonscrites*.

D'autre part l'altération peut être *superficielle* et siéger dans l'épithélium antérieur ou dans les couches superficielles sous-épithéliales, — ou *profonde* et occuper toute l'épaisseur du tissu cornéen, — ou *postérieure* et n'intéresser que l'épithélium profond.

Enfin les opacités cornéennes peuvent être produites : 1º par des *lésions en évolution*, dans les traumatismes, ou dans les affections, d'origine inflammatoire ou non, qui déterminent un trouble actuel de nutrition ou une altération de structure de la cornée, avec infiltration séreuse, leucocytaire, ou purulente ; — 2º par des *lésions terminales*, consécutives à des lésions ou affections guéries : les opacités prennent alors le nom de *taies* .

**1. Opacités formées par des lésions en évolution**.— Ces opacités sont nombreuses et variées dans leur aspect et leur développement. Le diagnostic différentiel peut avoir pour point de départ *l'absence* ou *l'existence* de symptômes de réaction inflammatoire ou de lésion oculaire, leur *importance* et leur *nature*.

A. *Il n'y a, avec l'opacité, que des symptômes réactionnels d'une inflammation de la cornée* (injection périkératique, douleurs, photophobie, etc.) : il s'agit d'une **Kératite suppuree**, et l'intensité des symptômes varie suivant que la kératite *est ou non ulcérée.*

1º Les symptômes réactionnels sont MODÉRÉS, et l'opacité, qui est circonscrite, est le signe principal de l'affection, dans l'**Abcès de la cornée**, ou *Kératite suppurée non ulcérée :* une *tache grisâtre* apparaît en un point de la cornée, siégeant dans les couches moyennes, et présentant une couleur terne ; la formation de cette opacité s'accompagne de symptômes réactionnels généralement modérés, d'un trouble de la chambre antérieure et parfois de signes d'iritis. L'*abcès* se caractérise rapidement par la coloration jaunâtre du centre de la tache, le pourtour restant gris opaque, et toute la surface cornéenne prenant un aspect trouble plus ou moins nuageux. L'*origine* de cet abcès sera une infection générale en cours ou récente, ou une légère disjonction de l'épithélium, porte d'entrée d'une infection venue du dehors.

2º Les symptômes réactionnels sont VIOLENTS dans la *Kératite ulcéreuse* ou *à hypopion* à son début : il n'y a alors qu'un *trouble diffus superficiel* de la cornée, mais bientôt apparaît l'ulcération qui s'étend peu à peu. (Voir plus bas.)

B. *Les symptômes réactionnels de la lésion cornéenne coexistent avec d'autres symptômes* plus ou moins intenses, et indiquant l'affection ou la lésion causales.

1º Il en est ainsi d'abord dans les *brûlures* (par caustiques, acides, vapeurs) qui déterminent des opacités dont l'épaisseur est proportionnée à la profondeur de la brûlure ; le diagnostic est facile, nous n'insisterons pas ;

2º Les **contusions** violentes de la cornée déterminent une *opacité diffuse*, occupant les couches moyennes et profondes : à l'examen avec la loupe et l'éclairage oblique, on les reconnaît formées de fines stries grisâtres. Mais le trouble de la transparence cornéenne n'a qu'une importance minime devant les lésions profondes ;

3º Parfois il se produit un *trouble de transparence diffus*, superficiel, sans signe d'inflammation locale : la cornée devient mate, d'aspect nébuleux, uniforme ; en même temps le malade se plaint d'un *trouble de la vue*, dont cette nébulosité est une des principales causes, et de *douleurs* oculaires ; on constate une injection périkératique, et si on explore la *tension* intra-oculaire avec deux doigts pressant légèrement sur le globe à travers la paupière supérieure, et le malade regardant à ses pieds, comme si on voulait chercher la fluctuation de l'œil), on trouve cette tension supérieure à la normale : il s'agit d'un **Glaucome aigu**, avec infiltration œdémateuse de la cornée ;

4º Dans certaines *Conjonctivites catarrhales* on voit apparaître sur la cornée des *opacités limitées et superficielles*, siégeant *près du limbe ;* elles disparaissent sans laisser de traces, ou bien il se forme bientôt à leur niveau une ulcération.

Nous parlerons plus loin d'une opacité spéciale, due au *pannus* ou membrane vasculaire, et qui complique les conjonctivites granuleuse et impétigineuse.

Nous verrons aussi, à propos des *inflammations de l'iris et du corps ciliaire*, les opacités punctiformes de la face profonde de la cornée, ou *Kératite ponctuée profonde*.

**C.** *Opacités avec symptômes réactionnels peu accusés ou nuls.* — 1º Une opalescence diffuse, limitée, de la cornée, siégeant dans les couches moyennes, débutant insidieusement par le centre, plus rarement par la périphérie, et se formant sur plusieurs points successivement, avec trouble nuageux du reste de la membrane, voilà ce qu'on observe au début d'une **Kératite interstitielle ou parenchymateuse**, généralement d'origine syphilitique. — Il y a en même temps une *injection périkératique* légère, quelquefois même imperceptible, se développant parfois avant l'apparition de l'opacité, et très peu de rougeur de la conjonctive ; ajoutons à cela de la photophobie et du larmoiement très peu accusés, et un *trouble de la vision*, un brouillard qui augmente peu à peu. Bientôt la cornée présente une teinte grise dans toute son étendue, avec certains points plus opaques ; elle a été comparée à un amas de *verre pilé*. L'opacité est souvent généralisée, mais elle peut n'occuper qu'une partie ou certains points de la cornée.

Au bout de quelques semaines apparaît une *vascularisation* profonde, quelquefois très prononcée ; puis, après un temps variable, commence la *régression* de l'opacité : la cornée s'éclaircit peu à peu, lentement, mais il reste généralement quelques petites taches persistantes, plus ou moins opaques, plus ou moins étendues, et des petits vaisseaux très fins.

Signe important à retenir : il n'y a *jamais d'ulcération ni de suppuration*. L'affection atteint généralement les deux yeux, mais débute d'abord par l'un, puis atteint l'autre plus ou moins longtemps après.

La kératite interstitielle, les malformations dentaires particulières et les troubles auriculaires constituent la *triade d'Hutchinson* de *l'hérédo-syphilis*.

Dans la *syphilis acquise*, l'opacité est limitée à la périphérie, et a la forme d'un croissant ; elle peut rester unilatérale, et elle disparaît sans laisser de traces.

2º Une *opalescence diffuse* qui, par certains caractères,

ressemble à la précédente, se produit, sans réaction inflammatoire appréciable, dans certaines formes de **Glaucome chronique**; mais, dans ce dernier cas, le trouble de transparence
est moins intense, et uniformément diffus ; en outre la *tension
intraoculaire*, toujours augmentée dans le glaucome, est généralement diminuée dans la kératite parenchymateuse.

II. **Opacités formées par des lésions terminales, ou Taies. — A. Caractères généraux.** — 1º Contrairement aux opacités étudiées plus haut, et qui sont déterminées par des lésions en période d'évolution, les *taies* sont
des opacités produites par des *lésions terminales*, qui constituent le reliquat, cicatriciel ou simplement exsudatif, des
affections ou lésions cornéennes ;

2º Elles ne s'accompagnent donc d'*aucune réaction inflammatoire* et par suite elles pourraient parfois être confondues
avec certaines *opacités par infiltration* décrites au paragraphe
précédent; mais elles s'en différencient par l'aspect : celles-ci
sont mates, ont l'apparence du verre dépoli, tandis que les
taies sont brillantes et miroitent; d'autre part l'infiltration cornéenne s'accompagne de réaction ciliaire (injection périkératique), ainsi que les ulcérations, tandis qu'il n'y en a pas avec
les taies ;

3º On les distingue d'après leur *aspect* qui varie suivant leur
structure et leur épaisseur; les *néphélions* forment de simples
troubles de transparence, des nébulosités laissant transparaître
l'iris; — les *albugos*, des taches plus épaisses, grises, opaques; — enfin les *leucomes* sont des opacités blanches, pouvant même avoir l'aspect de la porcelaine (voir page 52) ;

4º Certaines taies sont *définitives*, elles restent stationnaires : ce sont surtout celles qui sont formées par du tissu cicatriciel, les leucomes; d'autres peuvent s'éclaircir, disparaître
même, spontanément ou sous l'influence d'un traitement, par

suite de la résorption de l'exsudat qui les produit : elles sont *curables*, ou *améliorables ;*

5° Enfin il y a des taies *diffuses*, c'est-à-dire sans limites nettes, et d'autres, au contraire, nettement *circonscrites ;* en outre elles peuvent être *superficielles*, n'intéressant que l'épithélium cornéen, ou *moyennes* (ou *interstitielles*), c'est-à-dire occupant le stroma seul ou avec l'épithélium, ou enfin *profondes*, c'est-à-dire comprenant toute l'épaisseur de la cornée.

**B. Sémiologie.** — 1° Une TAIE DIFFUSE SUPERFICIELLE d'une certaine étendue indique généralement un ancien *pannus*, trachomateux ou scrofuleux, dont l'origine sera indiquée par le siège de la taie et les traces d'autres lésions, comme nous le verrons plus loin.;

2° Parmi les TAIES CIRCONSCRITES, il faut d'abord éliminer une opacité d'ordre physiologique, pour ainsi dire, qui se produit fréquemment chez les vieillards, le *Gérontoxon* ou *Arc sénile ;* elle forme un *anneau blanc grisâtre*, concentrique au limbe, dont elle est séparée par un petit intervalle transparent ;

3° Les TAIES CIRCONSCRITES SUPERFICIELLES sont consécutives à des ulcérations de *kératites épithéliales,* non suppurées ;

4° Les TAIES MOYENNES se présentent sous deux aspects différents : grisâtres, uniformes, avec surface cornéenne lisse et régulière, elles sont le plus souvent l'indice d'une ancienne *kératite parenchymateuse ;* il y a généralement plusieurs petites taies et elles sont bilatérales ; quand il n'y en a qu'une, elle est centrale.

Une taie moyenne unique, avec légère déformation de la surface cornéenne, termine toujours un *ulcère de la cornée* qui a dépassé la membrane de Bowman.

Une taie *linéaire* est la trace d'un *traumatisme*, d'une plaie par instrument tranchant ;

5° Les TAIES PROFONDES, cicatrices *blanches opaques* (*leucome*), indiquent une ancienne lésion cornéenne qui a détruit le tissu cornéen, dans toute son épaisseur ou la plus grande partie (*brûlures profondes, kératites ulcéreuses suppurées*).

Le leucome s'accompagne parfois d'une déformation de la pupille, dont le bord paraît attiré dans la taie ; et l'on peut même voir dans certains cas un point noir au centre de celle-ci ; c'est le *leucome adhérent cicatriciel* consécutif à un ulcère perforant de la cornée avec inclusion de l'iris.

## VASCULARISATION PATHOLOGIQUE

Nous avons vu qu'il y a deux variétés de *vascularisation pathologique* de la cornée : dans le 1er cas les vaisseaux, provenant de la conjonctive, constituent l'élément principal d'une véritable *membrane vasculaire*, formée aux dépens de l'épithélium cornéen ; dans le 2e cas, les vaisseaux, provenant de l'épisclère et de la sclérotique sont destinés à la *réparation* des lésions cornéennes. L'aspect de ces deux variétés présente des caractères différentiels qu'il faut connaître.

A. **Membranes vasculaires**, situées *à la surface de la cornée ;* elles se reconnaissent à ce que le limbe scléro-cornéen est plus ou moins masqué, et les vaisseaux passent de la conjonctive sur la cornée ;

1º Tantôt la membrane vasculaire, brillante, semi-transparente, laisse apercevoir plus ou moins le limbe scléro-cornéen et la coloration foncée de l'iris ; en outre les vaisseaux ont une direction à peu près *parallèle* les uns par rapport aux autres et se dirigent vers la partie moyenne de la cornée sans converger : il s'agit d'un **Pannus**, *trachomateux* ou *scrofuleux* appelé encore *Kératite vasculaire* (fig. 21).

S'il occupe la moitié supérieure de la cornée ou sa portion la plus élevée, les vaisseaux étant alors verticaux, c'est un *pannus trachomateux*, et les lésions de la conjonctive palpébrale permettront de confirmer le diagnostic de trachome;

Le *pannus scrofuleux* de la conjonctivite impétigineuse,

occupe un segment quelconque de la cornée : il est mince et peu vascularisé ; on trouvera en outre des traces de phlyctènes ;

2° On reconnaîtra facilement la *membrane épaisse*, opaque, vascularisée, de forme triangulaire, qui constitue le **Ptérygion**, et que nous avons déjà étudiée lors de l'examen

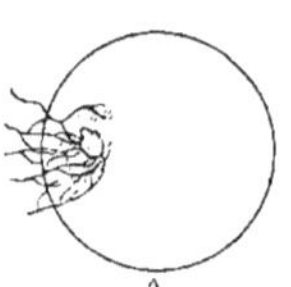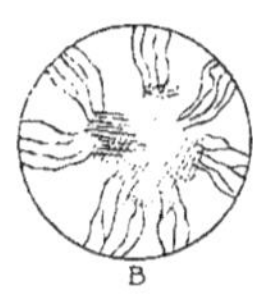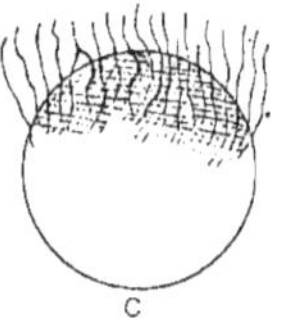


Fig. 19 à 21. — Vascularisations cornéennes.
A, vascularisation superficielle, dans une lésion épithéliale. — B, vascularisation profonde, dans une kératite interstitielle. — C, pannus, vaisseaux superficiels à direction parallèle.

de la conjonctive ; son sommet empiète, au bout d'un certain temps, sur la cornée, se dirigeant vers le centre en suivant le méridien horizontal (fig. 11).

B. Dans les *vascularisations réparatrices*, les vaisseaux *partent du limbe scléro-cornéen* et sont situés dans l'épaisseur de la membrane, plus ou moins profondément, suivant la profondeur de la lésion elle-même (ulcération ou infiltration).

Dans les *infiltrations* et *ulcères*, les vaisseaux, partis d'un segment du limbe, voisin de la lésion, convergent vers celle-ci.

Dans les lésions superficielles, les vaisseaux réparateurs épiscléraux transparaissent à travers la conjonctive (fig. 19).

Dans une forme spéciale, dite **Kératite en bandelette**, on aperçoit un faisceau vasculaire en forme de bandelette étroite, partant du limbe, et à l'extrémité duquel existe une petite ulcération infiltrée qui progresse sur la cornée, entraînant les vaisseaux.

Il y a une vascularisation profonde et très étendue dans la

*kératite parenchymateuse :* des vaisseaux très fins, en faisceaux, envahissent souvent uue grande partie de la cornée où ils forment même parfois de véritables taches rouges (fig. 20).

## ÉRUPTIONS

Les éruptions de la surface cornéenne, phlyctènes, vésicules, etc., seront en général facilement reconnues.

1° Les *phlyctènes* se présentent sous la forme de petites élevures d'abord transparentes, devenant rapidement louches, grisâtres, et entourées d'une zone d'infiltration nuageuse ; bientôt on voit le sommet s'affaisser et la phlyctène se creuser, formant une ulcération superficielle ; elles s'entourent de vaisseaux superficiels. Elles constituent la **Kératite phlycténulaire** ;

2° De petites *vésicules transparentes*, souvent rangées par groupes, caractérisent l'**Herpès fébrile** ; elles se rompent et forment une érosion superficielle. Elles ne provoquent pas de vascularisation cornéenne, mais s'accompagnent de *phénomènes réactionnels violents.* Quand elles laissent après elles une taie, ce qui est assez rare, elle a une forme irrégulière caractéristique.

## ULCÉRATIONS

**Caractères généraux**. — Les ulcérations cornéennes ont des *dimensions* très variables ; elles peuvent s'étendre, en surface, à toute la membrane ; en profondeur elles varient également depuis la simple érosion de l'épithélium jusqu'à l'ulcère perforant, qui traverse toute l'épaisseur de la cornée.

Leurs *bords* sont plus ou moins irréguliers ; l'examen avec la loupe, à l'éclairage oblique, permet de constater une différence de niveau, une dépression. Le *fond* est mat, transparent ou teinté : grisâtre quand il y a une simple infiltration cellulaire, jaunâtre quand il y a du pus. Le *pourtour* est généralement infiltré et grisâtre : il est jaune quand il suppure, là où la suppuration, en rongeant les bords, agrandit l'ulcère.

Quand l'ulcère creuse en profondeur, on voit, à un certain moment, une petite vésicule apparaître au fond, c'est la membrane de Descemet, refoulée par l'humeur aqueuse, et formant la *kératocèle.* Quand la *perforation* se produit, on constate un écoulement de liquide, et on peut apercevoir, au fond de l'ulcère, l'iris accolé à la cornée et qui parfois fait saillie dans l'ulcère ou à l'extérieur.

L'ulcération de la cornée est le plus souvent reconnue à l'examen direct ou à l'éclairage oblique. Il importe surtout de savoir distinguer l'opacité due à la simple *infiltration* de celle qui existe au niveau de l'*ulcère ;* dans l'*infiltration,* la surface cornéenne, non ulcérée, est lisse, mate, dépolie, tandis que la *surface ulcérée* est irrégulière et présente une différence de niveau avec son pourtour; en outre, il y a une différence de teinte, entre le fond et les bords, qui permet de suivre les limites de l'ulcère.

Parfois néanmoins l'ulcère est trop petit ou trop superficiel pour être décelé sûrement à la simple inspection, même avec la loupe ; on peut alors avoir recours à l'ÉPREUVE DE LA FLUORESCÉINE, qui colore le fond et dessine les bords, les régions environnantes restant intactes : il est bon de commencer par instiller quelques gouttes d'une solution de cocaïne à 1/40, puis on dépose, avec une baguette de verre par exemple, une goutte de solution alcaline de fluorescéine à 2 o/o, sur la partie supérieure de la cornée; la paupière, en se fermant, étale la solution sur toute la cornée, et on laisse l'œil fermé pendant 1/2 minute; on le lave alors avec la solution de cyanure à 1/5000 et l'ulcère apparaît avec une teinte verdâtre, ses bords nettement délimités.

I. *Ulcérations superficielles.* — On peut les diviser, pour l'étude, en plusieurs variétés, d'après leur origine et leur nature. Elles ont comme caractère commun de n'être pas suppurées; dès qu'elles s'infectent et suppurent, elles s'agrandissent et passent dans la catégorie des ulcérations profondes.

1° L'ulcération superficielle d'origine TRAUMATIQUE, non suppurée, constitue l'**Erosion épithéliale**, ou simple disjonction de l'épithélium. Voici comment la lésion se présente : après un traumatisme (coup d'ongle, heurt d'un corps étranger plus ou moins volumineux, de poussière, charbon, limaille de fer, etc.), ou même sans cause appréciable, un malade se plaint d'une douleur oculaire, avec sensation de corps étranger, et photophobie, et il a en outre du larmoiement et un peu de rougeur conjonctivale : il faut alors examiner la cornée; si l'on ne trouve aucun corps étranger implanté dans cette membrane, on doit retourner la paupière supérieure : on trouvera parfois un cil qui se dirige vers l'intérieur ou un corps étranger sur la conjonctive palpébrale; c'est leur frottement sur la cornée qui détermine l'érosion et explique les phénomènes réactionnels. En tous cas l'examen de la cornée permet de constater parfois une légère opacité ou même une petite érosion; mais souvent celle-ci est invisible à l'examen direct et n'est révélée que par l'épreuve de la fluorescéine.

L'*ulcère suppuré à hypopion* peut débuter de la sorte, mais l'aspect ne tarde pas à changer.

2° L'ulcération superficielle peut être consécutive à une LÉSION ÉRUPTIVE de la cornée : celle des *phlyctènes* est ronde, à fond grisâtre, celle de l'*herpès* est de forme irrégulière, dite géographique.

3° Enfin, quand, dans une *conjonctivite catarrhale* aiguë ou subaiguë, on constate une injection périkératique, si l'on examine la cornée à l'éclairage oblique on reconnaîtra parfois une légère opacité grisâtre, linéaire, en croissant, avec dénivellation, située près du bord et parallèlement à celui-ci : c'est *l'ulcère catarrhal;* souvent aussi il est central.

La guérison de toutes ces ulcérations est généralement rapide, si elles ne s'infectent pas.

II. *Ulcérations profondes* ou *ulcères suppurés*. — Ces ulcérations intéressent le stroma cornéen et peuvent perforer la membrane. Elles se trouvent au centre d'une opacité nuageuse, grisâtre, qui indique l'infiltration leucocytaire sous-jacente, et est plus ou moins étendue autour de l'ulcère. Le fond de l'ulcération présente une coloration blanc jaunâtre,

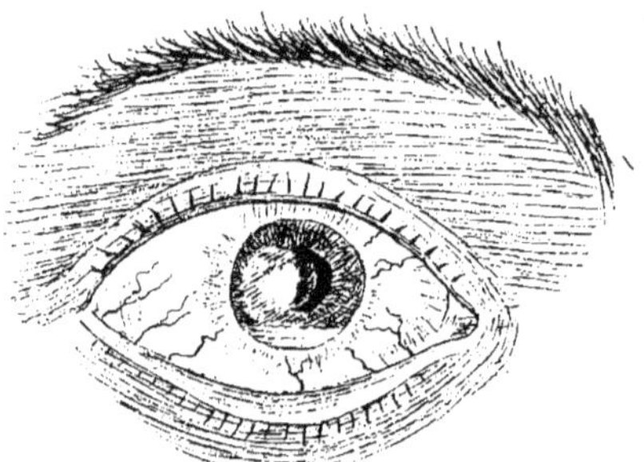

Fig. 22. — KÉRATITE ULCÉREUSE A HYPOPION.

parfois limitée au bord, et qui est due au pus qui détruit le tissu cornéen.

Ces ulcérations constituent la lésion principale dans les *kératites suppurées*, et elles s'accompagnent alors d'une réaction conjonctivale secondaire; — ou bien, au contraire, on les observe comme complication d'une *conjonctivite purulente*.

1° **Kératites suppurées ulcéreuses, ou kératites à hypopion.** — Elles sont caractérisées par le signe suivant : en même temps que la suppuration se développe dans la cornée, on voit apparaître, à la partie inférieure de la chambre antérieure, une ligne jaunâtre, un dépôt, dont le niveau monte peu à peu : c'est l'*hypopion*, exsudation leucocytaire provenant de la cornée; si l'on fait pencher la tête du malade, on voit, au bout d'un moment, cette opacité changer de position pour se placer de nouveau dans la partie déclive de la chambre antérieure.

Comment se montre l'ulcère? A la suite d'une plaie ou d'une simple érosion de la cornée, quelquefois passée inaperçue, ou même spontanément, apparaît, en même temps que des symptômes réactionnels violents (larmoiement, photophobie, douleurs), un *trouble diffus*, superficiel, de la cornée, qui s'étend parfois rapidement; mais le point où a débuté l'opacité est plus dense, indiquant la lésion initiale : il n'y a encore qu'*infiltration*, mais souvent on ne tarde pas à voir une *ulcération* au niveau du point de départ de l'opacité. L'*ulcère* est formé, et il va s'étendre en surface ou en profondeur.

*a)* L'*ulcère s'étend en surface :* l'ulcération est jaunâtre, avec infiltration plus épaisse, blanchâtre, sur un des côtés : c'est par là que l'ulcère s'étend ; il peut ainsi détruire une grande partie de la cornée ; souvent on voit alors la membrane amincie bomber au dehors, refoulée par l'humeur aqueuse trouble, et elle finit même par se perforer. — Dans la forme à laquelle on donne le nom d'**Ulcère serpigineux**, au fur et à mesure que la tache blanchâtre s'avance d'un côté, indiquant la marche de la suppuration et de l'ulcération, de l'autre côté apparaît le tissu cicatriciel, grisâtre, qui comble l'ulcère ;

*b)* Quand l'*ulcère gagne rapidement en profondeur*, il prend le nom d'**Ulcère perforant** ou *térébrant :* il s'étend peu en surface, mais creuse rapidement les couches profondes ; l'hypopion apparaît de bonne heure, et l'on a bientôt les signes de la perforation. — Il faut savoir que la kératite neuro-paralytique favorise cette ulcération.

2° **Ulcère secondaire**, compliquant une *conjonctivite purulente.* Dans le cours d'une conjonctivite blennorrhagique ou diphtérique, on peut voir apparaître sur la cornée une infiltration grisâtre, qui devient jaunâtre, opaque, et s'ulcère; elle gagne à la fois en surface et en profondeur, et perfore la cornée.

# LIVRE III
## L'IRIS, LE CORPS CILIAIRE ET L'HUMEUR AQUEUSE

## CHAPITRE PREMIER
### L'IRIS, ANATOMIE CLINIQUE ET PATHOLOGIE

### § I. — ANATOMIE CLINIQUE

L'iris est une membrane vasculaire en forme de disque, située dans le segment antérieur du globe de l'œil : il est une dépendance de son enveloppe, dont il représente la partie antérieure des feuillets moyen et interne ; l'absence congénitale d'iris s'appelle l'*aniridie*.

I. **Rapports.** — L'iris est situé en arrière de la cornée et est fixé, par son pourtour, un peu en arrière du limbe scléro-cornéen, d'où il se dirige vers la ligne médiane, directement quoique un peu obliquement en avant. Il est percé en son milieu d'une ouverture, la *pupille*, destinée au passage des rayons lumineux. L'iris représente donc le diaphragme des appareils optiques.

A. La FACE ANTÉRIEURE de l'iris regarde vers la cornée ; elle en est séparée par un intervalle, appelé la *chambre antérieure* et qui est de 2$^{\text{mm}}$ environ à la partie centrale. Cet intervalle peut diminuer et même disparaître, quand l'iris, à la suite d'inflammations, ou de plaie de la cornée, vient s'accoler à celle-ci, formant ainsi des *synéchies antérieures*. Nous avons même vu qu'il peut pénétrer, et faire hernie à travers les plaies ou ulcères de la cornée, et être fixé dans la cicatrice, constituant alors un *leucome adhérent cicatriciel*.

B. La FACE POSTÉRIEURE de l'iris est en rapport avec le cristallin ; à sa partie interne ou centrale, elle est appliquée direcment sur lui ; sa partie externe ou périphérique est séparée du cristallin et de la zonula par un espace appelé *chambre postérieure*. Normalement indépendante, cette face postérieure peut être fixée à la face antérieure du cristallin, à la suite d'inflammations de l'iris, par des adhérences ou *synéchies postérieures* dues à des exsudats fibrineux, et plus ou moins étendues, ou même totales.

C. Le *bord externe* ou GRANDE CIRCONFÉRENCE de l'iris se continue avec le corps ciliaire, et adhère, en arrière au corps et aux procès ciliaires, en avant à la sclérotique à 1 mm. 1/2 environ en arrière du limbe scléro-cornéen.

Jusqu'à l'âge adulte, la grande circonférence de l'iris est séparée de la sclérotique par un intervalle occupé par le *muscle pectiné de Hueck* ; ce muscle pectiné disparaissant avec l'âge, l'intervalle en question, qui est de 1mm5 à 2mm d'abord, disparaît peu à peu et *l'angle irido-cornéen*, d'arrondi qu'il était, devient aigu et *irido-sclérotical*.

La circonférence de l'iris peut être détachée partiellement de ses insertions par un traumatisme de l'œil : la cornée comprimée s'étale, le limbe scléro-cornéen s'agrandit et l'insertion irienne se déchire ; le même accident peut se produire par suite de la rétraction d'une membrane exsudative adhérente à l'iris, cette rétraction tendant à attirer, à arracher la circonférence de l'iris. Le détachement partiel de l'iris s'appelle l'**Irido-dyalise**.

II. **Pupille.** La *pupille* ou *petite circonférence* de l'iris, est une ouverture centrale ; elle peut être située excentriquement (*corectopie*) ; elle est généralement unique, mais on en rencontre parfois, quoique très rarement, plusieurs (*polycorie*).

Elle est normalement circulaire, mais elle peut être *irrégulière ;* cette anomalie est *congénitale* ou *acquise ;* dans le premier cas, elle est due à un développement incomplet de l'iris, ou **colobome** ; — *acquise*, elle est due soit à une lésion nerveuse (syphilis), ou, ce qui est plus fréquent, à des *synéchies*, ou adhérences, antérieures, ou postérieures, occupant le bord même de la pupille ou une des faces de l'iris ; les synéchies du bord pupillaire peuvent être *partielles ou totales, et dans ce dernier cas il y a *séclusion pupillaire*.

Le bord de la pupille peut être sectionné, déchiré par un traumatisme, et cette section est plus ou moins étendue et peut se prolonger jusqu'à la grande circonférence ; elle constitue une **Rupture radiaire** de l'iris.

La pupille peut être obstruée par des exsudats fibrineux et même par une véritable membrane néoformée, produits par des inflammations de l'iris et déterminant l'*occlusion* de la pupille, qui s'accompagne généralement de séclusion pupillaire.

Les *dimensions* de la pupille varient sous l'influence de causes physiologiques ou pathologiques : la contraction du sphincter la rétrécit, le relâchement du sphincter et la contraction des fibres dilatatrices l'agrandissent.

III. **Structure**.— L'iris est constitué par 3 *couches :* une couche de tissu propre entre deux épithéliums.

1º L'ÉPITHÉLIUM ANTÉRIEUR, qui se continue avec l'épithélium postérieur de la cornée, est formé d'une seule couche de cellules aplaties ; il repose sur une mince lame hyaline dite *membrane basale antérieure*, qui se continue de même avec la membrane de Descemet ou lame élastique postérieure de la cornée. Epithélium et membrane basale présentent des lacunes ou cryptes appelées *stomates iriens*, par lesquels les espaces lymphatiques du tissu propre communiquent avec la chambre antérieure.

2º Le tissu propre est constitué : *a*) par un *stroma conjonctif* contenant des fibres élastiques et des cellules pigmentées, et limitant entre ses mailles des espaces lymphatiques qui communiquent entre eux ;

*b*) Par des *fibres musculaires lisses*, réparties en 2 forma-

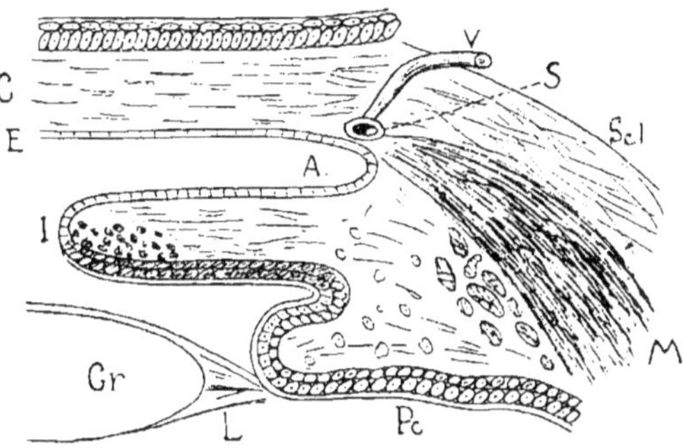


Fig. 23. — Iris et corps ciliaire (*demi-schématique*) (d'après Testut).
*A*, angle irido-cornéen, ou angle de filtration. — *C*, cornée. — Cr, cristallin. — *E*, épithélium postérieur de la cornée. — *I*, iris, avec les faisceaux du sphincter pupillaire coupés en travers ; l'épithélium antérieur, faisant suite à l'épithélium post. de la cornée ; et la couche épithéliale postérieure (portion irienne de la rétine) avec la membrane limitante interne. — *L*, ligament suspenseur du cristallin. — *M*, muscle ciliaire. — *Pc*, procès ciliaire. — *S*, canal de Schlemm. — *Scl*, sclérotique. — *V*, veine sclérale.

tions : les unes, circulaires, forment autour de la pupille un anneau aplati de 1 mm. de largeur, le *sphincter* de l'iris, qui est innervé par des fibres du moteur-oculaire-commun ; il peut être lésé et même entièrement sectionné dans les traumatismes de l'iris qui entraînent une rupture du bord de la pupille : cette section détermine une *mydriase traumatique*. — Les autres fibres musculaires, moins nettement différenciées, et même niées par certains auteurs, s'étalent en une nappe mince de fibres radiées, située à la partie postérieure de la couche de tissu propre, et occupant toute la largeur de l'iris ; c'est le *muscle dilatateur*, innervé par des fibres du sympathique cervical.

Cette couche renferme les nombreux vaisseaux et nerfs de l'iris. Elle est la continuation de la choroïde, et fait partie, par conséquent, de la tunique vasculaire et nourricière de l'œil, ou *tractus uvéal*.

3° L'ÉPITHÉLIUM POSTÉRIEUR est formé de 2 rangées de cellules fortement pigmentées, et représente la partie antérieure ou irienne de la tunique nerveuse de l'œil, ou *rétine*, privée de ses éléments essentiels ; il est recouvert sur sa face postérieure par une mince lamelle transparente qui se continue sur la face interne de toute la tunique nerveuse.

Les ARTÈRES de l'iris proviennent des ciliaires longues postérieures et des ciliaires antérieures ; celles ci envoient en même temps, à la portion de la couche sous-conjonctivale qui entoure la cornée, les artérioles qui se dilatent dans les inflammations de l'iris et de la cornée, constituant l'*injection périkératique*. Les vaisseaux de l'iris sont disposés suivant les rayons de cette membrane et ils déterminent à sa surface des stries qui ont la même direction.

Les NERFS de l'iris, très nombreux, proviennent du nerf moteur-oculaire-commun, de l'ophtalmique et du sympathique, par l'intermédiaire du ganglion ciliaire. Leur compression dans les inflammations de l'iris et leur blessure dans les sections accidentelles ou opératoires de cette membrane déterminent des douleurs orbitaires parfois violentes, des névralgies péri-orbitaires et des irradiations douloureuses, qu'expliquent leur grand nombre et leur origine.

D'autre part, l'excitation du *N. mot.-oc.-com.* détermine la contraction du sphincter de la pupille qu'il innerve, et par suite le rétrécissement de la pupille, qui, lorsqu'il est exagéré, s'appelle le *myosis ;* par contre, la section ou la paralysie de ce nerf entraînent le relâchement du sphincter et par suite la dilatation de la pupille, ou *mydriase*, par l'action non contre-balancée des fibres dilatatrices. — De même, l'excitation du *sympathique cervical* détermine la dilatation de la pupille, par contraction du muscle dilatateur qu'il innerve ; et la section de ce nerf produit le myosis par paralysie du dilatateur, l'action constrictive du sphincter étant permanente et n'étant plus neutralisée.

## § 2. — INFLAMMATIONS DE L'IRIS, OU IRITIS

I. **Forme commune** ou **Iritis plastique.** — L'inflammation de l'iris détermine de la *congestion* du stroma irien avec stase sanguine et *infiltration* celluleuse et séreuse, d'où épaississement de la membrane, changement d'aspect et en outre modifications de la coloration, la couleur du parenchyme enflammé s'ajoutant à celle du pigment ; d'autre part, l'action des fibres musculaires se trouve entravée, les mouvements de la pupille se font mal, et elle se rétrécit.

Il se produit bientôt une *exsudation* de fibrine coagulée entraînant des leucocytes, et les bords de la pupille enflammée étant immobilisés sur la cristalloïde, ces exsudats les y fixent, déterminant des adhérences ou *synéchies*, et même la séclusion pupillaire.

Si l'inflammation est intense ou se prolonge, le *myosis* persiste, l'exsudat empiète sur la pupille qu'il obstrue même, produisant l'*occlusion pupillaire*, et il accole une plus ou moins grande partie de la face postérieure de l'iris au cristallin. — Si, au contraire, l'inflammation diminue et libère les fibres musculaires, la *dilatation* se fait, rompant les synéchies ; mais des cellules pigmentées de l'épithélium postérieur restent adhérentes à la cristalloïde sur laquelle elles forment un *dépôt pigmenté*.

Accessoirement, et surtout quand il s'agit de syphilis, il peut se développer de petites *granulations* autour de la pupille; enfin on constate parfois de petites *taches hémorragiques*.

Cette forme d'iritis que nous venons de décrire et qui est caractérisée par *les exsudats cellulaires et fibrineux* est la plus commune, c'est l'*iritis plastique*.

II. **Iritis séreuse**. — D'autres fois, il y a surtout *infiltration cellulaire* dans le stroma irien, puis des *dépôts de cellules* qui se forment en avant et en arrière de l'iris, et sur la face postérieure de la cornée (*kératite ponctuée postérieure*, ou *descemétite*), avec augmentation de l'humeur aqueuse : c'est la *forme séreuse ;* le corps ciliaire participe à l'inflammation (*iridocyclite*).

Si l'infiltration leucocytaire s'exagère on a la *forme purulente*, rare.

III. **Iritis parenchymateuse**. — Enfin, lorsque, à l'infiltration cellulaire, s'ajoute la *prolifération des éléments du parenchyme irien*, on a l'*iritis parenchymateuse*, avec épaississement de la membrane, puis formation d'abcès; finalement le tissu enflammé et ulcéré se cicatrise et *s'atrophie*, ou bien, si l'inflammation a été intense, il se forme des *synéchies postérieures* étendues et un *exsudat* membraneux qui obstrue la pupille.

IV. **Iritis spécifique**. — Par suite de sa très grande vascularité, l'iris est fréquemment envahi par les infections syphilitique et tuberculeuse, qui y déterminent des inflammations ayant les caractères propres à ces affections.

L'*iritis syphilitique* se développe souvent sous la *forme plastique;* d'autres fois, elle se présente sous la *forme gommeuse* ou *parenchymateuse* limitée ; plus souvent il se forme de petites granulations ou des nodules (*condylomes*).

La *tuberculose* produit une infiltration du stroma irien avec dégénérescence caséeuse; en outre il se développe sur l'iris de fines granulations, tantôt réparties sur la surface de la membrane, en semis, c'est la *forme miliaire*, ou groupées en une tumeur, c'est la *forme confluente* ; enfin, il y a parfois une infiltration leucocytaire abondante et de la suppuration avec écoulement d'un pus épais, c'est la *forme inflammatoire*.

# CHAPITRE II

## LE CORPS CILIAIRE
## ANATOMIE CLINIQUE ET PATHOLOGIE

**I. Anatomie clinique**. — Le *corps ciliaire* ou *zone ciliaire* est la portion de la tunique moyenne, ou vasculaire, du globe de l'œil, intermédiaire entre l'iris et la choroïde. Elle a 7 à 8 mm. de largeur, et son épaisseur varie de 1 mm. environ en avant, c'est-à-dire au niveau de son bord antérieur ou irien, à $0^{mm}2$ en arrière, au niveau de son bord postérieur ou choroïdien. Elle comprend deux parties qui sont deux éléments différents : le *muscle ciliaire*, qui occupe la portion superficielle, et les *procès ciliaires*, situés à la face profonde.

Rapports. — Le corps ciliaire donne insertion à l'iris qui est fixé à sa partie superficielle, c'est-à-dire au muscle ciliaire ; et même leurs tissus conjonctifs se continuent sans démarcation ni modifications, et des vaisseaux passent de l'un à l'autre. Aussi l'inflammation d'un de ces organes se propage-t-elle généralement à l'autre, pour donner l'*irido-cyclite*. En arrière le corps ciliaire se continue avec la choroïde.

Il est en rapport, en dehors, par sa face externe, avec la sclérotique, et en dedans, par sa face interne, avec le corps vitré dont il est séparé par le ligament suspenseur du cristallin.

**Muscle ciliaire**. — Le muscle ciliaire forme un anneau aplati de 6 à 7 mm. de largeur, et dont l'épaisseur, de $0^{mm}8$ en avant, au niveau du bord intérieur, diminue jusqu'à $0^{mm}2$

en arrière, au niveau de son bord extérieur. Il est constitué par deux sortes de fibres : des fibres radiées qui en occupent la plus grande partie, et des fibres circulaires, en petit nombre.

Le muscle ciliaire est destiné à *l'accommodation ;* et une conséquence de cette fonction, c'est qu'il est plus volumineux dans les yeux où l'accommodation intervient souvent : il en est ainsi chez les hypermétropes.

**Procès ciliaires.**— Ce sont des replis situés à la face profonde du corps ciliaire, et qui font saillie également derrière la racine de l'iris ; le ligament suspenseur du cristallin leur adhère intimement. Ils sont formés par une agglomération de vaisseaux enroulés et anastomosés entre eux, et qui baignent dans du tissu conjonctif.

## II. **Action du muscle ciliaire**. — Il est destiné.

avons-nous dit, à *l'accommodation.* Quand il se contracte il se porte en avant, rétrécissant son ouverture, et il détend ainsi le ligament suspenseur du cristallin ; la courbure de cette lentille s'accentue alors par suite de son élasticité.

Le muscle ciliaire est innervé par le plexus ciliaire ; il reçoit des fibres provenant du *moteur-oculaire-commun* et du *grand sympathique.* L'excitation du premier détermine la contraction du muscle, et, par suite, l'accommodation du cristallin ; l'excitation du grand sympathique détermine au contraire le relâchement du muscle et par suite favorise la tension de la zonula et l'aplatissement du cristallin.

La contraction trop fréquente du muscle ciliaire entraîne la fatigue et la faiblesse de ce muscle, d'où difficultés et douleurs de l'accommodation : on donne à cet état le nom d'*asthénopie accommodative.*

D'autre part, par suite de troubles de l'innervation, sous l'influence de causes locales ou d'infections générales, le muscle ciliaire peut être atteint soit de *paralysie* ou de simple *parésie,* soit de *contracture.*

### III. **Inflammation du corps ciliaire, ou cyclite**. — La grande vascularité du corps ciliaire favorise son inflammation, ou *cyclite*, et d'autre part ses relations avec l'iris entraînent la propagation facile et fréquente des inflammations de cette membrane au corps ciliaire. Il y a trois formes de cyclite, analogues à celles de l'iritis : formes plastique, séreuse et suppurative.

# CHAPITRE III

## L'HUMEUR AQUEUSE ET LES VOIES D'EXCRÉTION
## GLAUCOME

**I. L'humeur aqueuse et sa loge; Chambres de l'œil.** — L'humeur aqueuse est un liquide intra-oculaire ; elle est contenue dans une loge qui est située à la partie antérieure du globe et limitée, en avant par la cornée, en arrière par le cristallin et la zonula. Cette loge est elle-même divisée par l'iris en deux *chambres*, antérieure et postérieure, qui communiquent par la pupille (fig. 1, page 6).

La chambre antérieure a la forme d'une lentille plan-convexe, limitée en avant par la cornée, et en arrière par l'iris, sa circonférence étant constituée par l'angle irido-cornéen. Elle est tapissée, sauf au niveau de la pupille, par un épithélium qui, de la cornée, passe sur la face antérieure de l'iris.

La chambre postérieure, beaucoup plus petite, est réduite à une sorte de canal circulaire, à section triangulaire, limité en avant par la face postérieure de l'iris, en arrière par la zonula et le cristallin sur lequel s'applique l'iris, et en dehors par le corps et les procès ciliaires.

L'humeur aqueuse remplit ces deux chambres ; c'est une eau salée contenant quelques leucocytes. Elle est formée par une exsudation séreuse des vaisseaux des procès ciliaires et de l'iris et par un peu de lymphe du segment postérieur de l'œil, filtrant à travers la zonula. Elle se reproduit rapidement quand une plaie accidentelle ou chirurgicale lui a donné issue. Dans certains cas, elle contient du pus (*hypopion*) provenant d'une kératite suppurée, ou du sang (*hyphéma*) provenant d'une rupture des vaisseaux iriens.

**II. Voies d'excrétion.** — L'humeur aqueuse se renouvelle constamment. Elle sort de sa loge par des voies d'excrétion qu'il est important de connaître (fig. 23).

La principale se trouve au pourtour de la chambre antérieure, au niveau de l'*angle irido-cornéen*, ou *angle de filtration*. Cet angle est tapissé par l'épithélium de la cornée et de l'iris ; il est formé, en arrière par l'iris, en avant par les fibres qui émanent de la membrane de Descemet, et dont les postérieures (ligament pectiné) se dirigent vers l'iris en contournant l'angle en question ; ces fibres limitent entre elles des espaces lymphatiques, ou *espaces de Fontana*, qui communiquent les uns avec les autres, ainsi qu'avec la chambre antérieure d'une part, et d'autre part avec un canal, le *canal de Schlemm*, situé à la face postérieure de la sclérotique, près du limbe scléro-cornéen ; ce canal à son tour se continue avec les *veines sclérales*. Chez l'adulte le ligament pectiné disparaît, avec les espaces de Fontana ; par suite, la chambre antérieure s'étend sur son pourtour et communique plus directement avec le canal de Schlemm, qui s'en est rapproché.

L'humeur aqueuse passe donc dans le canal de Schlemm, et de là dans les veines sclérales et les veines musculaires qui les continuent. Elle s'écoule aussi en partie par les espaces lymphatiques de l'iris, puis ceux de la zone ciliaire et de la choroïde ; de là elle passe dans l'espace supra-choroïdien, et, par les espaces lymphatiques transscléraux, dans l'espace supra-scléral ou de Tenon. Il est possible enfin que les espaces lymphatiques de la cornée forment une troisième voie d'excrétion.

Le fonctionnement des voies d'excrétion de l'humeur aqueuse qui sont celles des liquides intra-oculaires d'une façon générale, a une très grande importance ; s'il vient à être insuffisant ou supprimé, il en résulte une rétention qui entraîne des troubles sérieux. C'est ce que l'on constate dans une affection assez fréquente, le *glaucome*.

**Glaucome.** — C'est un état pathologique de l'œil dont l'élément principal est l'*hypertonie* ou *augmentation de la tension intra-oculaire*. Il peut être dû à une altération vasculaire avec trouble circulatoire (athérome),ou à une augmentation des apports nutritifs par modification de la circulation sanguine, — ou à une rétention par diminution de l'excrétion — ou enfin à ces différentes causes combinées.

Le glaucome, considéré au point de vue des lésions, est constitué essentiellement par une *infiltration œdémateuse*. Ainsi on constate de l'*œdème de la cornée* (infiltration des couches superficielles), — de l'*œdème inflammatoire de l'iris :* cette membrane adhère même parfois à la cornée, au moins dans sa partie périphérique (*soudure de Kniess*), supprimant l'angle irido-cornéen et oblitérant ainsi la principale voie d'excrétion de l'humeur aqueuse ; — parfois même il y a une infiltration oblitérante du canal de Schlemm et des veines vorticineuses ; — on constate aussi une infiltration cellulaire et séreuse de la choroïde, de la rétine et de la sclérotique ; — et enfin il y a un *gonflement avec distension du vitré*, par infiltration œdémateuse ; ce gonflement du vitré entraîne des lésions spéciales : le refoulement de la papille (*excavation*), de l'*ischémie* de la rétine par compression des artères. et de l'*atrophie* de cette membrane par compression des fibres nerveuses.

# CHAPITRE IV

## EXAMEN DE L'IRIS, DE LA PUPILLE ET DE L'HUMEUR AQUEUSE

### § 1. — **EXAMEN DE L'IRIS**

**I. Aspect normal de l'iris.** — L'iris apparaît sous la forme d'un disque vertical et transversal, situé en arrière de la cornée, et dont le pourtour correspond au limbe scléro-cornéen ; iris et cornée forment ainsi l'angle aigu, appelé *angle irido-cornéen ;* au centre de l'iris apparaît la *pupille,* qui se détache en noir.

L'iris a une coloration variable, normalement, suivant les sujets, l'âge et les conditions d'éclairage, un aspect brillant et velouté, une teinte à peu près uniforme, sauf vers ses cir-conférences, où il peut être plus foncé ; sa surface, plane en apparence, est irrégulière et présente un certain nombre de saillies allongées séparées par des dépressions, et formant des plis plus ou moins régulièrement radiés.

L'iris est une membrane fixe et qui apparaît rigide dans son ensemble ; elle reste immobile malgré les variations de l'ouverture pupillaire. Mais elle peut dans certains cas présenter des oscillations, du tremblement, elle semble alors flottante : c'est l'*irido-donésis*, qui se produit lorsque l'iris n'est plus maintenu en place par le cristallin déplacé ou absent.

**II. Modifications pathologiques de l'aspect de**

**l'iris**. — L'aspect de l'iris peut être modifié, soit par suite d'altérations de sa structure ou d'exsudats superficiels, soit par suite d'un trouble de l'humeur aqueuse, contenu de la chambre antérieure.

A. **Altérations de l'iris lui-même, et exsudats.** — 1° L'iris devient mat, flou, dans les *Iritis*, et sa COULEUR change; l'iris bleu devient verdâtre, l'iris brun, jaune foncé; il est grisâtre s'il y a des exsudats inflammatoires qui se déposent à sa surface; dans les *iritis anciennes* il prend par places une coloration ardoisée due à l'atrophie qui ne laisse que la couche pigmentée. Dans l'*iritis purulente* l'iris est hyperémié, rougeâtre, au début;

2° Dans le *Glaucome* apparaissent parfois, à la surface de l'iris, des TACHES claires, grisâtres, dues à la dépigmentation de la membrane et à son atrophie par places;

3° Dans les inflammations de l'iris on a l'impression que la membrane est épaisse, et cet ÉPAISSISSEMENT est surtout sensible dans l'*Iritis parenchymateuse;* en outre, l'iris est irrégulier, sa surface est bosselée;

4° On voit même, dans certaines variétés d'*Iritis spécifiques,* des PRODUCTIONS PATHOLOGIQUES saillantes : des *granulations,* jaunâtres dans la *syphilis,* blanchâtres dans la *tuberculose;* des *nodules* papuleux également jaunâtres (*condylomes*) dans la syphilis. Le diagnostic différentiel des granulations syphilitiques et tuberculeuses est souvent difficile, sinon impossible, et leur origine n'est établie que par la recherche d'autres signes de ces affections générales.

B. **Troubles de la chambre antérieure.** — L'iris peut être voilé ou masqué partiellement par des troubles de l'humeur aqueuse, des exsudats dans la chambre antérieure :

Il existe un TROUBLE GÉNÉRALISÉ de l'humeur aqueuse, laquelle a perdu sa limpidité, dans les inflammations accentuées de l'iris : la membrane irienne est vue à travers un brouillard et paraît grisâtre.

D'autres fois, c'est un DÉPOT COLLECTÉ de pus (*hypopion*) ou de sang (*hyphéma*) à la partie inférieure de la chambre antérieure. Nous avons déjà étudié l'*hypopion* à propos des kératites ; le dépôt purulent est plus ou moins abondant, et par suite son niveau plus ou moins élevé, et comme il est opaque, jaunâtre, il cache une portion variable de l'iris. Nous avons vu qu'il se produit dans les kératites suppurées ; il se forme également dans la forme *purulente* de l'*iritis*. — Le dépôt de sang, ou *hyphéma*, qu'on reconnaît facilement, se forme dans les *traumatismes* de l'iris et dans l'*iritis hémorragique*.

Rappelons enfin le *piqueté blanchâtre*, qui apparaît devant l'iris, avec une forme généralement triangulaire, à base correspondant à la partie inférieure de la circonférence cornéenne : il est formé par des précipités cellulaires qui se déposent sur la face postérieure de la cornée, dans l'*Iritis séreuse*, et indique la participation du corps ciliaire à l'inflammation (irido-cyclite); c'est ce dépôt qui a reçu le nom impropre de *Kératite ponctuée postérieure* ou *descemétite;* on déterminera facilement sa situation.

<h3 align="center">§ 2. — EXAMEN DE LA PUPILLE :<br>COULEUR ET FORME</h3>

A l'état normal la pupille est ronde, et sa couleur est nettement noire; son aspect peut être modifié soit par des altérations de la pupille elle-même ou des troubles de la chambre antérieure, soit par des altérations du cristallin; il en résulte des modifications de la couleur et de la forme de la pupille.

A. Couleur. — 1° Signalons d'abord la *teinte grisâtre* de la pupille, due à un TROUBLE DE L'HUMEUR AQUEUSE, et que l'on constate dans l'*iritis* et le *glaucome;* mais la teinte de la pupille est plutôt verdâtre dans le glaucome (d'où son nom, de *glaucos*, vert) et d'autre part la pupille y est dilatée, tandis qu'elle est rétrécie dans l'iritis. Cette teinte grisâtre, assez accentuée dans les iritis à *forme inflammatoire aiguë*, n'est guère visible qu'à l'éclairage oblique dans l'*iritis séreuse;*

2° La pupille apparaît nettement *obstruée* par les EXSUDATS

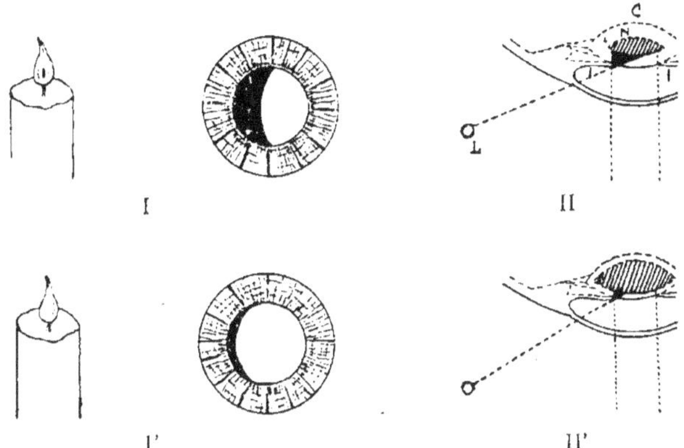

Fig. 24 à 27. — OMBRE PORTÉE PAR L'IRIS SUR L'OPACITÉ CRISTALLINIENNE DE LA CATARACTE. L'OMBRE DIMINUE A MESURE QUE L'OPACITÉ S'ACCROÎT.

*I* et *I'*, éclairage oblique de la pupille ; ombre portée. — *II* et *II'*, coupe horizontale de l'œil (demi-schématique), pour montrer la formation de l'ombre. — *C*, cristallin ; *N*, noyau opaque ; *I*, iris ; *L*, lumière éclairant la pupille ; les lignes parallèles en pointillé limitent la portion du cristallin que voit l'observateur, à travers la pupille et qui est représentée de face dans les fig. *I* et *I'*. On aperçoit l'ombre formée par le bord de la pupille sur l'opacité cristallinienne.

*grisâtres, opaques,* qui se forment dans l'*iritis plastique* ou *parenchymateuse,* et qui réunissent ses bords ; ils sont *jaunâtres* dans l'*iritis purulente ;*

3° Les OPACITÉS DU CRISTALLIN donnent une coloration plus ou moins claire à la pupille ; on les reconnaît à ce qu'elles apparaissent, à l'éclairage oblique, nettement situées en arrière de la pupille, qui projette une ombre sur elles lorsqu'elles sont étendues : dans la cataracte commune, cette ombre diminue à mesure que l'opacité progresse (fig. 24 à 27) ;

4° Parfois, chez les enfants, on aperçoit dans la pupille un *disque grisâtre* sur lequel se dresse une petite *pyramide blanche*, effilée, qui se dirige vers la cornée : c'est une CATARACTE POLAIRE *antérieure* ou *pyramidale*, dite congénitale ; et l'on pourra souvent apprendre que cela existait à la naissance de l'enfant, ou bien qu'il a eu une affection de l'œil dans les premiers temps de sa vie (voir : Cataractes);

5° Quand il y a SUBLUXATION DU CRISTALLIN, on aperçoit la portion de la lentille qui est restée dans le champ pupillaire, et dont le bord, en forme de *croissant*, se détache en gris sur le fond noir de la pupille, par suite de la réflexion d'une partie des rayons lumineux qui frappent obliquement le cristallin ;

6° Le cristallin des vieillards présente souvent un reflet grisâtre, qu'il ne faut pas confondre avec une cataracte au début.

B. **Forme et situation.** — Certaines anomalies de la pupille se reconnaissent sans difficulté : la *corectopie* (situation excentrique), la *polycorie* (existence de deux ou plusieurs pupilles).

Les **Déformations** de la pupille ont des origines variées, et elles se présentent avec des aspects caractéristiques, différents suivant la cause de la déformation. D'une façon générale, il peut y avoir *allongement* de l'orifice ou *irrégularités* du bord de la pupille.

1° En présence d'un ALLONGEMENT de l'orifice pupillaire, il faut se rendre compte, par l'aspect de ses bords, si c'est la pupille elle-même qui est *étirée* sans solution de continuité, — ou s'il y a *sectionnement* de son bord et absence d'un segment du tissu irien.

*a)* Dans ce dernier cas, il s'agit d'une *déformation traumatique*, généralement opératoire, de forme ovalaire ou parabolique, ou en trou de serrure ; c'est le résultat d'une *iridectomie*, et elle est presque toujours supérieure.

*b)* Si c'est un *allongement de la pupille elle-même*, de forme à peu près ovalaire, ce peut être une anomalie congénitale, un *Colobome* ; — ou bien il y a une taie cornéenne, cicatrice d'un ancien ulcère, dans laquelle l'iris a été attiré, pincé, et reste fixé : c'est une synéchie antérieure formant un *leucome adhérent*.

2° LES IRRÉGULARITÉS DU BORD PUPILLAIRE peuvent former des *sinuosités arrondies*, des ondulations : ce sont des *inégalités de contraction* des fibres musculaires, dues à des affections du système nerveux d'origine *syphilitique*, ou à l'intoxication *alcoolique* ; elles sont alors souvent combinées à des troubles des réflexes pupillaires.

Plus souvent ce sont des *saillies à arêtes vives*, qui séparent des dépressions ; elles sont produites par des *synéchies posté-*

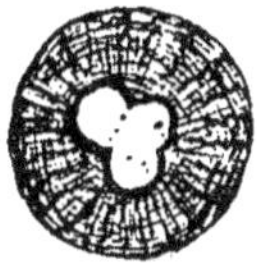 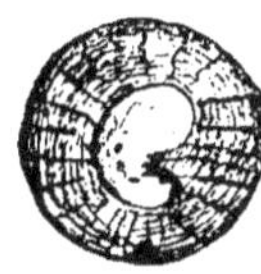

Fig. 98. — DÉFORMATIONS DE LA PUPILLE PAR DES SYNÉCHIES POSTÉRIEURES

*rieures* de l'iris sur la cristalloïde, et sont consécutives à une *iritis* ; la pupille est plus ou moins festonnée, et affecte souvent une forme qui rappelle celle d'un trèfle, d'un cœur de carte à jouer, etc.

Ces irrégularités sont surtout prononcées quand on dilate la pupille par un mydriatique, d'autant plus qu'elle est généralement rétrécie dans l'iritis : les parties non adhérentes à la cristalloïde se dilatent seules ; en outre, on aperçoit alors, à l'éclairage oblique, de petits points noirs sur le cristallin : ce sont des traces de synéchies rompues qui ont laissé sur la cristalloïde un dépôt de cellules pigmentaires adhérentes.

### § 3. — RÉSUMÉ DES SYMPTOMES CARACTÉRISTI-QUES DE L'*IRITIS* ET DE SES PRINCIPALES *FORMES CLINIQUES*

Si nous réunissons les différents symptômes de l'iritis et de ses principales formes, que nous a fournis l'examen de l'iris et de la pupille, nous arrivons au tableau clinique suivant :

L'inflammation de l'iris, ou **Iritis,** détermine un changement de coloration de la membrane, qui, en outre, perd son aspect brillant et la netteté de ses dessins ; la pupille est généralement rétrécie, et irrégulière quand elle se dilate, par suite des synéchies postérieures. Ces symptômes sont complétés par d'autres que nous avons déjà vus : l'injection périkératique, souvent aussi la rougeur conjonctivale, un peu de photophobie et de larmoiement, variables suivant l'intensité de l'inflammation, et un affaiblissement rapide de la vision ; nous verrons plus loin qu'il existe aussi des douleurs névralgiques ou oculaires. Tous les symptômes réactionnels peuvent d'ailleurs être très atténués et même passer inaperçus dans la *forme torpide.*

La *forme séreuse* de l'iritis, la plus simple, généralement rhumatismale, se caractérise par le piqueté blanchâtre de la face postérieure de la cornée, et un léger voile grisâtre, transparent, devant l'iris et quelquefois la pupille.

Dans les formes *plastique* et *parenchymateuse*, on trouve un trouble plus accentué de l'humeur aqueuse, une décoloration très nette et un épaississement de l'iris, des irrégularités du bord pupillaire, et des exsudats grisâtres qui obstruent la pupille ; l'épaississement de l'iris et les exsudats sont plus accentués dans la forme parenchymateuse.

Dans l'iritis *purulente*, rare et généralement d'origine exogène, à travers l'humeur aqueuse très trouble apparaissent l'iris très irrégulier, rougeâtre, et la pupille jaunâtre ; et bientôt on aperçoit le croissant jaune de l'hypopion.

Rappelons que l'iritis, dans ses différentes formes, s'accompagne souvent de *cyclite* pour former l'**Irido-cyclite** ; elle se caractérise, outre les réactions particulièrement violentes, et la douleur localisée au niveau du corps ciliaire, par les précipités qui se forment sur la face postérieure de la cornée, sur la cristalloïde postérieure et dans le corps vitré, entraînant des troubles visuels plus ou moins accentués et même des complications, telles que le décollement de la rétine.

*Diagnostic étiologique.* — Il ne suffit pas de reconnaître l'existence d'une iritis, il faut la rattacher à sa cause.

L'inflammation de l'iris peut être le résultat d'une infection venue de l'extérieur, dans le cas, par exemple, d'un *traumatisme*, accidentel ou chirurgical, et cette infection peut se produire primitivement, ou secondairement à la suite d'une kératite suppurée. Aussi dans toute lésion traumatique de l'œil est-il prudent de surveiller l'iris et la pupille.

En dehors de cette origine, facile à découvrir le plus souvent, l'iritis peut être due à une infection générale ou à une auto-intoxication. La cause la plus fréquente est la *syphilis* ; aussi est-ce elle qu'il faut d'abord rechercher en l'absence de cause évidente. Le *rhumatisme*, facteur étiologique assez vague, et qui voit son domaine se restreindre de plus en plus et se préciser, peut souvent être invoqué dans l'iritis, surtout dans la forme séreuse. La *tuberculose*, ainsi que la plupart des *maladies infectieuses fébriles* et certaines maladies *dyscrasiques*, surtout le *diabète*, peuvent déterminer l'inflammation de l'iris. Ajoutons enfin les auto-intoxications par *troubles digestifs* ou *menstruels*, et la *blennorrhagie*.

Le diagnostic étiologique de l'iritis ne peut être fait en général que par l'existence d'autres lésions, ou par les commémoratifs, et par élimination. En effet, les différentes formes cliniques peuvent être déterminées par la plupart des causes que nous avons indiquées. Toutefois, la *syphilis* et la *tuberculose*, par exemple, peuvent produire, nous l'avons vu, des lésions spéciales de l'iris, des *granulations* et des *nodules*, dont nous avons indiqué les caractères, mais qui permettent rarement à eux seuls un diagnostic différentiel. De même, la *syphilis* donne le plus souvent la forme d'iritis plastique, le *rhumatisme* la forme séreuse, l'une et l'autre avec des réactions modérées, tandis que l'*iritis blennorrhagique* provoque des réactions violentes. Mais tous cela est bien vague.

# CHAPITRE V

## TROUBLES FONCTIONNELS DE LA PUPILLE

### § 1. — MODIFICATIONS PATHOLOGIQUES DES DIMENSIONS DE LA PUPILLE

Les dimensions de la pupille sont variables; elles le sont d'abord un peu suivant les sujets, et aussi suivant l'âge, étant plus petites chez le vieillard; mais elles varient surtout sous l'influence de causes physiologiques ou pathologiques. Par suite de son rôle dans la vision, la pupille, qui est mobile, modifie à chaque instant ses dimensions : étant chargée de régler la quantité de lumière destinée à impressionner la rétine, elle se dilate plus ou moins suivant l'intensité de la lumière qui frappe l'œil et, par conséquent, suivant l'éclairage; elle varie aussi suivant la distance de l'œil à l'objet qu'il fixe.

Le diamètre normal de la pupille oscille entre 2 mm. et 4 mm. 5. Quand il est inférieur à 2 mm., par une lumière modérée, et que la pupille ne se dilate pas dans l'obscurité, cet état constitue le *myosis;* la *mydriase*, au contraire, est une dilatation supérieure à 4 mm.5, persistant à une lumière vive.

I. **Myosis.** — A. Diagnostic pathogénique. — On distingue deux VARIÉTÉS de myosis, d'après la cause directe qui le produit.

Dans un 1er cas, de beaucoup le plus fréquent, il est dû à

une *excitation* exagérée et permanente *du nerf moteur-oculaire-commun*, qui innerve le sphincter pupillaire, excitation qui entraîne la contraction anormale de ce sphincter, lequel l'emporte sur le dilatateur : c'est le **Myosis spasmodique.**

Dans un 2ᵉ cas, rare, il y a une *paralysie des fibres du grand sympathique* qui innervent le dilatateur irien, et relâchement de ce dilatateur; l'action du sphincter n'est plus contrebalancée : c'est le **Myosis paralytique**, qui est généralement modéré.

On peut distinguer ces deux variétés de myosis, d'abord et très simplement par l'ACTION DE LA LUMIÈRE : dans le myosis spasmodique, la pupille ne se contracte pas à la lumière, l'action du sphincter étant déjà portée à son maximum, — tandis qu'elle se contracte dans le myosis paralytique.

On peut encore avoir recours à l'ACTION DE L'ATROPINE et de la COCAÏNE : dans le *myosis spasmodique*, l'atropine, qui agit en paralysant le sphincter, détermine une dilatation normale, le dilatateur étant intact. Mais la cocaïne est sans effet, parce qu'elle agit sur le dilatateur (excitation du sympathique) et ne peut combattre le spasme du sphincter. — Dans le *myosis paralytique*, l'atropine paralysera bien le sphincter, mais le dilatateur restant lui aussi paralysé, la dilatation obtenue sera passive et faible.

Enfin dans le *myosis paralytique* on rencontre d'autres signes de paralysie du sympathique oculaire, et certains phénomènes vaso-moteurs congestifs du côté de la face.

**B. Sémiologie.** — 1º En présence d'une pupille anormalement rétrécie, il faut d'abord penser à l'action possible d'un *médicament myotique* (ésérine, pilocarpine), et, dans le cas où l'on aurait des raisons de suspecter la bonne foi du sujet ou de douter de la valeur des renseignements obtenus, le mettre en observation ;

2º Il faut également éliminer toute cause d'*irritation locale :*

un corps étranger ou une érosion de la cornée, et surtout une *iritis*, qui rétrécit la pupille et gêne sa dilatation ;

3º En dehors de ces causes locales, la principale cause du myosis est la SYPHILIS, et surtout ses formes nerveuses, le *tabes* et la *paralysie générale*. Dans ce cas, le myosis résiste à l'atropine et le malade présente d'autres signes de l'affection causale ;

4º Le myosis peut être dû à une *paralysie du sympathique cervical*, et il s'observe alors principalement dans la paralysie radiculaire du plexus brachial inférieur, et dans certains cas de *compression* par des lésions ou tumeurs de la région cervicale, du médiastin, du poumon, de l'aorte, etc.;

5º On le constate enfin dans certaines *intoxications*, et en particulier avec l'*opium ;* il peut même fournir une indication très utile dans certains cas de coma, la dilatation pupillaire étant habituelle dans le coma dû à d'autres intoxications, tandis qu'il y a du myosis dans l'état soporeux dû à l'intoxication opiacée (ou morphinique).

II. **Mydriase**. — Pour s'assurer de l'existence réelle et du degré de la mydriase, il est souvent utile d'examiner le sujet dans une chambre noire et d'éclairer brusquement ses yeux avec une lampe à lumière vive ; on peut d'ailleurs procéder à cet examen de différentes façons.

**A. Diagnostic pathogénique.** — Comme pour le myosis, on distingue deux VARIÉTÉS de mydriase, *paralytique* et *spasmodique*.

La **Mydriase paralytique** est due à la *paralysie du nerf mot.-oc-com.*, qui entraîne le relâchement du sphincter irien.

La **Mydriase spasmodique**, plus complète que la précédente, est due à l'*irritation* des rameaux du *grand sympathique* innervant les fibres dilatatrices.

ACTION DE LA LUMIÈRE : Dans la mydriase *paralytique*, la pupille *ne se contracte pas* à la lumière, puisque le sphincter est paralysé; dans la mydriase *spasmodique*, au contraire, la pupille *se contracte* à la lumière, le sphincter étant intact.

ACTION DES MYDRIATIQUES : Dans la mydriase *paralytique*, la *cocaine* augmente notablement la dilatation, en excitant les fibres dilatatrices intactes; l'*atropine* l'augmente légèrement, parce que la paralysie du sphincter est incomplète (il reçoit quelques fibres du sympathique). — La mydriase paralytique est souvent accompagnée d'autres symptômes paralytiques oculaires, en particulier la *paralysie de l'accommodation.*

Dans la mydriase *spasmodique*, la *cocaine* est sans effet, mais l'*atropine* détermine une dilatation maxima en ajoutant une paralysie du sphincter. — D'autre part on constate d'autres signes d'irritation du sympathique oculaire (agrandissement de la fente palpébrale, exophtalmie) et des phénomènes vasomoteurs constricteurs du côté de la face.

**B. Sémiologie.** — 1° Il faut d'abord éliminer l'instillation d'un *médicament mydriatique* (atropine, cocaïne, etc.). D'autre part, on devra penser à la dilatation qui se produit dans le glaucome.

2° La mydriase a une importance accessoire dans certains cas où elle est d'origine paralytique et due à une dépression extrême du cortex ou à l'abolition de ses fonctions, comme dans le phénomène de la terreur, et dans tous les cas de perte de connaissance, de coma, par *inhibition* ou *compression du cortex :* apoplexie, épanchements, anémie, congestion, intoxication, ramollissement, méningites, etc.

3° La SYPHILIS est une des principales causes de la mydriase, en déterminant une paralysie de la III° paire, par compression (lésion méningée ou périostite basilaire) ou névrite, ou lésion nucléaire ; il y a alors mydriase unilatérale ou bilatérale suivant les cas, et souvent ophtalmoplégie interne (paralysie de l'accommodation et mydriase paralytique).

4° D'une façon générale, toutes les *lésions orbitaires* ou intracraniennes susceptibles d'intéresser la III° paire peuvent déterminer la mydriase, même parfois sans autres symptômes de paralysie oculo-motrice.

5° C'est encore un signe important de l'*intoxication* par les *solanées* ; il permet de distinguer l'état d'excitation dû à l'absorption de ces substances, du délire alcoolique ; et le coma dû aux mêmes poisons, de l'état soporeux produit par l'opium.

La mydriase existe d'ailleurs dans les intoxications par les substances alimentaires corrompues (*botulisme*) ou les champignons.

Elle peut encore être due à un réflexe provoqué par une irritation périphérique, comme l'*helminthiase intestinale*.

En résumé, la mydriase paralytique est la plus importante et la plus fréquente ; en dehors des causes locales, elle indique une *affection du système nerveux*, et le plus souvent une affection d'origine *syphilitique* (tabes, paralysie générale, ou syphilis nerveuse non systématisée).

III. **Inégalité pupillaire, ou Anisocorie.** — La dénomination d'*inégalité pupillaire* ou *anisocorie*, qui indique une différence de diamètre entre les deux pupilles, ne s'emploie généralement que lorsqu'elles sont l'une et l'autre dans les limites normales, et qu'elles sont mobiles. En présence de deux pupilles inégales, il faut donc s'assurer d'abord qu'il ne s'agit pas d'un myosis ou d'une mydriase d'un côté. On éliminera également les cas où il y aurait un rétrécissement d'une pupille dû à une lésion de l'iris, à des synéchies, ayant eu pour cause une iritis ancienne.

L'inégalité pupillaire proprement dite est généralement un signe de *syphilis nerveuse :* tabes et surtout paralysie générale ; c'est même un signe précoce de cette dernière affection, et il peut être utile dans les cas douteux.

## § 2. — **RÉFLEXES PUPILLAIRES**

On appelle ainsi les variations du diamètre de la pupille
déterminées par certaines causes physiologiques, et particuliè-

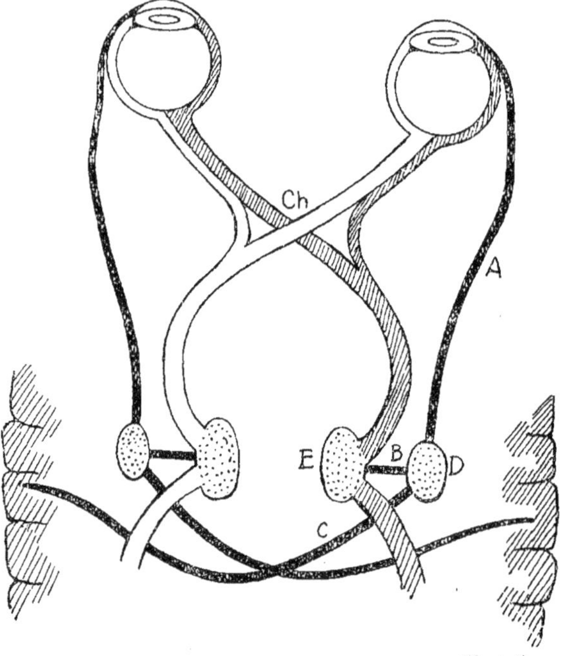


Fig. 29. — Schéma de la voie motrice irienne (Testut).

*A*, nerf moteur-oculaire-commun. — *B*, fibres d'union entre le centre ganglionnaire du m.-oc.-com. et le centre optique. — *C*, trajet intracérébral
des fibres d'union entre le centre ganglionnaire du m.-oc.-com. et son
centre cortical. — *D*, centre ganglionnaire du m.-oc.-com. — *E*, centre
ganglionnaire optique. — Ch. chiasma, où s'entrecroisent en partie les
nerfs optiques avant de former les bandelettes optiques qui aboutissent
au centre ganglionnaire optique.

rement l'action de la lumière, la convergence, l'accommodation,
la douleur, etc.

**I. Réflexe à la lumière, ou réflexe photomoteur.— A. Physiologie et recherche du réflexe.—** 1° L'action de la lumière sur la rétine détermine la contraction de la pupille : c'est le *réflexe à la lumière* ou **réflexe photomoteur direct**; par contre, la pupille se dilate dans l'obscurité.

Le réflexe photomoteur a pour origine l'excitation des cellules visuelles de la rétine : des *fibres pupillaires centripètes* contenues dans le nerf optique (fig. 29) subissent la demi-décussation dans le chiasma, et, par les bandelettes optiques, aboutissent aux tubercules quadrijumeaux antérieurs, puis sont reliées aux noyaux du mot.-oc.-com. qui sont les *centres réflexes ;* de là les *fibres centrifuges* suivent le tronc de la 3e paire, qu'elles quittent dans l'orbite pour se jeter dans le ganglion ciliaire (racines courtes) d'où partent les nerfs ciliaires qui vont innerver le sphincter irien. Le ganglion ciliaire reçoit d'autres racines accessoires, de la branche ophtalmique et du sympathique.

Pour RECHERCHER LE RÉFLEXE PHOTOMOTEUR on peut procéder de deux façons : on peut mettre le sujet en plein jour, puis lui couvrir les yeux avec les mains, sans appuyer, et les découvrir ensuite brusquement et séparément. Mais il vaut mieux opérer dans une chambre noire : ou bien en se servant d'une lampe à abat-jour latéral dont on tourne brusquement la lumière vers l'œil à examiner (l'autre étant couvert) ; ou bien par l'éclairage oblique ou l'éclairage ophtalmoscopique, en dirigeant avec la loupe ou le miroir ophtalmoscopique un faisceau lumineux sur la pupille. Dans chacun de ces procédés, le sujet doit regarder devant lui, au loin, et sans rien fixer.

2° Le réflexe lumineux est *symétrique :* quand on éclaire un œil les deux pupilles se contractent : c'est le **réflexe consensuel;** il est dû probablement à une communication entre les deux centres réflexes. On le recherche en examinant le malade à un éclairage modéré : on projette brusquement une lumière vive sur un œil, l'autre étant protégé par un écran qui permet néanmoins de l'apercevoir et de constater les modifications de la pupille.

**B. Modifications pathologiques ; sémiologie.** — Le réflexe photomoteur peut être aboli par une *lésion portant sur une des portions de l'arc réflexe lumineux :* destruction des fibres optiques (amaurose), paralysie du nerf mot.-oc.-com. ou seulement de ses fibres pupillaires, lésion du centre réflexe (rare). Les troubles varient suivant le siège de la lésion et son étendue :

1° *Altérations combinées du réflexe direct et du réflexe consensuel.* — Plusieurs cas peuvent se présenter :

a) *Il n'y a pas de réflexe direct ni de réflexe consensuel d'un côté, les réflexes étant normaux de l'autre côté;* autrement dit : quand on éclaire un œil, sa pupille ne se contracte pas, mais celle de l'autre réagit, et si l'on éclaire ensuite celui-ci, sa pupille réagit encore, mais celle du premier reste toujours immobile.

Ce symptôme indique une *lésion périphérique de l'innervation pupillaire du premier œil :* il s'agit d'une affection syphilitique ou d'une lésion des nerfs ciliaires, déterminant une **Mydriase paralytique.**

b) *Perte du réflexe lumineux d'un œil et du réflexe consensuel de l'autre;* en d'autres termes, quand on éclaire un œil les deux pupilles restent immobiles, et si on éclaire le 2ᵉ, les deux pupilles réagissent : il s'agit alors d'une **Amaurose complète** du premier œil par *lésion périphérique* (rétinienne ou du nerf optique).

Dans le cas d'amaurose monoculaire *d'origine corticale*, en effet, *les réflexes persistent*, puisque l'arc réflexe lumineux est intact. Aussi ce signe, qui est souvent indiqué comme permettant de déceler la simulation d'amaurose (quand les réflexes persistent chez un individu qui accuse de la cécité monoculaire), ne doit-il être accepté comme tel qu'en dehors de toute lésion organique corticale.

2° *Abolition des réflexes photomoteurs.* — L'absence complète du réflexe à la lumière, avec conservation du réflexe à la convergence, constitue le *signe d'Argyll-Robertson;* c'est un symptôme de *syphilis nerveuse* et surtout de tabes ou de paralysie générale.

Dans le *tabes* il existe presque constamment, 8 fois sur 10, et coïncide souvent avec des modifications du diamètre pupillaire. Dans la *paralysie générale,* il existe dans la moitié des cas environ, et coexiste souvent avec l'inégalité pupillaire.

## II. Réflexe à la convergence et à l'accommodation. — Quand on fixe un objet situé près des yeux, les axes oculaires *convergent,* par contraction des muscles droits internes, pour se maintenir dans la direction de l'objet ; et nous verrons plus loin que l'œil, ou plus exactement le cristallin, *accommode,* grâce à la contraction du muscle ciliaire. En même temps *la pupille se contracte,* et ce réflexe est surtout lié à la convergence, ainsi que le prouvent les expériences.

Pour RECHERCHER le réflexe pupillaire à la convergence on fait regarder par le sujet un objet éloigné, puis on lui présente brusquement le doigt ou un crayon, à une faible distance du nez : on voit alors les pupilles se contracter pendant que les yeux convergent.

La *perte du réflexe pupillaire à la convergence* et la *paralysie de l'accommodation* peuvent exister ensemble, mais ces deux états s'observent aussi séparément, soit seuls, soit associés à d'autres symptômes paralytiques oculaires. Nous avons vu qu'on appelle *Ophtalmoplégie interne* la paralysie de la musculature interne de l'œil, donnant la mydriase paralytique (avec abolition des réflexes pupillaires à la lumière et à la convergence) et la paralysie de l'accommodation. Le réflexe pupillaire à la convergence, qui est aboli dans la mydriase paralytique, peut enfin exister isolément dans la *Syphilis nerveuse.*

# LIVRE IV

# LES MILIEUX TRANSPARENTS POSTÉRIEURS : CRISTALLIN ET CORPS VITRÉ

## CHAPITRE PREMIER

### LE CRISTALLIN
### ANATOMIE CLINIQUE ET PATHOLOGIE

#### § 1. — ANATOMIE CLINIQUE

I. **Caractères généraux.** — Le cristallin est une des parties constitutives de l'appareil dioptrique de l'organe de la vision : c'est une lentille biconvexe, située à l'intérieur du globe oculaire, et douée d'une puissance réfringente de 15 dioptries environ.

Son absence constitue l'*aphakie :* elle peut être congénitale ou acquise.

Le cristallin a un diamètre de 10 mm. chez l'adulte et une épaisseur de 5mm ; le diamètre augmente de l'enfance à l'âge adulte, mais l'épaisseur reste la même.

Il présente deux FACES, antérieure et postérieure, et une *circonférence*. La *courbure* des faces est régulière et a un rayon de 9mm. pour la face antérieure, et de 6mm. pour la face postérieure. Il y a une anomalie, très rare, qui consiste en

une saillie conique située sur l'une des faces, et qui a reçu
le nom de *lenticône*, antérieur ou postérieur.

La *courbure* des faces du cristallin varie, grâce à l'élasticité
de sa substance, de façon à modifier sa réfringence suivant les
besoins de la vision : c'est le *pouvoir d'accommodation ;* le
rayon de courbure peut diminuer jusqu'à 6 mm. pour la face
antérieure et 5mm. pour la face postérieure. L'élasticité, et par
suite le pouvoir d'accommodation, diminuent avec l'âge et disparaissent chez le vieillard, ce qui constitue alors la *presbytie*.

La CIRCONFÉRENCE du cristallin est formée par la réunion
de ses deux faces qui se rejoignent non pas par une ligne,
mais par une surface courbe. Elle présente parfois, mais très
rarement, une échancrure, ou *colobome*, située généralement
à la partie inférieure.

## II. Situation et mode de fixation. — Le cristallin

est situé dans le segment antérieur du globe oculaire et disposé suivant un plan sagittal. Il est placé entre l'iris et la
chambre postérieure en avant, et le corps vitré en arrière. Le
milieu de sa face antérieure, ou *pôle* antérieur, correspond au
centre de la pupille. En arrière, il est logé dans une dépression du corps vitré appelée la *fossette patellaire*. Sa circonférence est un peu en arrière de l'extrémité libre des procès
ciliaires, dont elle est séparée par une distance de 1/2 mm.
environ.

Dans certains cas le cristallin se déplace; si le déplacement
est léger, une partie de la lentille occupant encore la loge
patellaire, il y a *subluxation ;* si, au contraire, le cristallin a
complètement abandonné sa loge, il y a *luxation*, et celle-ci
se fait soit en avant, dans la chambre antérieure, soit en
arrière dans le vitré, soit en dehors, à travers les membranes,
sous la conjonctive.

Le cristallin est maintenu dans sa position par une sorte de
fine membrane conjonctive, le LIGAMENT SUSPENSEUR ou *zone*

*de Zinn*, ou *zonula*. Ce ligament s'insère d'une part sur la zone ciliaire et d'autre part sur la circonférence du cristallin ou plutôt en avant et en arrière de l'équateur de la lentille. Il est perforé de lacunes destinées au passage de la lymphe.

Le ligament suspenseur n'a pas seulement pour fonctions de fixer le cristallin, il le tend en même temps, et c'est, nous l'avons vu, son relâchement, dû à la contraction du muscle ciliaire, qui permet au cristallin d'augmenter ses courbures, c'est-à-dire d'*accommoder*.

La fixation du cristallin dans sa loge dépend donc de l'état du ligament suspenseur. Lorsque, par suite d'un vice de développement des fibres zonulaires il se trouve plus court d'un côté que du côté opposé, le cristallin n'occupe plus sa position normale, il y a *subluxation*. D'autre part, sous l'influence de certains états pathologiques, et en particulier lors de lésions des membranes nutritives, le ligament n'offre plus la tension nécessaire à son rôle de fixation, il est relâché et il y a encore *subluxation* du cristallin. Enfin, lors de traumatismes de l'œil, ce ligament peut être déchiré et il se produit, suivant la violence du traumatisme, l'étendue de la lésion et l'état du vitré et des membranes, une *subluxation* ou une *luxation* complète.

**III. Structure**. — Le cristallin est composé d'une enveloppe et d'une substance propre.

1° L'*enveloppe* prend le nom de Capsule ou de Cristalloïde, c'est une membrane mince, transparente, élastique ; elle se recroqueville quand on la sectionne. On la divise en 2 parties ; la cristalloïde antérieure et la postérieure.

La *cristalloïde antérieure* est en rapport avec l'humeur aqueuse. L'iris s'applique sur elle vers le centre, et il glisse à sa surface dans les mouvements de contraction et de dilatation de la pupille ; à la suite d'inflammations de l'iris, ou iritis, il se produit des adhérences entre la face postérieure de l'iris et la cristalloïde : ce sont les synéchies postérieures. Il se forme aussi, dans les iritis, des dépôts d'uvée à la surface de la capsule.

La *cristalloïde postérieure* est en rapport avec le corps vitré, dont elle isole le cristallin ; aussi conserve-t-on la capsule quand on pratique l'extraction de la lentille.

La cristalloïde s'opacifie rarement; c'est surtout à la suite de l'opération de la cataracte que ce trouble peut se produire, constituant la *cataracte secondaire.*

Sur la face profonde de la cristalloïde antérieure se trouve un épithélium, formé d'une couche de cellules pavimenteuses ; il n'existe pas en arrière, où il s'est transformé pour constituer les fibres cristalliniennes ;

2° La SUBSTANCE PROPRE du cristallin est constituée par des *fibres* rubanées, disposées à la fois en couches concentriques superposées et en lamelles radiaires adjacentes ; elles sont réunies entre elles par une *substance amorphe,* interposée, qui forme un ciment.

Le cristallin, comme la cornée, ne possède pas de vaisseaux sanguins. Sa *nutrition* est assurée par la filtration, à travers la cristalloïde, des liquides nutritifs provenant des membranes voisines et en particulier de la zone ciliaire.

DÉVELOPPEMENT. — Le cristallin se développe par la multiplication des cellules périphériques qui se transforment en fibres, les nouvelles refoulant les plus anciennes vers le centre. Il s'élargit ainsi, et sa croissance se continue jusque chez l'adulte. Les fibres centrales se sclérosent et forment un *noyau* dur qui augmente peu à peu, de telle sorte que chez le vieillard cette sclérose finit par envahir tout le cristallin. Il en résulte une diminution, et finalement la perte de son élasticité, et par suite de la faculté d'accommodation : c'est la *presbytie.*

La substance du cristallin subit une dégénérescence sous l'influence de troubles de sa nutrition, de la sénilité, ou de l'action modificatrice de l'humeur aqueuse, mise en contact avec la substance propre : cette dégénérescence détermine des opacités qui constituent la *Cataracte*.

## § 2. — LES CATARACTES

**Lésions cristalliniennes dans les cataractes.** — On trouve des altérations de l'épithélium, une dégénérescence des fibres, des éléments nouveaux, et parfois une altération de la capsule. Nous allons énumérer rapidement ces différentes lésions générales dont la connaissance permettra de comprendre les formes variées de cataractes.

*a*) Les *altérations de l'épithélium* consistent en une prolifération des cellules qui parfois subissent une dégénérescence graisseuse ou calcaire.

*b*) Les *fibres cristalliniennes* subissent d'abord, par leur développement normal, une *sclérose* qui débute par celles du centre, formant ainsi le *noyau*, et qui peut s'étendre à toute la masse cristallinienne. Le principal trouble par lequel commence la dégénérescence des fibres est un gonflement, une varicosité, avec infiltration graisseuse. Puis elles se rétractent, se désagrègent, et peuvent arriver à se liquéfier et même à disparaître par résorption.

*c*) La masse cristallinienne peut être envahie peu à peu par une infiltration de *sérosité* dans les interstices des fibres rétractées, par des *granulations graisseuses*, et il s'y forme enfin, dans les périodes avancées, des dépôts de *cholestérine* et de *matières calcaires*.

*d*) Enfin la *capsule* elle-même, qui reste le plus souvent intacte, peut dans quelques cas subir des altérations : elle se rétracte, se plisse, perd sa transparence et présente même des plaques d'incrustation calcaire.

**Les diverses espèces de cataractes.** — Les cataractes peuvent être divisées en deux grands groupes suivant que les lésions atteignent indistinctement et progressivement les *différentes parties* de la masse cristallinienne, ou se limitent au contraire à *un des éléments*, ou à *une zone*, ou à *des points* de la lentille, sans tendance à se généraliser. On a ainsi deux groupes de cataractes, classées d'après *l'étendue des lésions :*

les *Cataractes totales* ou *progressives,*

et les *Cataractes partielles* ou *stationnaires.*

Il convient de former un 3ᵉ groupe avec les *Cataractes secondaires,* qui méritent d'être rangées à part.


**I. Cataractes totales ou progressives.** — Elles se présentent d'abord sous plusieurs formes qui peuvent être considérées surtout comme des degrés différents de l'évolution des lésions, c'est-à-dire comme des *formes anatomiques.* — D'autre part ces formes présentent à leur tour des caractères spéciaux dans leur aspect et leur mode d'évolution, suivant leur origine ; ce sont alors des *formes cliniques.* Nous étudierons successivement les unes et les autres.


A. *Formes anatomiques.* — 1° Dans la première période de leur évolution, les cataractes totales progressives se distinguent en *cataractes dures* et *cataractes molles* ou *demi-molles.*

1) Les **Cataractes dures** sont formées par une sclérose généralisée de la masse cristallinienne, commençant par le noyau central et s'étendant peu à peu à l'ensemble des fibres. La capsule reste intacte. — Quand il y a tassement extrême des fibres, entraînant une rétraction de la masse cristallinienne on a la *cataracte noire.*

2) Les **Cataractes molles** ou **demi-molles** consistent en une masse gélatineuse formée par la sérosité, et les fibres désagrégées après avoir subi la dégénérescence graisseuse.

Là encore la capsule est indemne. — On en distingue 2 variétés, suivant qu'il y a un noyau ou qu'il n'y en a pas :

*a*) La *cataracte molle sans noyau* se rencontre chez l'enfant, le noyau central ne s'étant pas encore formé; les lésions de dégénérescence sont d'emblée diffuses, c'est-à-dire qu'elles débutent dans la totalité de la masse ou par vastes plaques qui envahissent rapidement toute la lentille; la masse gélatineuse tend à se liquéfier.

*b*) La cataracte *avec noyau* sclérosé se rencontre à partir de l'âge adulte : elle débute par des traînées de fibres dégénérées disposées en étoile autour du noyau central et qui s'étendent peu à peu vers la circonférence, puis se rejoignent.Il se forme ainsi une masse gélatineuse entourant le noyau.

2° FORMES TERMINALES. — Les cataractes dures ou molles sont dites *mûres*, quand les lésions de dégénérescence ont envahi toute la masse des fibres cristalliniennes. Elles peuvent persister dans cet état ou subir une nouvelle transformation qui les fait passer à un 2ᵉ degré, dit *d'hypermaturité :* les fibres sclérosées de la cataracte dure se ramollissent, se désagrègent, et peu à peu se liquéfient, sauf le noyau central ; il en est de même de la masse gélatineuse de la cataracte molle à noyau, qui se liquéfie. Les deux formes ont alors une constitution identique à laquelle on donne le nom de **Cataracte de Morgagni** : il y a une masse liquide, plus ou moins dense, granuleuse, dans laquelle baigne le noyau, qui se place à la partie déclive.

Enfin on constate parfois une dernière transformation, un 3ᵉ degré ; c'est alors une *forme régressive ;* la matière liquide se résorbe, puis la capsule s'affaisse, se rétracte et s'incruste de sels calcaires ; elle renferme alors une masse granuleuse réduite, formée de matières grasses, de débris de fibres dégénérées et de matières calcaires : c'est la **Cataracte siliqueuse.**

3° FORME MIXTE. — Citons, pour terminer, une forme mixte,

la **Cataracte capsulo-lenticulaire**, caractérisée par ce fait qu'aux lésions de la substance propre s'ajoute une dégénérescence intense de la capsule, localisée généralement au pôle antérieur, et consistant dans la formation d'une plaque étendue et épaisse d'incrustation calcaire.

B. *Formes cliniques*. — Les différentes formes de cataractes totales que nous venons de voir affectent des caractères variables, dans leur aspect et leur évolution, suivant leur origine et les conditions où elles se développent Il en résulte quelques types cliniques spéciaux qui peuvent se ramener aux suivants : la *cataracte sénile*, la *cataracte congénitale totale*, les *cataractes traumatiques*, et les *cataractes compliquées*.

1° La **Cataracte sénile**, ou **Cataracte commune**, est en effet le type le plus fréquent. C'est tantôt une *cataracte dure*, qui n'est pour ainsi dire que l'exagération ou l'aboutissement final d'un processus normal d'évolution du cristallin; tantôt une *cataracte molle à noyau*. Ces modalités se transforment parfois en *cataracte de Morgagni* et aboutissent même à la *forme siliqueuse*, ou plus simplement à la cataracte *capsulo-lenticulaire*.

2° La **Cataracte congénitale totale** est toujours *molle*: elle arrive rapidement à la maturité et peut subir la transformation liquide et même régressive totale.

3° Les **Cataractes traumatiques**, dues à une violence extérieure, varient selon qu'il y a eu simplement contusion, ou plaie capsulaire;

*a*) La *contusion* simple détermine une dégénérescence diffuse qui s'étend à tout le cristallin. C'est une cataracte *molle* ou *demi-molle*, qui prend souvent la forme *capsulo-lenticulaire*.

*b*) Une *plaie capsulaire* met l'humeur aqueuse en contact avec les fibres cristalliniennes qu'elle désagrège; il y a donc une zone de dégénérescence dont l'étendue est en rapport avec celle de la plaie, et qui peut atteindre toute la masse. D'ailleurs son évolution varie avec les lésions concomitantes, avec les complications.

4° Les **Cataractes compliquées** sont ainsi appelées parce qu'il existe en même temps des lésions des autres membranes ou milieux de l'œil, qui compliquent la cataracte par l'influence qu'elles exercent sur son évolution, ou inversement.

*a*) Quand les lésions en question ont précédé et déterminé la cataracte, celle-ci est dite *cataracte pathologique* (cataracte glaucomateuse, myopique, par décollement de la rétine, etc.).

*b*) Dans d'autres cas, ces lésions sont au contraire secondaires par rapport à la cataracte, et même parfois dues au trouble produit par celle-ci sur la nutrition de l'œil ou l'équilibre des milieux : on a alors les *cataractes compliquées proprement dites* (cataracte avec hypertonie, etc.).

*c*) Enfin les lésions des autres membranes peuvent être simplement *concomitantes*, qu'elles soient dues à la même cause que la cataracte (cataractes traumatiques) ou qu'elles soient indépendantes (synéchies postérieures, lésions des membranes profondes, etc.).

**II. Cataractes partielles stationnaires.** — Ce sont des cataractes congénitales, dans lesquelles les lésions de dégénérescence n'atteignent qu'une portion du cristallin, sans tendance à la généralisation. Les unes se localisent dans la substance propre du cristallin, ce sont les *cataractes lenticulaires;* les autres dans la capsule, ou plus exactement la couche sous-capsulaire, ce sont les *cataractes capsulaires.*

1° Les *Cataractes partielles* **lenticulaires** offrent à leur tour plusieurs types, suivant leur mode de localisation : c'est ainsi que l'on a les différentes formes de cataractes *centrale, zonulaire* ou *périnucléaire* (la plus fréquente), *fusiforme* (centrale avec prolongements vers les pôles antérieur et postérieur), *ponctuée, striée, radiée*, etc.

Ces cataractes partielles lenticulaires présentent, nous l'avons dit, ce caractère de n'avoir pas de tendance à la généralisation, d'être *stationnaires*, et c'est ce qui fait leur intérêt ; mais cela n'est pas rigoureusement exact, car elles peuvent parfois, à la longue, devenir *progressives*, c'est-à-dire que les lésions de dégénérescence peuvent s'étendre à la masse cristallinienne ;

2° Les *Cataractes partielles* **capsulaires** ont pour élément principal et souvent unique une lésion de la couche sous-capsulaire, la capsule restant le plus souvent intacte, mais pouvant parfois présenter une infiltration. D'après la situation des troubles, on divise les cataractes capsulaires en *antérieures* et *postérieures ;* ces dernières n'offrent rien de particulier.

Les *Cataractes capsulaires antérieures*, ou *cataractes polaires antérieures*, sont formées par la prolifération et la dégénérescence des cellules de l'épithélium antérieur ou sous-capsulaire. Il se forme une plaque infiltrée et parfois une saillie conique qui refoule la cristalloïde et peut envoyer un mince prolongement jusqu'à la cornée (*cataracte pyramidale*), à un point où il y a eu une perforation qui a donné naissance à cette cataracte (par suite d'adhérence temporaire de la capsule à la face postérieure de la cornée par issue de l'humeur aqueuse).

**III. Cataractes secondaires.** — Elles se produisent à la suite de l'extraction du cristallin. Elles sont dites *simples* lorsqu'il n'y a que des altérations de la capsule et des débris qui restent du cristallin, — et *compliquées*, lorsqu'à ces troubles s'ajoutent d'autres éléments.

1° Dans la *Cataracte secondaire* **simple**, il se produit un plissement, un recroquevillement de la cristalloïde, et une prolifération de l'épithélium dont les cellules sont dégénérées. S'il reste des débris cristalliniens ils s'altèrent également ;

2° La *Cataracte secondaire* **compliquée** se distingue de la précédente en ce que les membranes et milieux voisins participent aux altérations.

Dans un *1ᵉʳ degré* il y a, outre les altérations de la capsule et des débris cristalliniens, des exsudats cellulaires et des adhérences ou synéchies de l'iris.

Dans une *forme plus grave*, on trouve des dépôts calcaires provenant de la dégénérescence des débris cristalliniens (cataracte siliqueuse), des exsudats membraneux formant des croûtes avec ces débris calcifiés, des adhérences pupillaires, et parfois même une occlusion pupillaire totale.

# CHAPITRE II

## LE CORPS VITRÉ
## ANATOMIE CLINIQUE ET PATHOLOGIE

**I. Anatomie clinique.** — Le corps vitré est une masse gélatineuse, transparente, qui remplit la portion du globe oculaire située en arrière du cristallin.

Il est donc entouré : en avant par le cristallin, qui y forme une dépression, et par son ligament suspenseur, — et en arrière par la rétine.

Il présente une mince membrane d'enveloppe, hyaline, l'*hyaloïde*, qui se confond en avant avec la zone de Zinn.

La substance gélatineuse, visqueuse, ou *Humeur vitrée*, que renferme l'hyaloïde, est formée par une matière conjonctive très riche en eau, la mucine, qui contient quelques fibrilles et des cellules lymphatiques transformées.

Elle n'a pas de vaisseaux propres, ni de nerfs, et sa nutrition est assurée par la rétine et la choroïde; aussi les troubles circulatoires de ces membranes retentissent-ils sur l'état du vitré.

Le corps vitré est traversé d'arrière en avant par une sorte de canal, le *canal hyaloïdien*, qui renferme, chez le fœtus, l'artère hyaloïdienne, et, après la naissance, de la lymphe seulement.

Par suite de sa consistance, l'humeur vitrée s'écoule facilement au dehors, à la suite de plaies, accidentelles ou chirurgicales, des membranes d'enveloppe de l'œil, et de déchirures ou ruptures de la cristalloïde postérieure dans l'opération de la cataracte.

D'autre part, le sang provenant d'hémorragies de la choroïde ou de la rétine peut pénétrer dans la masse du vitré et déterminer ce qu'on appelle les *hémorragies du vitré*.

**II. Troubles du vitré ou hyalites**. — Malgré leur nom, ce ne sont pas de véritables inflammations, mais de simples troubles de la constitution et de la structure du vitré, consécutifs aux troubles circulatoires des membranes nutritives et surtout de la choroïde. Seule mérite réellement le nom d'*hyalite* la suppuration du vitré ou hyalite suppurée. Les autres consistent, soit dans une simple modification des éléments et de la structure du vitré, ce sont les *hyalites séreuses*, — soit dans une transformation complète de cette humeur, et c'est alors l'*hyalite plastique* ou *condensatrice*.

1° L'**Hyalite séreuse** présente d'abord, par suite de troubles nutritifs, une diminution de la consistance du vitré, qui se liquéfie, d'où le nom de *synchisis*, donné encore à cet état. A ce trouble pathologique s'en ajoutent d'autres : dans certains cas il y a une simple infiltration de *cellules* lymphatiques ; — d'autres fois, c'est la formation de *cristaux* de cholestérine ou autres substances provenant de l'altération de cellules pigmentées (c'est alors le *synchisis étincelant*) ; — parfois il y a des *filaments* ou *flocons*, qui sont dus à l'organisation de cellules infiltrées ou à une modification des fibrilles du vitré ; — il peut y avoir enfin des espèces de *membranes* qui ne sont qu'un degré plus avancé d'organisation des éléments infiltrés.

Tous ces éléments baignent dans l'humeur vitrée liquéfiée et constituent les *Corps flottants du vitré* ;

2° Dans l'**Hyalite plastique** ou **condensatrice**, des éléments cellulaires infiltrés s'organisent et s'agglomèrent, et ils font corps avec le tissu du vitré dont ils absorbent l'eau : il en résulte une transformation essentielle de cette humeur ; elle forme alors une masse conjonctive plus dense qui se rétracte, entraînant la rétine ;

3° **L'Hyalite suppurée**, ou suppuration du vitré, est un véritable abcès, dû à une infection, ectogène ou endogène, qui envahit généralement les autres parties de l'œil (*panophtalmie*) et détermine le plus souvent la destruction de la rétine et de la choroïde, et la *fonte* de l'œil. Parfois cependant le pus de l'abcès vitréen peut se résorber, entraînant la rétraction des parois de cet abcès, et le décollement de la rétine.

# CHAPITRE III

## EXAMEN DES MILIEUX TRANSPARENTS POSTÉRIEURS

**Technique**. — Pour examiner les milieux transparents postérieurs de l'œil (cristallin et corps vitré), on emploie l'éclairage par réflexion, au moyen du Miroir ophtalmoscopique. On se sert d'un miroir concave, ou mieux d'un miroir plan ; l'éclairage que donne celui-ci est en effet moins vif, il risque

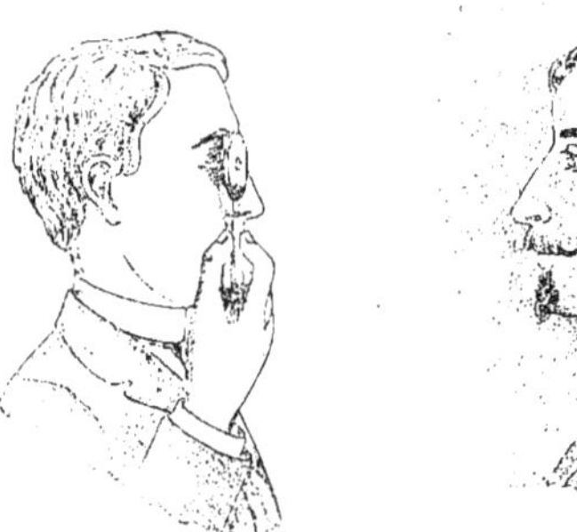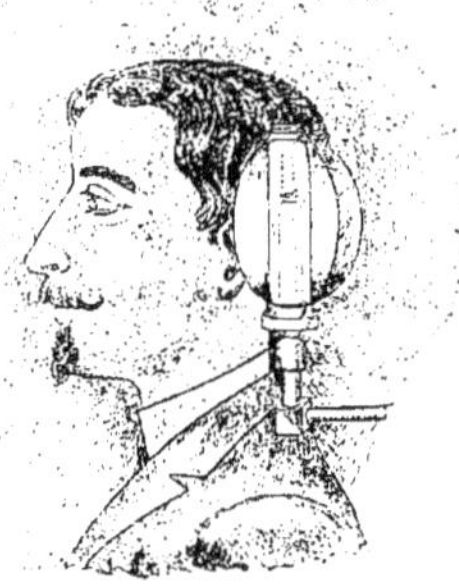

Fig. 3o. — Examen des milieux transparents postérieurs.

moins de traverser les opacités légères des milieux transparents, et, en déterminant une contraction moindre de la pupille, il permet d'explorer en même temps un champ plus étendu.

Vous opérez dans une chambre noire ; vous faites asseoir le malade à côté d'une table sur laquelle est posée une lampe ; vous placez celle-ci près du malade et au niveau de sa tête ou un peu en arrière, de façon à ce que sa figure soit dans l'ombre ; vous vous placez alors en face du malade, auquel vous recommandez de se tenir immobile, la tête droite et sans raideur, regardant au loin sans rien fixer, un peu du côté opposé à l'œil examiné ; puis tenant le miroir devant votre œil, le dos appuyé sur votre front, de façon à regarder à travers l'orifice central, vous projetez le faisceau lumineux, réfléchi par le miroir, sur l'œil à examiner, qui doit se trouver à 40 cm. environ du miroir.

On peut encore, pour avoir plus de détails, se servir d'un miroir à réfraction, plan, muni par derrière de lentilles, et utiliser une lentille de 8 à 10 dioptries, qui forme loupe grossissante ; il faut alors se placer très près de l'œil observé, pour que les opacités se trouvent en avant du foyer ; on distingue ainsi plus de détails, et les opacités les plus fines.

Pour observer les opacités dans diverses positions, ce qui permet de mieux reconnaître leur forme et de déterminer leur situation, et pour explorer les différentes régions du corps vitré, on dit au malade de regarder successivement dans toutes les directions. D'autre part, l'œil du malade restant fixe, le médecin se déplace latéralement, et les points situés sur différents plans se déplaceront alors les uns par rapport aux autres (*déplacement parallactique*).

**Résultats de l'examen.** — La pupille, éclairée par le faisceau lumineux et regardée par l'orifice du miroir, apparaît rouge. En un point seulement, à l'état normal, on aperçoit un reflet blanc formé par la papille. Divers états pathologiques modifient l'aspect de ce disque rouge, et nous diviserons les altérations observées en 3 variétés suivant qu'il s'agit de colorations anormales circonscrites, — ou d'un trouble diffus de la transparence — ou d'opacités circonscrites.

A. **Colorations anormales circonscrites**, dans le

**champ pupillaire**. — 1º Il y a d'abord les *reflets blancs* de la *Choroïdite myopique* (staphylome postérieur), et les reflets blancs et noirs de la *Chorio-rétinite*. D'autres reflets variés apparaîtront d'ailleurs à l'éclairage ophtalmoscopique des milieux, qu'ils soient dues à des lésions de la rétine ou de la choroïde ou simplement à la teinte normale du fond de l'œil, dont les reflets varient avec la pigmentation. On reconnaîtra facilement que ces reflets proviennent des membranes profondes dont l'examen sera étudié plus loin;

2º Quand on aperçoit une *teinte grisâtre*, claire, plus ou moins brillante, occupant un segment plus ou moins étendu du champ pupillaire, généralement à la périphérie du fond de l'œil, il faut penser à un *Décollement de la rétine;*

3º On peut apercevoir encore un *croissant* d'un gris sombre dont la convexité, formée par une ligne noirâtre, le sépare du reste de la pupille nettement rouge : ce croissant est formé par la partie périphérique du *cristallin subluxé.*


**B. Troubles diffus des milieux.** — Parfois, au lieu de la couleur nettement rouge ou rosée du champ pupillaire, il semble qu'on aperçoive le fond de l'œil à travers un nuage plus ou moins épais, plus ou moins opaque.

1º Il est facile d'éliminer d'abord, par l'éclairage oblique, les troubles de transparence de la *cornée* et de la *chambre antérieure* que nous avons étudiés à propos de l'examen de la cornée et de l'iris; on se rend compte d'ailleurs sans peine qu'ils sont situés en avant de l'iris ;

2º De même à l'éclairage oblique on localisera dans le *cristallin* le trouble nuageux qui précède l'apparition des opacités de la cataracte;

3º Les troubles de transparence situés *en arrière du cristallin*, et provenant par conséquent du *corps vitré* sont dus à une altération de ses éléments propres ou des éléments de nutrition, par exsudation anormale de la choroïde (membrane nutritive) ou de la rétine.

Un *trouble nuageux léger*, plus ou moins étendu, est l'indice d'une *Choroïdite*, ou *Chorio-rétinite, séreuse*, diffuse ou présentant des lésions circonscrites de dégénérescence.

Un *trouble plus épais, opaque,* masquant le fond de l'œil, indique une exsudation purulente (*choroïdite suppurative*) ou une hémorragie.

Enfin si *la pupille ne s'éclaire pas* et reste noire, il y a lieu de rechercher si l'opacité provient du cristallin ou du corps vitré. On fera ce diagnostic au moyen des IMAGES DE PURKINJE, c'est-à-dire des images que donne une lampe ou une bougie sur la cornée, la face antérieure, et la face postérieure du cristallin, les deux premières droites, la troisième renversée : si l'image postérieure, ou renversée, manque, c'est la lentille qui ne laisse pas passer la lumière, et on a affaire à une *cataracte noire ;* — si les images sont normales, il s'agit d'une *hémorragie* abondante du corps vitré, ou d'un *décollement rétinien total.*


C. **Opacités circonscrites.** — Elles consistent en des ombres noires, points ou taches à formes variées, qui, par l'éclairage ophtalmoscopique, se détachent sur le fond rouge normal de la pupille.

En présence de semblables opacités, il faut d'abord en déterminer le siège, les *localiser* dans les différents milieux : cornée, cristallin, corps vitré. Les opacités de la cornée et du cristallin peuvent généralement être constatées à l'éclairage oblique; d'autre part elles sont *fixes* dans l'œil, elles suivent ses mouvements et s'arrêtent avec eux; tandis que celles du corps vitré sont *mobiles,* par suite de la fluidité de cet élément, qui augmente avec l'intensité du trouble pathologique, et elles continuent leurs mouvements de déplacement après que ceux de l'œil ont cessé; cette mobilité est surtout sensible dans les mouvements brusques d'élévation et d'abaissement du globe, qu'on fait exécuter au malade.

1° *Opacités du cristallin.* — Ainsi que nous venons de le voir, elles sont fixes par rapport à l'œil ; d'autre part, elles se déplacent dans le sens des mouvements de l'œil et en sens inverse du fond, puisqu'elles sont situées en avant du centre de rotation du globe. On les distingue de celles de la cornée par l'examen à l'éclairage oblique, et aussi parce que les *opacités cornéennes* se déplacent en avant de l'iris, et les opacités *cristalliniennes* en arrière, ou dans le plan de la pupille.

Les opacités cristalliniennes sont dues aux lésions des *cataractes* ou aux dépôts cellulaires laissés par des *synéchies iriennes* détruites.

Pour *localiser* les opacités cristalliniennes par rapport à l'épaisseur de la lentille, on peut employer l'éclairage oblique qui suffit parfois. D'autre part, par le *déplacement parallactique* on reconnaîtra les opacités de la *face antérieure* à ce qu'elles occupent toujours la même place dans le champ pupillaire, par rapport au bord de la pupille, tandis que la distance entre ce bord et les opacités *centrales* ou *postérieures* varie d'autant plus, quand on se déplace, que celles-ci sont plus profondes.

Les dépôts cellulaires consécutifs à l'*iritis*, et résultant de synéchies rompues, forment un piqueté plus ou moins circulaire, et il reste parfois en d'autres points des adhérences du bord pupillaire à la cristalloïde, des synéchies persistantes.

Les opacités des **Cataractes** consistent en traînées opaques (en rayons ou en cercles) ou en taches à forme et étendue variables suivant la variété de cataracte et son âge. Il est bon, dans les cataractes débutantes, de dilater la pupille pour voir la zone périphérique du cristallin.

La *Cataracte sénile* au début se reconnaît à des opacités irradiées autour du centre ; puis le centre s'opacifie et l'opacité s'étend peu à peu vers la périphérie (fig. 31).

La *Cararacte lenticulaire* se présente sous la forme d'un

disque, dont le centre est demi-transparent dans la cataracte
*zonulaire*, et qui est uniformément opaque dans la cataracte
*centrale*.

La *Cataracte capsulaire antérieure simple*, c'est-à-dire
non pyramidale, forme une étoile centrale, à la surface du
cristallin.

Les *Cataractes traumatiques* localisées forment une tache
irrégulière située au point où le cristallin
a été lésé; diffuses et généralisées, elles forment une opacité étendue à toute la lentille.

2" *Opacités du corps vitré*. — Les opacités proprement dites du vitré se montrent
sous l'aspect de points noirs, de flocons, de
filaments ou de petites taches sombres se
déplaçant dans le vitré, surtout lors de mouvements brusques de l'œil, ce qui leur a valu
le nom de **Corps flottants du vitré**. Ils

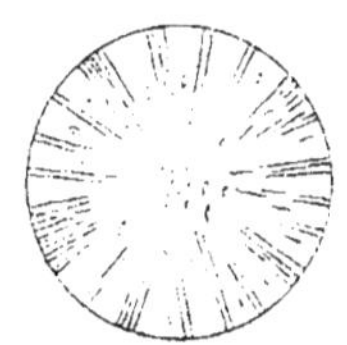

Fig. 31. — Cata-
racte sénile au
début, vue avec
l'écailrage
ophtalmoscopi-
que.

sont dus, nous l'avons vu, à des troubles de nutrition, et sont
l'indice de lésions de *Choroïdite* et surtout de choroïdite
syphilitique ou myopique, ou encore d'*exsudats rétiniens*.

Signalons un aspect particulier du vitré dans lequel de nombreux filaments et flocons, reliés les uns aux autres, se déplacent en masse, par ondulations, dans un vitré trouble, nuageux :
c'est ce qu'on a appelé l'*état jumenteux du vitré*, à cause de
sa ressemblance avec l'urine des herbivores; il s'observe dans
certains cas d'*Irido-cyclite*, et surtout chez les femmes à la
suite de troubles menstruels.

Il faut rattacher aux corps flottants les points brillants qu'on
voit parfois passer rapidement dans le vitré, rappelant même
dans certains cas les gerbes de feux d'artifices : c'est le *Synchisis étincelant*, dû à des cristaux de cholestérine ou autres
substances.

# LIVRE V

## LES MEMBRANES PROFONDES
## ET LE NERF OPTIQUE

### CHAPITRE PREMIER

#### LA CHOROIDE
#### ANATOMIE CLINIQUE ET PATHOLOGIE

### § I. — ANATOMIE CLINIQUE

**I. Caractères généraux.** — La choroïde est une membrane vasculaire qui constitue en grande partie le feuillet moyen de l'enveloppe, ou coque, de l'œil. Son épaisseur est de o $^{mm}$ 3 à o $^{mm}$ 5. Elle commence au pôle postérieur, où elle laisse une ouverture circulaire pour le nerf optique, et elle se termine un peu en avant de l'équateur, où elle est continuée par le corps ciliaire ; cette limite antérieure est marquée par une ligne festonnée, l'*ora serrata*.

La choroïde forme donc un segment de sphère creuse qui est normalement entier, entre ses deux circonférences, antérieure et postérieure, mais qui présente parfois une lacune, ou *colobome* (intéressant également la rétine), plus ou moins étendue, ovalaire ou triangulaire, aboutissant le plus souvent à la papille et occupant quelquefois la région maculaire. Au niveau du colobome il n'existe qu'une lamelle mince de tissu conjonctif, traversée par quelques vaisseaux et entourée de cellules pigmentées.

**II. Rapports.** — La face externe de la choroïde adhère à la sclérotique par l'intermédiaire d'une lame de tissu conjonctif, la *lamina fusca*, dont les mailles limitent des travées ou espaces lymphatiques, qui communiquent entre eux ; cette couche supra-choroïdienne renferme les vaisseaux et les nerfs ciliaires.

La face interne de la choroïde est en rapport avec la rétine sur laquelle elle se moule.

**III. Structure.** — La choroïde présente une couche principale, ou *couche vasculaire*, dont la partie externe est occupée par des artères et de nombreuses veines en tourbillons : les *vasa vorticosa*, et des cellules pigmentaires ; la partie interne ou profonde, appelée *chorio-capillaire*, est formée par un tapis de capillaires (Voir fig. 4).

En dedans de cette couche vasculaire est une lame mince, anhyste, transparente, la *membrane vitrée*, à laquelle adhère intimement la couche extérieure, ou pigmentée, de la rétine, qui, par suite, est presque toujours intéressée dans les lésions choroïdiennes.

La choroïde possède une *vascularisation* abondante qui lui permet de remplir le rôle de *membrane nourricière* de l'œil ; elle contribue d'abord largement à la nutrition de la couche externe ou visuelle de la rétine, à laquelle elle fournit en outre la chaleur nécessaire à son fonctionnement ; d'autre part, elle sécrète, ou plutôt elle excrète, avec le corps ciliaire et même l'iris, les liquides intra-oculaires qui servent à la nutrition des milieux transparents. Par suite, ses lésions et inflammations se répercutent sur le fonctionnement de la rétine et sur l'état des milieux de l'œil ; en particulier elles déterminent des troubles du corps vitré. D'autre part, la choroïde est particulièrement exposée aux phénomènes congestifs, à l'*hyperémie*, et aux *hémorragies,* dues à une lésion locale ou à un état général.

En outre elle est, plus encore que l'iris et le corps ciliaire, un lieu d'élection pour les localisations des *infections générales* chroniques ou aiguës (syphilis, tuberculose, fièvres infectieuses, etc.) et des *intoxications*, ainsi que pour les *troubles vasculaires* (artério-sclérose) et les *maladies dyscrasiques ;* et elle se prête au développement de certaines infections qui y déterminent la *suppuration* (streptocoque). Enfin, elle est parfois le siège de tumeurs, dont la plus fréquente est le *sarcome.*

## § 2. — INFLAMMATIONS DE LA CHOROIDE OU CHOROIDITES

Dans les choroïdites, le processus inflammatoire débute et porte son action principale, tantôt sur la couche vasculaire de la choroïde (*choroïdite proprement dite*), tantôt sur la lamina fusca d'abord, d'où il gagne à la fois la choroïde et la sclérotique (*scléro-choroïdite*).

A. **Choroïdites.** — Les *choroïdites proprement dites* intéressent surtout, au moins au début, la couche vasculaire et spécialement la chorio-capillaire; elles sont très fréquentes par suite de l'intensité de la circulation sanguine de la choroïde. Elles sont généralement associées à des lésions rétiniennes, et ce sont alors des **Chorio-rétinites.**

Nous distinguerons, d'après les lésions, des *Choroïdites à lésions circonscrites,* qui déterminent des atrophies localisées, et des *Choroïdites diffuses.*

1º *Choroïdites circonscrites atrophiques.* — Elles débutent par de la congestion, de la dilatation des vaisseaux; bientôt apparaît, en un ou plusieurs points, une infiltration cellulaire circonscrite, s'accompagnant d'exsudation ; cette infiltration forme une saillie, un bouton, qui soulève la rétine et ses vaisseaux ; en même temps, il y a une accumulation et une dissociation du pigment rétinien qui s'amasse au niveau de cette saillie. L'évolution de cette lésion se termine par la résorption de l'infiltration cellulaire, l'atrophie de la membrane à son niveau et la formation d'un tissu cicatriciel mince et transparent, avec persistance d'amas pigmentaires.

Suivant la disposition de ces lésions, leur répartition, on distingue 3 variétés de choroïdites : la *Choroïdite disséminée* ou *périphérique*, débutant vers l'équateur en de nombreux points ; — la *Choroïdite aréolaire*, siégeant autour de la macula ; — et la *Choroïdite maculaire*, avec une vaste plaque au niveau de la macula.

2º *Choroïdite diffuse*. — Elle est généralement associée à une iritis ; c'est donc une *Irido-choroïdite*. Elle se caractérise par une infiltration et une congestion généralisées. Si elle aboutit à la suppuration, elle est dite *suppurative*, sinon c'est la forme *séreuse*.

*a*) La **Choroïdite séreuse** présente une congestion intense de la choroïde, et de l'infiltration cellulaire généralisée ; puis il y a exsudation cellulaire dans le vitré ; c'est, en somme, une *lymphangite*.

*b*) Dans la **Choroïdite suppurative** ou *Irido-choroïdite suppurée*, il y a une infection d'origine endogène ou ectogène. Elle détermine d'abord une infiltration généralisée de leucocytes et une dilatation énorme des vaisseaux ; il se forme des traînées purulentes qui, grâce aux communications entre le stroma choroïdien et les espaces voisins s'infiltrent dans ces espaces et diffusent dans les milieux oculaires qu'elles troublent.

Si la suppuration est limitée au globe, on a *l'Irido-choroï-*

*dite suppurée proprement dite :* il y a seulement en outre une infiltration séreuse dans le tissu cellulaire de l'orbite et les tissus voisins qui lui communiquent. Cette forme se termine souvent par l'atrophie de l'œil ; mais parfois le pus se résorbe et la guérison se produit.

Quand la suppuration se propage à l'espace de Tenon et même au tissu cellulaire de l'orbite, c'est la forme appelée **Panophtalmie**, ou *Phlegmon de l'œil.* Il y a perforation du globe qui se vide et s'atrophie.

**B. Scléro-choroïdite.** — Les scléro-choroïdites sont des inflammations qui déterminent à la fois l'atrophie de la choroïde et de la sclérotique. Cette dernière membrane, perdant sa consistance, n'offre plus une résistance suffisante à la pression intra-oculaire, elle se laisse distendre ; et il en résulte, au niveau de la zone atrophiée, une ectasie ou *staphylome.*

D'après le siège de la lésion par rapport à l'équateur on distingue les *Scléro-choroïdites antérieures* et *postérieures.* Elles déterminent des staphylomes également appelés *antérieurs* et *postérieurs ;* les staphylomes antérieurs peuvent être situés au niveau du limbe (staphylomes *intercalaires*) ou du corps ciliaire (*staph. ciliaires*) ou de l'ora serrata (staph. *équatoriaux*).

La **Scléro-choroïdité postérieure**, la plus fréquente, détermine une atrophie de la choroïde, en forme de croissant, autour de la papille, avec atrophie et ectasie de la sclérotique, ou *staphylome postérieur ;* en outre, il peut exister d'autres plaques d'atrophie choroïdienne, en particulier au niveau de la macula, ce qui aggrave la lésion ; enfin l'inflammation peut se propager à la rétine et déterminer des troubles du corps vitré. Elle est liée à la myopie forte.

# CHAPITRE II

## LA RÉTINE
## ANATOMIE CLINIQUE ET PATHOLOGIE


### § 1. — ANATOMIE CLINIQUE

**I. Caractères généraux.** — La rétine est le feuillet interne de l'enveloppe, ou coque, de l'œil ; c'est la *membrane nerveuse, sensorielle*, de cet organe, et par suite la partie la plus importante et la plus intéressante.

Elle est formée principalement par l'épanouissement du nerf optique, dont les fibres se différencient pour former les organes de réception des impressions lumineuses.

Elle représente un segment de sphère creuse qui, partant du nerf optique se termine à la pupille. Mais on ne peut, en pratique, donner le nom de rétine qu'à la partie postérieure, jusqu'à l'ora serrata.

Elle est en rapport par sa face externe avec la choroïde, et par sa face interne avec le corps vitré.

**II. Structure.** — La rétine est composée d'un grand nombre d'éléments répartis en dix couches. On peut la considérer comme étant formée par un *stroma neuro-conjonctif* recouvert par une *couche épithéliale.*

Le STROMA est lui-même constitué par deux sortes d'éléments : des *éléments nerveux*, comprenant des fibres et des cellules, et des *éléments de soutien*, également cellules et fibres (fibres de Müller).

Les *fibres nerveuses* proviennent, comme nous l'avons vu, du nerf optique ; mais elles perdent leur myéline en pénétrant dans l'œil et sont réduites à l'état de cylindraxes ; elles rayonnent dans tous les sens. Parfois, certaines fibres conservent leur myéline sur une certaine longueur après leur épanouissement, c'est l'anomalie des *fibres à myéline*.

Les fibres nerveuses, en pénétrant dans l'épaisseur de la rétine, se dirigent vers sa surface externe et se différencient alors en se transformant ; elles se terminent finalement par des cellules spéciales, dites *cellules visuelles*, qui aboutissent à des éléments appelés *cônes* et *bâtonnets*.

Cette partie de la rétine est transparente. Il n'en est pas de même de la couche la plus externe, ou COUCHE DES CELLULES PIGMENTAIRES ; celles-ci contribuent à donner à la rétine sa coloration rougeâtre, et les cônes et les bâtonnets plongent entre ces cellules. Cette couche adhère fortement à la choroïde tandis qu'elle n'adhère aux autres couches de la rétine qu'en deux régions : au pourtour de la papille, et près de l'ora serrata. Or il se produit parfois un dédoublement de la rétine, la couche pigmentaire restant fixée à la choroïde, tandis que le reste de la membrane se détache de la dite couche et fait saillie à l'intérieur du globe : c'est cette lésion qu'on appelle improprement *décollement de la rétine ;* nous en reparlerons plus loin.

D'autre part, l'épithélium pigmentaire de la rétine est presque toujours atteint dans les affections de la choroïde, et cette participation se manifeste surtout par l'accumulation du pigment dans certains points, et sa disparition au niveau des plaques de choroïdite.

Les différentes couches de la rétine considérées au point de vue de leur *origine* et de leurs *fonctions*, se groupent en 2 portions : une *portion sensorielle*, ou *neuro-épithéliale*, qui est externe et comprend les cellules visuelles avec leurs prolongements (cônes et bâtonnets) et l'épithélium pigmentaire ; — et une *portion cérébrale* qui comprend les couches internes. Nous verrons que cette distinction est très importante, car ces deux portions ne sont pas irriguées par les mêmes vaisseaux, et elles peuvent être atteintes isolément dans certaines affections.

Deux régions de la rétine se différencient du reste de la membrane, ce sont la *papille* et la *macula*.

La PAPILLE est formée par l'extrémité du nerf optique pénétrant dans l'œil et s'y épanouissant. Elle est située à 3 mm. en dedans et 1 mm. au-dessous du pôle postérieur, et elle a a un diamètre moyen de 1 mm. 5. Elle est plane, présentant seulement une excavation déterminée par l'écartement des fibres nerveuses et limitée à une partie de la papille, le plus souvent centrale, parfois plus rapprochée du bord. La papille est constituée uniquement par les fibres du nerf optique qui perdent à son niveau leur myéline ; tous les autres éléments de la rétine y font naturellement défaut.

La TACHE JAUNE, ou MACULA LUTEA, est située au pôle postérieur du globe ; elle est ovalaire et a environ 2 mm. de longueur. Elle présente à son centre une fossette ou *fovea centralis*. A son niveau, les différents éléments nerveux et de soutien se réduisent peu à peu à mesure qu'on se rapproche du centre, où ils disparaissent en grande partie, sauf les cellules visuelles, qui ne sont plus recouvertes, en dedans, que par une mince couche cellulaire ; par contre, la couche pigmentaire s'épaissit, et le pigment est plus abondant.

Cette disposition de la rétine au niveau de la macula, où la couche visuelle est plus directement en rapport que dans les autres régions avec les rayons lumineux, en fait la partie la plus sensible à la lumière ; mais aussi pour la même raison elle est plus directement en rapport avec le corps vitré et les éléments nocifs qu'il peut contenir.

**Vaisseaux.** — La rétine est irriguée par *l'artère centrale,* branche de l'ophtalmique, située dans l'intérieur du nerf optique avec lequel elle pénètre dans l'œil. Après s'être dégagée de la papille elle se divise en 2 *branches, supérieure* et *inférieure,* qui se bifurquent elles-mêmes chacune en 2 autres branches, *nasale* et *temporale.* Quelquefois la division de l'artère centrale se fait dans le nerf optique, et même parfois ses deux branches se subdivisent elles-mêmes avant leur pénétration dans l'œil.

Les artérioles forment dans toute l'étendue de la rétine un réseau à mailles fines, sauf au niveau de la macula, où elles s'écartent, la fovea étant dépourvue de vaisseaux.

Les *veines* ont la même disposition que les artères et aboutissent à la *veine centrale.*

Ce système vasculaire n'irrigue que les couches internes de la rétine, la portion cérébrale ; les couches externes ou neuro-épithéliales n'ont pas de vaisseaux et sont nourries par les vaisseaux choroïdiens ; aussi sont-elles fréquemment atteintes dans les inflammations de la choroïde, qui deviennent ainsi des chorio-rétinites, tandis que les troubles circulatoires de la rétine laissent souvent intactes, au moins au début, les couches sensorielles ; dans ces cas, les troubles visuels peuvent être nuls, ou assez faibles pour que des lésions, même avancées, ne soient pas soupçonnées.

Le système artériel de la rétine ne communique avec le système choroïdien que par quelques fins rameaux autour du nerf optique ; il peut être considéré comme pratiquement indépendant et ne communiquant avec aucun des autres systèmes artériels de l'œil ; il en résulte une impossibilité de compensation dans les troubles nutritifs produits par l'oblitération des artères rétiniennes.

Arrivée à l'ora serrata, la rétine perd ses éléments nerveux et de soutien, et ses *portions ciliaire* et *irienne* ne com-

prennent plus qu'une couche interne ou épithétiale, et une
couche externe ou pigmentaire.

## § 2. — PATHOLOGIE DE LA RÉTINE

**I. Troubles et lésions élémentaires.** — Dans les
affections de la rétine on trouve des lésions variées qui ont
pour point de départ des *troubles circulatoires* et des *lésions
de dégénérescence*.

**A. Troubles circulatoires et exsudations.** — On peut
ramener leurs causes à trois groupes : 1º des troubles de la
circulation générale ou locale ; — 2º des altérations du sang
dues à une affection générale ; — 3º des altérations vasculaires locales (périvasculite, endartérite ou endophlébite oblitérantes), presque toujours dues à l'artério-sclérose ou à des
affections sclérosantes.

Les troubles circulatoires élémentaires de la rétine sont :
l'*hyperhémie*, les *hémorragies*, l'*exsudation séreuse* et l'*anémie*.

1º L'HYPERÉMIE est caractérisée par une dilatation des
vaisseaux, souvent en outre flexueux : il y a *congestion ;* et
cette hyperémie peut être *active*, et alors surtout artérielle,
— ou *passive*, et il s'agit alors de *stase veineuse*.

2º Les HÉMORRAGIES peuvent être ou non précédées d'une
dilatation des parois vasculaires altérées, formant de petits
anévrysmes. On en distingue 3 variétés principales :

*a)* Les *hémorragies en flaques*, dans lesquelles le sang
est répandu en nappe dans le tissu rétinien ; elles sont dues
à la rupture de gros vaisseaux et siègent par conséquent dans
les couches les plus internes, où circulent ces vaisseaux avant
d'envoyer leurs ramifications vers la profondeur de la membrane ;

*b)* Les hémorragies *en flammèches*, formées par du sang

qui diffuse le long des parois vasculaires, dans la gaîne lymphatique périvasculaire ;

*c*) Les hémorragies *en pointillé*, produites par la simple diapédèse des globules sanguins au niveau des capillaires, ou par la rupture de ces capillaires.

Ces deux dernières variétés siègent dans les couches profondes ou externes de la rétine.

Les hémorragies rétiniennes peuvent se terminer par résorption, *sans laisser de traces*, ou bien elles sont remplacées par de petits *dépôts pigmentaires* ; d'autrefois encore elles donnent naissance à des *plaques*, constituées par l'hémorragie transformée et le tissu voisin dégénéré, et qui se chargent plus ou moins de pigment.

3º Dans l'ANÉMIE RÉTINIENNE, le calibre des vaisseaux est diminué et il y a parfois de petites hémorragies dues à l'altération sanguine, et de l'infiltration séreuse légère.

4º Dans certains cas, il y a de l'EXSUDATION SÉREUSE, ou ŒDÈME, qui est généralisée, ou limitée et localisée à certaines régions ; elle est plus ou moins abondante, c'est-à-dire plus ou moins épaisse, et siège dans les couches internes ou superficielles.

Il peut y avoir aussi des EXSUDATS LEUCOCYTAIRES inflammatoires, en foyers le long des vaisseaux, ou diffus et répartis sur la totalité ou une grande partie de la surface rétinienne.

**B. Lésions de dégénérescence.** — Ces lésions peuvent atteindre les différents éléments qui entrent dans la structure de la rétine : vaisseaux, éléments nerveux et éléments conjonctifs de soutien.

Les *altérations vasculaires* sont dues à l'artério-sclérose ou à des affections générales, telles que la syphilis ; elles siègent sur des vaisseaux principaux ou sur leurs ramifications ; elles sont réparties sur l'ensemble de la rétine, ou localisées à certains vaisseaux ou même à des segments de vaisseaux ;

elles favorisent les hémorragies ou sont oblitérantes et peuvent entraîner la formation de caillots.

Les *éléments conjonctifs de soutien* peuvent présenter de l'hypertrophie, de la dégénérescence scléreuse, ou de l'atrophie.

Les *éléments nerveux* subissent parfois la dégénérescence, sous l'influence d'une intoxication ou d'une infection générale, ou bien ils s'atrophient par défaut de nutrition ou par compression par les fibres de Müller hypertrophiées.

D'autre part *l'épithélium pigmentaire* peut se raréfier et disparaître par places, ou au contraire s'accumuler en certains points.

En général les *troubles atrophiques* atteignent à la fois vaisseaux, éléments nerveux et éléments de soutien, tandis que *l'hypertrophie* se limite au tissu conjonctif, qui est hyperplasié.

Enfin il se produit souvent une infiltration de cellules graisseuses, en même temps qu'une véritable transformation graisseuse du tissu conjonctif et même des cellules nerveuses ; il en résulte des plaques de *dégénérescence graisseuse* entraînant l'atrophie des éléments nerveux restés normaux, et qu'elles étouffent.


**II. Principales affections de la rétine.** — Les *troubles circulatoires* ou les *lésions de dégénérescence* peuvent prédominer d'une façon notable et constante, ou au contraire être combinés d'une façon variable.


A. Affections à troubles circulatoires prédominants. —
1° Il y a d'abord la **Rétinite hémorragique**, avec hémorragies diverses, et exsudation en foyers ou diffuse, puis des plaques d'atrophie ;

2° Les affections par OBLITÉRATIONS VASCULAIRES comprennent : l'**Embolie de l'artère centrale**, ou d'une de ses branches, qui s'accompagne d'infiltration séreuse et entraîne l'*atrophie de la rétine*, totale dans le premier cas, partielle dans le second ; — et la **Thrombose de la veine centrale**, déterminant de la stase sanguine, avec hémorragies, œdème, puis arrêt de la circulation et atrophie de la rétine; dans la *thrombose d'une branche veineuse*, les troubles sont limités au segment intéressé;

3º Les affections par ANÉMIE comprennent : l'*Anémie rétinienne* proprement dite ; — et la **Rétinite leucémique** par accumulation des lymphocytes avec diminution des globules rouges : elle présente des hémorragies, de l'infiltration œdémateuse et des plaques d'exsudation leucocytaire.

**B. Affections mixtes.** — Elles présentent à la fois, et dans des proportions variables, des troubles circulatoires et des lésions de dégénérescence. Le type en est la **Rétinite albuminurique** ou *néphrétique :* on y trouve des hémorragies, des exsudats œdémateux, fibrineux, et des lésions de dégénérescence des vaisseaux et des éléments rétiniens, se terminant généralement par l'atrophie du tissu rétinien; mais quand ces lésions sont dues à une albuminurie passagère, elles guérissent avec l'intoxication qui l'a produite. Il est à noter qu'elles atteignent surtout les couches internes de la rétine, et peu ou pas les couches externes (couches visuelles et pigment) sauf lorsque les lésions sont très anciennes. La papille est également atteinte, d'où le nom de *Neuro-rétinite albuminurique*, donné aussi à cette affection.

Dans la **Rétinite diabétique**, on trouve des lésions de même nature, avec prédominance des hémorragies.

**C. Affections avec prédominance des lésions de dégénérescence.** — 1º La **Rétinite pigmentaire** est une *cirrhose* de la rétine entraînant l'atrophie des divers éléments ; il y a en outre des altérations vasculaires et des *amas de pigment*. Comme elle s'accompagne de lésions choroïdiennes, on l'appelle aussi *Chorio-rétinite pigmentaire;*

2º La **Névrite maculaire toxique** ou *névrite des fibres maculaires*, par intoxication, débuterait par la macula ; la faible épaisseur de la rétine à ce niveau favoriserait l'action de l'élément toxique apporté par le sang, et la névrite consécutive se propagerait de là à la portion de ces fibres maculaires comprise dans le nerf optique. Les lésions rétiniennes consistent dans la dégénérescence et l'atrophie des fibres nerveuses ;

3º La **Rétinite proliférante** consiste dans une hyperplasie du tissu conjonctif, consécutive à des hémorragies, et qui se produit le long des vaisseaux ;

4º Le **Décollement de la rétine** s'accompagne parfois de déchirure de la membrane, attirée par des brides cicatricielles la fixant au corps vitré, qui est altéré et se rétracte. Ce décollement entraine la dégénérescence scléreuse et l'atrophie de la rétine ;

5º Le **Gliome** est une dégénérescence *néoplasique*, une *tumeur* de la rétine, de nature variable, à forme généralement maligne, et qui se développe en faisant saillie à la fois en dedans et au dehors du globe ;

6º Les *traumatismes externes* du globe peuvent déterminer sur la rétine des hémorragies et de l'atrophie des divers éléments. Les *Corps étrangers* intra-oculaires en frappant la rétine y produisent des hémorragies et des troubles atrophiques ; ils peuvent être enkystés par un exsudat membraneux.

CHAPITRE III

## LE NERF OPTIQUE
### ANATOMIE CLINIQUE ET PATHOLOGIE

Le nerf optique est moins un nerf, à proprement parler, qu'un *prolongement antérieur du cerveau*, en forme de cordon, dont l'épanouissement dans le globe oculaire constitue la couche des fibres nerveuses de la rétine.

**I. Anatomie clinique.** — **A. Trajet et rapports.** — Le nerf optique, suivi à partir du globe oculaire, en sort en traversant la lame criblée de la sclérotique, puis il parcourt la loge postérieure de l'orbite, d'où il s'échappe par le trou optique, et pénètre dans le crâne où il va se terminer au chiasma. Mais de là les fibres optiques, après s'être entrecroisées en partie, se continuent de chaque côté dans la bandelette optique, traversent ensuite le corps genouillé, le pulvinar et le tubercule quadrijumeau antérieur, puis forment le faisceau optique intra-cérébral et vont finalement aboutir à l'écorce des faces interne et inférieure du lobe occipital, où se trouve le centre cortical de la vision (fig. 87).

Dans son parcours à travers l'orbite, le nerf optique baigne dans le tissu cellulo-adipeux qui remplit la loge postérieure de cette cavité; il est ainsi isolé des divers éléments qui traversent l'orbite (muscles, vaisseaux et nerfs). Les seuls de ces éléments qui méritent de nous arrêter, par leurs rapports avec le nerf optique, sont les vaisseaux centraux de la rétine, artère et veine : ils longent en arrière le nerf et pénètrent dans son épaisseur à 1 cm. ou 1 cm. 1/2 environ en arrière du globe où ils entrent avec lui. On distingue, par suite, deux portions au nerf optique : celle qui contient les vaisseaux centraux et qui

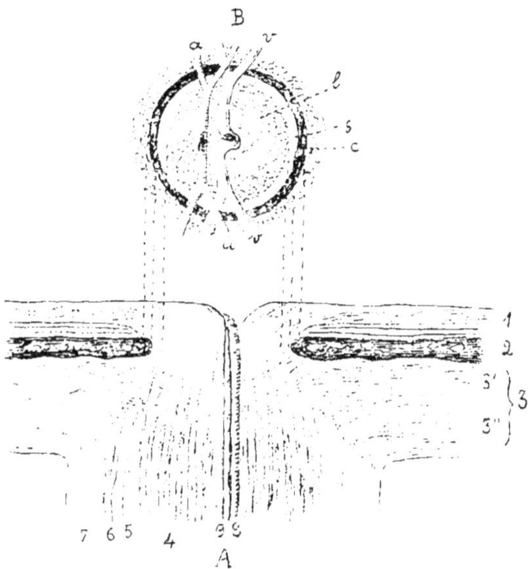

Fig. 32. — TERMINAISON ANTÉRIEURE DU NERF OPTIQUE (Testut).

*A. Portion sclérale du nerf optique, vue en coupe horizontale.* — 1, rétine. — 2, choroïde. — 3, sclérotique avec : 3' ses lamelles internes formant la lamina cribrosa ; 3" ses lamelles externes, se réfléchissant en arrière pour se continuer avec la gaine durale du nerf optique. — 4, nerf optique. — 5, gaine piale. — 6, gaine arachnoïdienne. — 7, gaine durale. — 8 et 9, veine et artère centrales de la rétine.
*B. Papille du nerf optique, vue à l'examen ophtalmoscopique.* — a, artères. — v, veines. — c, anneau foncé, répondant à la choroïde. — s, anneau clair, répondant à la sclérotique (anneau sclérotical). — l, pointillé répondant à la lame criblée.

est dite *portion bulbaire*, et celle qui est située en arrière, et qui est la *portion rétro-bulbaire ;* cette distinction est très importante, parce que dans les lésions de la portion bulbaire les vaisseaux seront intéressés et la circulation de la rétine sera troublée, tandis que les lésions portant seulement sur la portion rétro-bulbaire n'auront pas de répercussion sur les vaisseaux centraux et sur la circulation rétinienne.

B. **Structure.** — Le nerf optique, qui est contenu dans une *enveloppe*, est constitué : par des *fibres nerveuses* à myéline, disposées parallèlement les unes aux autres et groupées en faisceaux, — par un élément de soutien ou *névroglie*, — et par des *cloisons conjonctives* provenant de l'enveloppe et séparant les faisceaux nerveux.

L'ENVELOPPE du nerf est composée de 3 feuillets ou gaines, analogues à celles du cerveau, dont elles ne sont que le prolongement : la *gaine externe*, ou *durale*, épaisse, qui se continue d'autre part avec la sclérotique, — la *gaine moyenne* ou *arachnoïdienne*, mince ; et la *gaine interne* ou *piale*, mince également. La gaine moyenne est réunie aux deux autres par des tractus ; elle délimite ainsi deux espaces cloisonnés, dits *intervaginaux*, et correspondant aux espaces sub-dural et sous-arachnoïdien du cerveau.

La *nutrition* du nerf optique est assurée par de fins vaisseaux qu'il reçoit par l'intermédiaire de son enveloppe. D'autre part la lymphe circule dans les espaces intervaginaux et dans les interstices interfasciculaires.

La gaine externe adhère intimement au périoste, au niveau du canal optique (à sa partie supérieure) ; le nerf optique se trouve ainsi fixé en ce point, et les violences extérieures qui s'exerceront sur lui seront limitées à sa portion orbitaire et ne se répercuteront pas sur sa portion intra-cérébrale. Mais par contre les *lésions périostiques* du canal orbitaire, dans la syphilis par exemple, se propagent facilement au nerf par son enveloppe ; et pour la même raison les *lésions traumatiques* du trou optique, fissures ou fractures, fréquentes dans les traumatismes du front et du sourcil, auront souvent une répercussion du côté du nerf optique, par compression ou déchirure.

La rétine étant formée par l'épanouissement des fibres du nerf optique, il s'ensuit que les lésions de ces fibres entraîneront des lésions des fibres correspondantes de la rétine, et réciproquement. Il en est de même pour les lésions vasculaires et les troubles circulatoires.

**II. Pathologie du nerf optique.** — A. Lésions élémentaires. — Les divers éléments que renferme le nerf optique peuvent être atteints d'un certain nombre de troubles et lésions :

1° Ce sont d'abord des *troubles de la circulation* sanguine ou lymphatique :

*a)* Il peut y avoir un *obstacle à la circulation artérielle*, qu'il y ait altération des parois, compression, embolie ou section ; — dans d'autres cas, il s'agit d'une *gêne de la circulation de retour* par thrombose ou compression : il y a alors *stase sanguine.*

*b)* Parfois il se produit une *accumulation de liquide céphalo-rachidien* dans la gaine du nerf optique, ce qui entraîne non seulement la distension de cette gaine, mais des troubles circulatoires et de la compression nerveuse.

Le nerf peut encore être envahi par une *infiltration œdémateuse inflammatoire*, qui détermine de la congestion et des lésions des divers tissus.

2° *Lésions de dégénérescence.* — *a)* La *dégénérescence des fibres nerveuses* est fréquente, et a pour causes, soit une lésion nerveuse proprement dite (par infection ou intoxication), soit des troubles de circulation, soit enfin une compression ou une section du nerf ;

*b)* Le *tissu de soutien* peut également être atteint de lésions de *dégénérescence*, par atrophie, hypertrophie ou infiltration cellulaire ;

*c*) Enfin le nerf optique peut donner naissance à du *tissu néoplasique.*

**B. Inflammations du nerf optique.** — Les inflammations du nerf optique, ou *Névrites optiques*, se différencient selon qu'elles portent sur la portion bulbaire du nerf (*névrite bulbaire*) ou sur la portion postérieure (*névrite rétro-bulbaire*).

1° *Névrite bulbaire.* — La névrite bulbaire, ou *intra-bulbaire*, ou *intra-oculaire*, est donc une inflammation du nerf optique intéressant la portion de ce nerf qui renferme les vaisseaux centraux.

*a*) **Névrite bulbaire proprement dite**, ou **Papillite**. Elle est due soit à la compression par une *tumeur* cérébrale ou orbitaire, soit à la *syphilis* (inflammation du nerf, ou périostite, ou tumeur) ou encore à une *méningite*, et spécialement la méningite tuberculeuse. Elle consiste essentiellement en un œdème inflammatoire avec troubles de la circulation et dégénérescences consécutives. Il y a accumulation de sérosité dans la la gaine du nerf et infiltration œdémateuse du nerf lui-même qui se trouve étranglé par l'anneau sclérotical et présente un renflement papillaire ; il y a en outre de la gêne de la circulation, de la stase sanguine, et souvent des hémorragies par exsudation. — Quand l'œdème domine, on a la forme dite *Névrite œdémateuse* ou *Œdème de la papille.*

Les parois des vaisseaux s'altèrent et se sclérosent ; les fibres nerveuses comprimées subissent la dégénérescence ; enfin tous ces troubles aboutissent à *l'atrophie* du nerf.

*b*) **Neuro-rétinite.** — C'est la forme que présente la névrite bulbaire quand elle est due à une infection générale ou à une intoxication : la région de la rétine avoisinant la papille participe à l'inflammation. Il y a peu d'œdème et de gêne circulatoire, mais surtout de la congestion de la papille et de la rétine, et souvent des hémorragies.

2° *Névrite rétro-bulbaire.* — C'est l'inflammation du nerf

optique limitée à la portion du nerf située en arrière du point de pénétration des vaisseaux centraux. Il n'y a donc pas de troubles circulatoires, sauf dans une période avancée. Les lésions consistent en une *névrite périphérique ;* elle se produit sous l'action d'un agent toxique (forme *chronique*) ou infectieux (forme *aiguë*), qui détermine la sclérose du nerf et la destruction des fibres nerveuses.

Une forme spéciale constitue la **Névrite papillo-maculaire**, qui se localise aux fibres maculaires, dans la rétine et le nerf optique; d'après certains auteurs, elle débuterait par la macula (*névrite ascendante*), d'après d'autres par une dégénérescence des fibres du nerf optique dans sa portion rétro-bulbaire (*névrite descendante*) ; elle s'appelle encore *névrite maculaire* ou *névrite toxique*. (Voir : Affections de la Rétine.)

C. **Affections de dégénérescence.** — Ce sont les *Atrophies* du nerf optique. Elles varient suivant leur origine :

1° Nous avons déjà vu que les *névrites optiques*, et surtout les névrites bulbaires, pouvaient se terminer par l'atrophie : c'est une **Atrophie post-névritique**, produite par la sclérose du nerf et des vaisseaux ; il y a, au niveau de l'extrémité du nerf, c'est-à-dire sur la papille, du tissu conjonctif cicatriciel ; les parois des vaisseaux sont sclérosées, épaissies, leur calibre diminué ;

2° Il peut y avoir aussi atrophie du nerf optique *sans inflammation initiale* : c'est l'**Atrophie primitive simple**, dont la cause peut être, soit la dégénérescence primitive des éléments du nerf, soit une lésion de continuité.

L'atrophie simple *par dégénérescence* est d'origine médullaire ou cérébrale. Quand elle est d'origine médullaire (ou nucléaire), les vaisseaux restent longtemps intacts ; c'est l'*atrophie grise*, dont l'atrophie tabétique est le type ; — l'atrophie d'origine cérébrale, ou *atrophie blanche*, atteint à la fois tous les éléments.

L'atrophie simple *par lésions de continuité* est produite par un traumatisme ou une tumeur. Si la lésion n'intéresse pas les vaisseaux centraux, ceux-ci restent intacts; s'ils sont atteints par la lésion, il y a de l'œdème, de l'exsudation sanguine, puis une atrophie généralisée.

# CHAPITRE IV

## EXAMEN DU FOND DE L'ŒIL, OU DES MEMBRANES PROFONDES

### § 1. — **TECHNIQUE : EXAMEN OPHTALMOSCOPIQUE**

Pour examiner les membranes profondes de l'œil on emploie l'éclairage dit *ophtalmoscopique*, obtenu, comme nous l'avons déjà vu, à l'aide d'un miroir percé en son centre d'un orifice, et appelé OPHTALMOSCOPE ou MIROIR OPHTALMOSCOPIQUE.

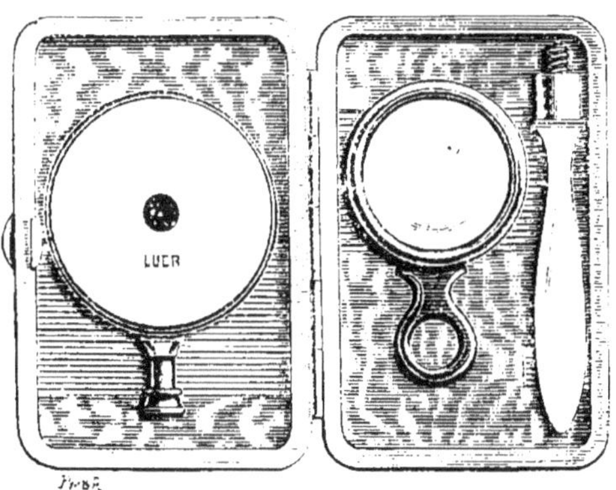


Fig. 33. — OPHTALMOSCOPE DE FOLLIN, AVEC LOUPE.

Il y a deux procédés d'examen : *à l'image renversée* et *à l'image droite*. L'un et l'autre se pratiquent dans une chambre noire.

**A. L'examen à l'image renversée** est le plus simple : il ne nécessite qu'un *miroir concave* et une *lentille* de 14 à 15 dioptries.

Le malade est assis en face de vous, une lampe placée à côté de lui, munie de préférence d'un écran vertical pouvant être en même temps un réflecteur ; vous disposez cette lampe de façon à ce que la lumière soit à la hauteur de l'œil du malade, laissant sa figure dans l'ombre.

Vous recommandez au patient de tenir la tête droite, im-

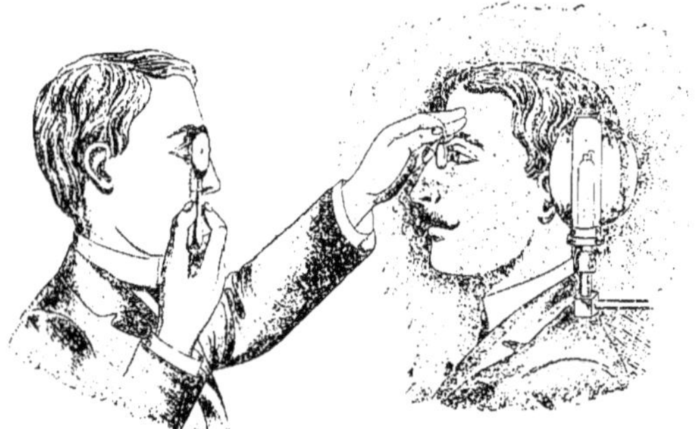

Fig. 34. — EXAMEN OPHTALMOSCOPIQUE A L'IMAGE RENVERSÉE

mobile sans raideur, et vous le faites regarder au loin, sans rien fixer, du côté opposé à l'œil examiné, à gauche pour l'œil droit, et inversement, son regard passant un peu en dehors de votre oreille. Vous tenez le miroir verticalement, devant et près de votre œil, l'appliquant même sur l'arcade sourcilière ; vous devez être à 40 cm. environ de l'œil examiné. Regardant par le petit orifice central du miroir vous projetez la lumière de la lampe, réfléchie par le miroir, sur l'œil du malade, et la pupille vous apparaît alors en rouge. Vous placez à ce moment la loupe à 4 ou 5 cm. de l'œil examiné, la tenant verticalement entre le pouce et l'index, et vous immobilisez votre main en prenant un point d'appui avec le petit doigt sur le front du patient.

Le malade regardant dans la direction indiquée plus haut, vous devez apercevoir la *papille*, qui se détache en clair sur le fond rouge de l'œil; et vous avancez ou reculez la lentille jusqu'à ce que l'image soit bien au point. Si vous n'apercevez pas d'emblée la papille, vous devez voir, en général, des gros vaisseaux, et vous les suivez jusqu'à la papille, où ils convergent: pour cela il suffit souvent de déplacer légèrement la lentille ou de vous déplacer un peu vous-même; il faut se rappeler que l'image se déplace dans le même sens que la lentille et en sens inverse de l'observateur.

Indiquons un petit procédé qui, pour les débutants, peut faciliter la découverte de la papille: après avoir éclairé la pupille avec le miroir, vous faites suivre au malade votre doigt que vous déplacez près de votre oreille, du côté où doit se porter le regard; à un moment donné, vous apercevez un reflet blanc dans la pupille: c'est la papille; vous faites aussitôt immobiliser l'œil dans cette position, et plaçant alors la loupe vous apercevrez la papille sans chercher.

Après avoir examiné la papille, vous faites regarder par le malade dans les différentes directions, de façon à explorer tous les points de la rétine accessibles à la vue.

Pour examiner, en particulier, la région de la *macula*, vous dites au sujet de regarder le miroir ou le milieu de votre front, la macula étant au pôle postérieur du globe. Mais cette région est souvent difficile à apercevoir, car l'action de la lumière sur la tache jaune, qui est le point le plus sensible de la rétine, détermine un rétrécissement extrême de la pupille; et le reflet cornéen, déjà gênant, parfois, quand on examine les autres régions, le devient encore plus dans ce cas: on se débarrasse de ce reflet en inclinant un peu la loupe, mais le rétrécissement pupillaire rend souvent l'examen de la macula assez difficile pour qu'on ne puisse le pratiquer sans la dilatation artificielle; nous verrons plus loin comment on obtient celle-ci.

Terminons la description de ce procédé d'examen par une remarque importante : quand on pratique l'examen ophtalmoscopique à l'image renversée, il faut bien savoir que ce n'est pas le fond de l'œil lui-même qu'on doit voir, mais une image aérienne, réelle, située en avant de la lentille ; il ne faut donc pas faire d'efforts pour apercevoir le fond de l'œil, mais regarder en avant de la lentille.

**B. Examen à l'image droite.** — Pour ce mode d'examen on se sert d'un ophtalmoscope spécial dit OPHTALMOSCOPE A RÉFRACTION, muni d'un petit *miroir concave* et d'un *miroir plan*, percés d'un orifice central, et inclinés ou pouvant s'incliner à 45°, ainsi que d'une série de *lentilles* concaves et convexes, de dimensions très réduites, que l'on peut faire passer devant l'orifice du miroir. On se sert du miroir plan pour l'examen du vitré et du miroir concave pour le fond de l'œil.

Pour pratiquer l'examen à l'image droite, on se place très près du malade, en regardant autant que possible avec l'œil de même nom que l'œil examiné (l'œil droit regardant l'œil droit) ; on se met ainsi joue contre joue, de façon à ce que le miroir ne soit qu'à quelques centimètres de l'œil du patient. Grâce à l'inclinaison du miroir, on projette facilement la lumière réfléchie sur la pupille, tandis que le malade regarde un peu en dedans, du côté opposé à celui de l'œil examiné.

On aperçoit alors la papille, sinon on la trouve en suivant un gros vaisseau, et si elle n'est pas nette on fait passer derrière l'orifice du miroir des verres convexes ou concaves de plus en plus forts jusqu'à ce qu'elle apparaisse nettement. On examine successivement les différentes régions de la rétine. Lorsque toutes les parties du fond de l'œil ne sont pas au même niveau (excavation de la papille, décollement de la rétine, etc.), il suffit de mettre au point successivement sur des points voisins les uns des autres pour les voir tous nettement, et l'on peut même calculer ainsi les différences de profondeur, en sachant qu'une différence de 3 dioptries équivaut à 1 millimètre en saillie ou en profondeur.

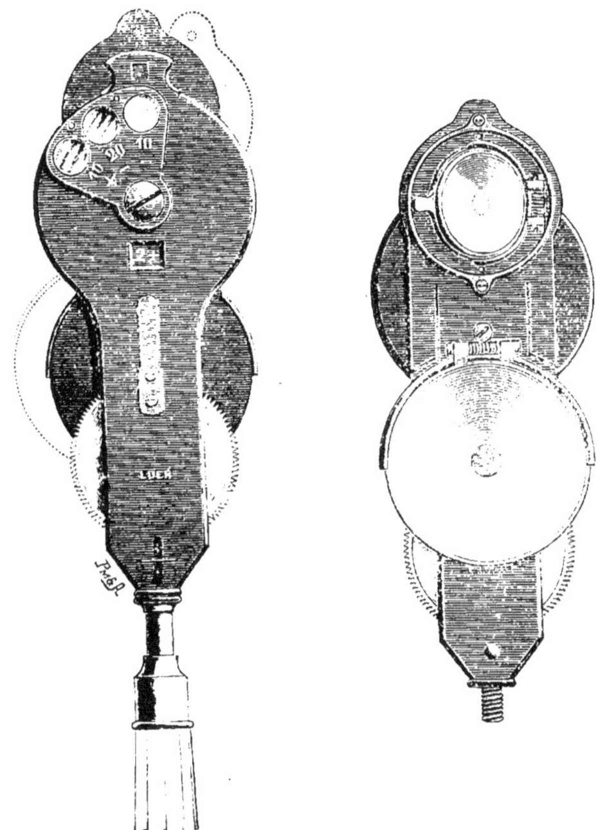

Fig. 35 et 36. — Ophtalmoscope du D<sup>r</sup> Terrien, avec 2 grands miroirs 1 plan et 1 concave, et 2 petits miroirs (1 plan et 1 concave) pouvant s'incliner pour l'examen à l'image droite: série de lentilles sur disque.

## C. Indications des deux procédés. — L'examen à l'*image renversée* donne un grossissement des images de 3 à 4 dia-

mètres, pour un œil emmétrope. Ce grossissement varie évidemment un peu avec la force de la lentille et l'état de la réfraction de l'œil. Etant assez faible, il permet une vue d'ensemble d'une portion assez étendue du fond de l'œil. Ce procédé a en outre l'avantage d'être très simple et facile à pratiquer, et il donne le plus souvent des renseignements suffisamment précis.

L'examen à l'*image droite* donne un grossissement beaucoup plus fort et permet de distinguer plus de détails ; mais ce procédé est aussi plus délicat que le précédent, il demande une certaine habitude, et il est assez désagréable et même parfois pénible pour l'observateur et pour l'observé ; en outre, il ne permet de voir à la fois qu'une petite étendue du fond de l'œil.

Ces deux procédés ne s'excluent pas, mais au contraire se complètent, quoique le premier soit souvent suffisant. En tous cas on commencera toujours par l'examen à l'image renversée, qui permet d'embrasser une plus grande étendue du fond de l'œil à la fois et de localiser rapidement les lésions ; on peut ensuite, muni de ce renseignement, avoir recours à l'image droite pour contrôler et compélter les observations déjà faites ; connaissant le siège des grosses lésions on les retrouvera facilement et on pourra en préciser les détails et même trouver encore d'autres lésions plus fines ; on pourra enfin, comme nous l'avons vu, mesurer ainsi les différences de niveau, les saillies et les excavations.

D. **Dilatation artificielle de la pupille.** — L'examen ophtalmoscopique est parfois difficile, soit par suite du manque d'habitude, pour les débutants, soit parce que la pupille est trop étroite, ou réagit trop à la lumière et se rétrécit considérablement, surtout quand on veut examiner la macula.

En général on peut alors dilater la pupille avec un MYDRIATIQUE, si cela n'offre pas d'inconvénients pour le malade, car la mydriase *trouble la vision,* surtout si elle s'accompagne de paralysie de l'accommodation, comme avec l'atropine ; mais il faut surtout bien s'assurer auparavant de l'état de la *tension intra-oculaire*, et se garder d'employer un mydriatique si elle paraît tant soit peu augmentée, car on risquerait de provoquer alors des accidents graves de glaucome aigu.

Deux substances sont couramment employées pour la dilatation pupillaire : l'atropine et la cocaïne.

L'ATROPINE (1 goutte de la solution à 1 p. 100 ou 0,50 p. 100) agit lentement ; la dilatation commence au bout de 15 à 20 minutes, et atteint son maximum après 2 heures ; elle persiste plusieurs jours, entraînant une certaine gêne pour le malade.

La COCAÏNE (quelques gouttes de la solution à 1 p. 40) donne une dilatation plus rapide, qui commence 10 minutes après l'instillation et atteint son maximum au bout d'une heure, puis diminue graduellement et disparaît en quelques heures. La dilatation est moins complète qu'avec l'atropine, mais généralement suffisante, et, l'action étant plus courte, les inconvénients sont moindres.

Nous étudierons les autres mydriatiques avec les médicaments.

## § 2. — ASPECT NORMAL DU FOND DE L'ŒIL

A. Aspect des membranes profondes. — Les membranes profondes vues à l'examen ophtalmoscopique offrent une coloration rouge due en grande partie à la vascularisation intense de la choroïde qui apparaît à travers la rétine transparente ; à cette cause s'ajoutent le pigment choroïdien et le pigment rétinien, qui peuvent modifier sensiblement la teinte générale du fond de l'œil, suivant l'abondance ou la pénurie de chacun d'eux. Il en résulte des aspects très variés que nous ramènerons à quatre types principaux :

1º Le fond de l'œil a une *coloration rouge claire à peu près uniforme*, sur laquelle se détachent les *vaisseaux rétiniens*, plus foncés (qui proviennent des vaisseaux centraux situés dans le nerf optique) : ils sont *très nets* et donnent des ramifications de plus en plus fines à mesure qu'on approche de la périphérie. On peut voir aussi, se détachant sur le fond rouge, quelques taches grisâtres, floues, plus ou moins fon-

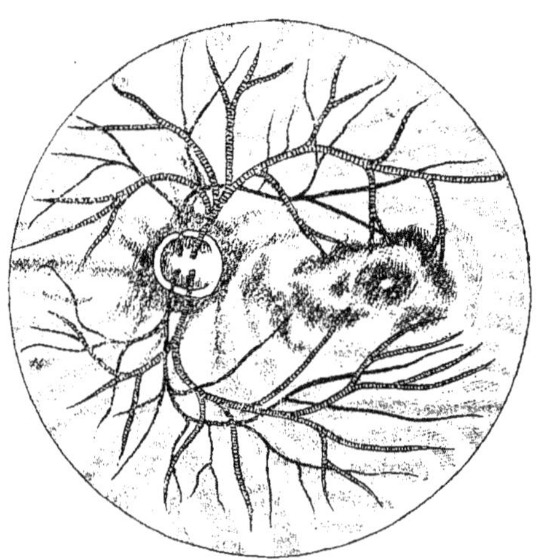

Fig. 37. — Fond d'œil normal.

cées, et séparées par des traînées rouges : celles-ci représentent les *vaisseaux choroïdiens*, entre les mailles desquels on aperçoit la pigmentation choroïdienne ;

2º Le fond de l'œil se présente sous l'aspect d'un *réseau serré de rubans rouges*, larges, flous, réunis entre eux par de nombreuses anastomoses, et se détachant sur un *fond plus clair :* ce sont les vaisseaux choroïdiens que l'on distingue sur la choroïde faiblement pigmentée, qui apparaît dans les espaces intervasculaires ; la rétine elle-même offre alors une

couche pigmentaire très transparente. Cet aspect se rencontre
en particulier chez les *sujets blonds* ;

3° D'autres fois, c'est encore un *réseau rouge* de rubans
anastomosés, mais sur un *fond brun* ; les vaisseaux choroïdiens apparaissent en rouge sur la choroïde fortement pigmentée, et plus sombre qu'eux. On constate cet état chez les
*vieillards* et chez les *sujets bruns* ;

4° Parfois enfin, sur un *fond d'un rouge très sombre*, homogène, on aperçoit des *reflets brillants*, surtout autour de
la papille et autour de la macula : dans ce cas, le pigment est
très abondant, aussi bien dans la rétine que dans la choroïde,
et les reflets sont donnés par la rétine. Cet état se présente
surtout chez les *sujets jeunes* et *fortement pigmentés*.

Ces différents aspects sont normaux, et on en trouve toutes
les variétés intermédiaires, avec toutes les tonalités du rouge.
Il faut bien les connaître, afin de ne pas croire à des états
pathologiques inexistants, et de ne pas prendre, par exemple,
comme le font souvent les débutants, des fonds d'œil à choroïde très pigmentée, pour des choroïdites disséminées.

B. **La papille.** — Elle apparaît sous la forme d'un disque
blanc rosé, arrondi ou légèrement ovalaire, présentant généralement un segment plus clair et brillant, du côté temporal,
et une zone centrale blanche, due à l'écartement en entonnoir
des fibres centrales du nerf optique, qui s'épanouissent pour
aller se répartir sur la rétine. De cette *excavation*, qui n'est
pas toujours exactement centrale, sortent les vaisseaux centraux, qui se détachent nettement sur le fond clair de la papille, et la traversent pour aller se subdiviser dans la rétine.

C. **Les vaisseaux rétiniens.** — On aperçoit les troncs de
l'*artère* et de la *veine centrale*, qui se bifurquent après avoir
parcouru un court trajet sur la papille ; ou bien on voit seulement la bifurcation, qui se fait au moment où les vaisseaux
émergent de la papille ; parfois même on voit les deux branches principales, artérielles et veineuses, sortir de la papille à

une certaine distance les unes des autres, la bifurcation ayant eu lieu dans le nerf optique.

Les deux branches de bifurcation de chaque vaisseau se dirigent, l'une en haut (*branche ascendante*), l'autre en bas (*branche descendante*). Ces branches principales se divisent à leur tour après avoir quitté la papille ou même avant, et elles donnent chacune deux autres branches se dirigeant l'une en dehors (*branche temporale*), l'autre en dedans (*branche nasale*) ; celles-ci se subdivisent en rameaux de plus en plus fins qui irriguent la rétine jusqu'à la périphérie. Les branches temporales, ou externes, qui sont les plus volumineuses, forment chacune, en haut et en bas, une courbe dont la concavité regarde la région maculaire.

On peut distinguer les artères des veines, surtout à l'image droite, et au niveau des premières ramifications, à leur aspect : les *artères* sont fines et présentent une strie claire, médiane et large ; les *veines* sont plus volumineuses, d'un rouge sombre, et légèrement sinueuses.

D. **La macula.** — La *macula*, ou *tache jaune*, située au pôle postérieur de l'œil, est à environ deux diamètres papillaires du bord de la papille, du côté temporal (côté nasal à l'image renversée). Elle offre à l'examen ophtalmoscopique un aspect spécial, dû à la structure de la rétine à son niveau, aspect qui permet de la distinguer des régions voisines. Mais son examen est souvent rendu difficile, ainsi que nous l'avons vu plus haut, par le rétrécissement pupillaire que détermine son éclairage ; et pour l'apercevoir il est alors nécessaire de dilater la pupille.

La macula apparaît sous l'aspect d'une zone plus sombre que les parties environnantes, au centre de laquelle on voit parfois un point clair ; en outre, dans certains cas, elle est également entourée d'un anneau clair et plus ou moins brillant. Des vaisseaux fins convergent vers la région maculaire ; mais au niveau de la macula elle-même il n'y en a plus.

## § 3. — LE FOND DE L'ŒIL DANS LES ÉTATS PATHOLOGIQUES

Nous allons décrire les types principaux, les aspects caractéristiques, des images ophtalmoscopiques que l'on est appelé à voir dans les lésions et affections les plus fréquentes des membranes profondes. Cette étude, forcément un peu schématique, n'en sera, nous l'espérons, que plus utile, en servant de guide pour l'interprétation des nombreux signes fournis par l'examen du fond de l'œil.

**I. La papille.** — A. *La papille est entièrement rouge :* sa couleur se confond plus ou moins avec celle du fond de l'œil.

1° *La rougeur de la papille est le seul signe*, il n'y a pas d'altérations visibles des vaisseaux, ni d'autres anomalies au niveau et autour de la papille : il y a simplement de l'**hyperémie**, de la *congestion papillaire*, due à un trouble de la circulation générale ou à un trouble vaso-moteur dépendant d'une affection nerveuse (hystérie, névrite du trijumeau).

2° *La rougeur de la papille s'accompagne d'autres anomalies papillaires ;* on aperçoit à la surface de la papille de nombreux petits vaisseaux irradiés, et les *veines* principales sont *dilatées et sinueuses ;* en outre les *bords* de la papille sont *flous*, nuageux, elle paraît *en saillie*, au lieu d'être plane ou même légèrement excavée, et on peut souvent y distinguer des stries irradiées (fig. 38) ;

Il ne s'agit plus d'une simple congestion, mais d'une *inflammation* de l'extrémité périphérique du nerf optique : c'est la **Névrite optique bulbaire** ou *intra-oculaire*, caractérisée par ce fait que les troubles visuels qu'elle détermine sont le plus souvent modérés, et nullement en rapport, à cette période, avec l'intensité des lésions indiquées par l'examen ophtalmoscopique. Cet état peut être le premier degré d'une *névrite œdémateuse;* on l'appelle encore *Papillite.*

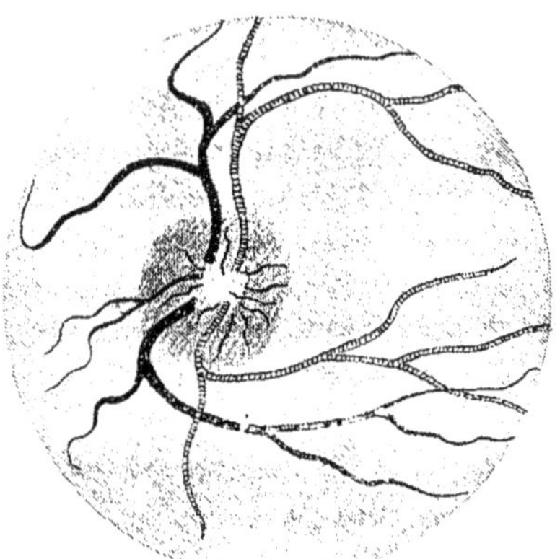

Fig. 38. — Névrite optique.

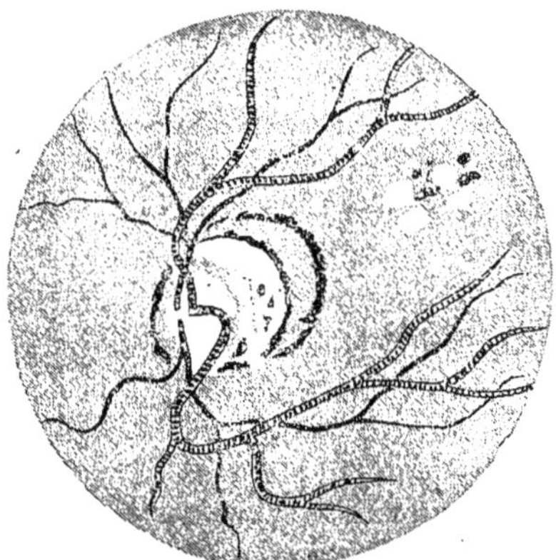

Fig. 39. — Staphylome postérieur myopique, avec lésions de choroïdite maculaire.

3° *Le trouble de la papille s'étend aux régions environ-nantes :* la papille, qui est rougeàtre, et la région péripapillaire. sont *floues*, nuageuses; les vaisseaux centraux ne sont pas nets; les veines sont *variqueuses* et il y a de petites *hémorragies* sur la papille et la région voisine. La région péripapillaire de la rétine participe à l'inflammation, il y a une **Neuro-rétinite**, et cette forme est le plus souvent d'origine infectieuse, et surtout syphilitique.

4° *La papille, rouge, se continue sans démarcation avec la région voisine;* elle ne se reconnaît qu'à la disposition des vaisseaux; elle est parsemée de petites *hémorragies* linéaires, et d'autre part les *veines* apparaissent *dilatées et sinueuses*, et il y a de nombreuses *hémorragies*, en général petites, *sur toute la rétine :* il s'agit d'une **Thrombose** récente de **la veine centrale**; le diagnostic est confirmé par ce fait que l'acuité visuelle a baissé brusquement, et c'est d'ailleurs ce qui a déterminé le malade à consulter le médecin.

B. **La papille a une couleur anormale, mais distincte, et plus claire que celle des régions voisines.—** 1° La papille est *jaunâtre et boursoufflée*. elle proémine fortement, son diamètre est *très agrandi*. les bords sont flous, les *veines dilatées* et *tortueuses*, les artères rétrécies, et il y a souvent des *hémorragies :* il s'agit d'une **Névrite œdémateuse**, due à une inflammation intense du nerf, ou consécutive à une tumeur orbitaire ou cérébrale qui le comprime;

2° La papille est *pâle. jaunâtre*. à bords mal limités, entourée d'une *zone de teinte plus claire*, dans l'*Embolie* ou la *Thrombose de l'artère centrale*, ou d'une de ses branches:

3° La papille est *claire* dans son ensemble, d'une teinte *gris rosé* ou *jaunâtre, nuageuse*. à bords flous, et elle présente quelquefois de petites taches rouges, hémorragiques : cet aspect s'observe dans la *Neuro-rétinite albuminurique*. qui se manifeste par d'autres lésions rétiniennes. que nous verrons plus loin.

C. *La papille est décolorée.* — 1º Eliminons d'abord une anomalie qui se montre sous la forme de *faisceaux blancs* brillants, de mèches striées dans la longueur, qui recouvrent en partie la papille et s'étendent plus ou moins sur la rétine : ce sont des *fibres à myéline.* (V. Rétine, Structure.)

2º Nous citerons également ici les cas où la papille, *pâle, jaunâtre*, paraît élargie et augmentée d'un *croissant blanc* qui l'entoure, du côté temporal le plus souvent, et qui est fréquemment limité à sa périphérie par une ligne sombre ou noire : c'est une *atrophie choroïdienne*, qui est le signe d'un **Staphylome myopique** ou *scléro-choroïdite postérieure* (fig. 39).

3º La papille, décolorée, est *pâle, grise ou blanche :* cette décoloration indique une **Atrophie de la papille** ; elle présente dans son étendue, son évolution, son aspect, des différences qui permettent d'en diagnostiquer la cause.

La décoloration atrophique peut n'atteindre qu'un segment de la papille : c'est alors une *atrophie partielle*, qu'il ne faut pas confondre avec la pâleur normale d'une portion de la papille. Elle s'observe surtout dans la *sclérose en plaques*, où elle est unilatérale, et reste longtemps segmentaire.

La décoloration totale de la papille ou *atrophie totale* peut débuter par toute la surface papillaire en même temps ou par un segment ; d'autre part, elle présente deux aspects bien différents suivant que les bords sont nets ou flous, aspects correspondant à des origines également différentes :

*a)* La papille décolorée A BORDS NETS indique une **Atrophie simple** ou **primitive** des fibres nerveuses ; les vaisseaux centraux conservent leur calibre. Au début, il y a simplement de la pâleur, puis la papille devient *blanche*, nacrée même, elle se détache nettement sur le fond rouge de l'œil et ressemble à un pain à cacheter. Cette atrophie présente à son tour des caractères variables suivant son origine, et plus ou moins nets. (V. fig. 40.)

L'atrophie est *bilatérale*, elle reste d'abord longtemps *gri-sâtre* et se décolore *progressivement* pour devenir enfin net-

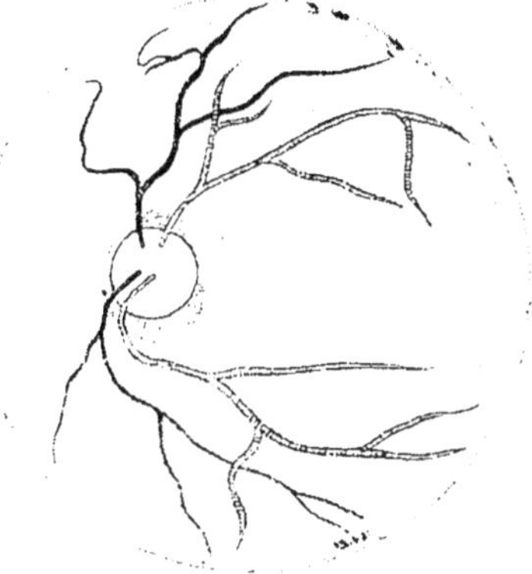

Fig. 40. — ATROPHIE SIMPLE, OU PRIMITIVE, DE LA PAPILLE.

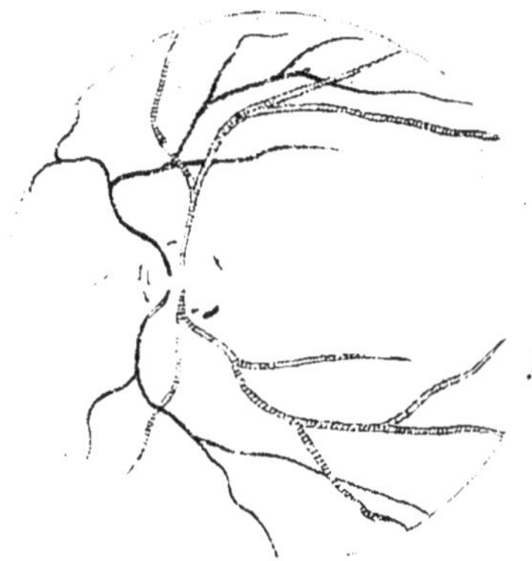

Fig. 41. — ATROPHIE POST-NÉVRITIQUE DE LA PAPILLE.

tement *blanche* : les vaisseaux conservent leur calibre au début, puis se rétrécissent : cette variété d'atrophie, à laquelle on a donné le nom d'**Atrophie grise**, s'observe dans la *syphi-lis*, dans ses formes nerveuses, la paralysie générale et surtout le *tabes*, l'*atrophie tabétique* étant même le type de cette forme.

L'atrophie est lentement progressive, mais *unilatérale*, et les vaisseaux conservent leur calibre, dans les cas de *section* ou de *destruction rétro-bulbaire* du nerf optique par tumeur ou traumatisme, n'intéressant pas les vaisseaux.

Enfin la décoloration est *rapide* et les vaisseaux *exsangues* dans les cas de *section juxta-bulbaire* du nerf optique, c'est-à-dire située après le point de pénétration des vaisseaux.

*b*) Papille décolorée A BORDS FLOUS, déchiquetés (fig. 41) : c'est l'atrophie secondaire, qui est consécutive, soit à une inflammation du nerf (**Atrophie post-névritique**), soit à un trouble de circulation, oblitération des vaisseaux par *thrombose* ou *embolie*. Les bords de la papille sont irréguliers, ou bien nuageux, indistincts, et ils présentent parfois des débris de pigment ; souvent un anneau clair entoure la papille ; les veines sont sinueuses et les artères rétrécies, filiformes, ou même remplacées par des cordons blancs.

*c*) Ajoutons à ces deux grandes variétés d'atrophie papillaire une autre forme qui mérite une place à part ; c'est celle qui s'observe à la suite de la compression de la papille par une exagération de la tension intra-oculaire, dans le *Glaucome chronique* (fig. 42) : la papille est *grisâtre, piquetée*, et *excavée dans sa totalité ;* les vaisseaux font un coude brusque au bord de l'excavation ; un petit anneau blanchâtre entoure la papille. Les *excavations physiologiques* de la papille se distinguent de celle du glaucome en ce qu'elles sont partielles seulement, tandis que dans le glaucome les bords sont taillés comme à l'emporte-pièce.

## II. **Région moyenne et périphérique du fond de l'œil**. — Les différents aspects que présentent, à l'état pathologique, les membranes profondes sont formés : par des *altérations des vaisseaux*, — par des *taches circonscri-*

*tes*, rouges (hémorragies), noires (pigmentation anormale), ou claires (exsudats, plaques cicatricielles), — et par des *chan-*

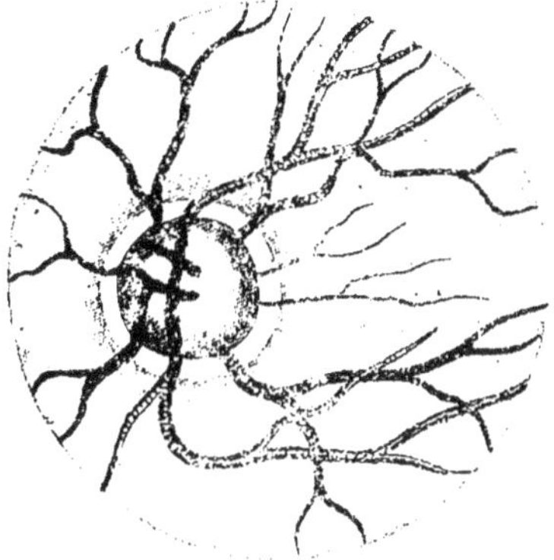

Fig. 42. — Excavation papillaire dans le glaucome chronique.

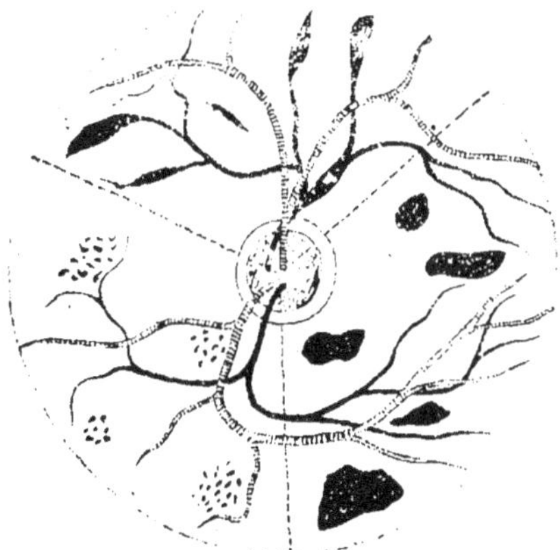

Fig. 43. — Hémorragies rétiniennes : en pointillé *(à gauche)*, en flammèches *(en haut)*, et en plaques *à droite*.

*gements de coloration* d'une surface étendue (ischémie par obstacle à la circulation, décollements).

Avant d'étudier ces signes, nous rappellerons qu'il ne faut pas confondre la circulation rétinienne avec le réseau des vaisseaux choroïdiens anastomosés qui apparaissent nettement, sous forme de rubans, dans les yeux à faible pigmentation rétinienne, surtout chez les blonds, et chez les sujets très myopes; de même il faut éviter de prendre les espaces intervasculaires d'une choroïde fortement pigmentée pour des taches de pigmentation pathologique.

A. *Altérations des vaisseaux rétiniens.* — Ce sont les mêmes que nous avons déjà constatées au niveau de la papille et de la région péripapillaire; nous allons résumer les principales :

1º Les *artères* sont *rétrécies* et les *veines dilatées* quand il y a une *gêne de la circulation* dans les vaisseaux centraux du nerf optique;

2º Les *artères* sont *filiformes*, alors que les veines sont normales ou modérément rétrécies, quand il y a *obstruction des artères* par thrombose ou embolie;

3º Elles sont transformées en *cordons blancs* opaques par la périartérite, dans les *rétinites* syphilitique, albuminurique, diabétique, etc.;

4º Les *veines* sont *sinueuses* et *dilatées*, par suite d'une gêne de la circulation de retour, dans la *névrite optique,* surtout dans la névrite *œdémateuse,* et la *thrombose de la veine centrale.*

B. *Taches rouges hémorragiques.* — Les hémorragies limitées se présentent sous l'aspect de taches rouges plus ou moins foncées. Suivant leur aspect on distingue des hémorragies *en pointillé, en flammèches, en flaques* (V. page 135).

Les hémorragies *en pointillé* (fig. 43) siègent principalement dans la région maculaire; — les hémorragies *en flammèches* sont allongées le long des vaisseaux, qu'on distingue généralement; — les hémorragies *en flaques* sont de forme variable et irrégulière, et plus ou moins étendues.

Au bout d'un certain temps, les hémorragies pâlissent. deviennent jaunes, puis se résorbent parfois sans laisser de traces, ou bien elles sont remplacées par des taches noires, pigmentaires, ou des plaques blanches de dégénérescence, plus ou moins chargées de pigment noir.

Elles proviennent parfois de la choroïde, mais plus souvent des vaisseaux rétiniens; dans le premier cas, on peut voir parfois les vaisseaux rétiniens passer par-dessus les taches.

Elles se rencontrent dans toutes les affections qui déterminent un trouble de la circulation générale ou simplement locale (stase veineuse) ou une altération du sang ou des parois vasculaires : en général elles s'acompagnent d'autres altérations rétiniennes, en particulier dans les *rétinites diabétique* et surtout *albuminurique*, et d'altérations de la papille et des vaisseaux.

C. **Taches noires pigmentaires.** — Les taches noires qu'on observe sur le fond de l'œil sont dues à une accumulation de pigment choroïdien ; elles ont des dimensions variées, depuis le simple piqueté jusqu'à des plaques de plusieurs millimètres, de forme irrégulière.

Elles se présentent, soit à la surface ou au pourtour de taches claires de dégénérescence, dans la *Chorio-rétinite atrophique*. soit, au contraire, isolément. et surtout en piqueté vers la périphérie de la rétine, dans la **Chorio-rétinite pigmentaire**, ou disséminées, en plaques, consécutivement à des *hémorragies*.

D. **Taches claires.** — CARACTÈRES ET ORIGINE. — Certaines taches sont jaunâtres, d'autres grisâtres ou bleuâtres, et d'autres enfin nettement blanches. Leurs dimensions varient depuis le simple point blanc jusqu'à de vastes plaques formées par la réunion de plusieurs taches.

Elles sont dues, soit à la *dégénérescence* graisseuse ou scléreuse des éléments rétiniens, soit à des *exsudats* cellulaires

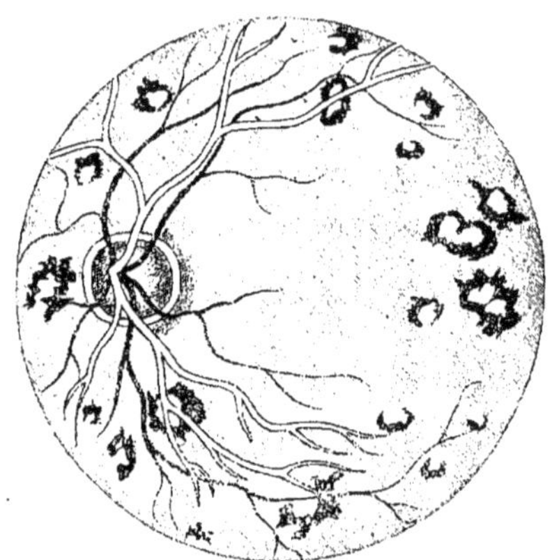

Fig. 44. — Choroïdite atrophique disséminée

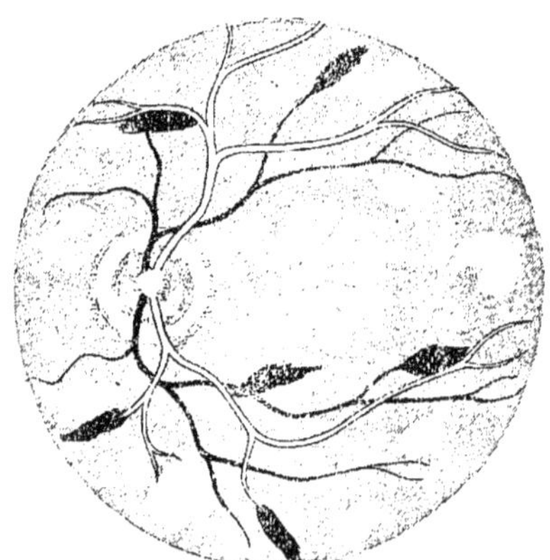

Fig. 45. — Rétinite albuminurique
(l'étoile maculaire a été exagérée dans la reproduction du dessin primitif).

ou séreux, ces deux sortes de lésions étant souvent réunies, soit encore à du *tissu cicatriciel*.

Leur aspect varie suivant leur nature ; ainsi les *plaques cicatricielles* ont leurs bords bien nets et un aspect blanc nacré, bleuâtre même, tandis que les *taches d'exsudats* ou de *dégénérescence* sont généralement, surtout au début de leur évolution, floues, nuageuses même, et de teinte jaunâtre ou grisâtre, et elles ne deviennent blanches que dans une période avancée ; mais, d'une façon générale, le diagnostic différentiel se fait surtout d'après l'évolution et les autres lésions, et d'après les symptômes fonctionnels.

Les lésions qui produisent ces taches intéressent la rétine ou la choroïde, et souvent les deux membranes à la fois. Les *taches rétiniennes* se reconnaissent à ce qu'elles recouvrent les vaisseaux de la rétine, qui paraissent interrompus à leur niveau, tandis qu'ils passent au-devant des *taches choroïdiennes*.

Sémiologie. — 1° Les taches d'infiltration ou exsudation et de dégénérescence atrophique s'observent dans la *Choroïdite à lésions circonscrites*, ou **Choroïdite atrophique**, et la **Chorio-rétinite**, lésions le plus souvent d'origine syphilitique : les taches sont d'abord *jaunes* ou *grises*, *mates*, saillantes, irrégulières, à contours indécis, et entourées d'un halo plus clair ; elles forment des *boutons* (V. page 128) ; puis elles s'aplatissent, deviennent d'un *blanc bleuâtre*, à bord nets, et sont souvent bordées et même couvertes en partie de *dépôts noirs* pigmentaires (fig. 44) ;

2° Des taches d'une teinte *blanc jaunâtre*, irrégulières, *brillantes*, d'origine exsudative et dégénérative, se rencontrent dans les **Rétinites albuminurique et diabétique**, et dans la première (fig. 45) on peut parfois distinguer, autour de la macula, des traînées blanches, *en étoile*, caractéristiques ;

3° On peut voir une ou plusieurs *plaques blanches*, atrophiques, à bords nets, dans la région maculaire, dans les cas de *myopie forte*, concurremment avec le croissant atrophique ou staphylome, entourant la papille, dont nous avons parlé plus haut (V. fig. 39).

E. ***Coloration claire d'une surface étendue de la rétine.*** — 1° Une partie de la rétine, surtout du côté temporal, offre une *teinte laiteuse*, ou gris blanchâtre, *sans délimitation nette*, et sur laquelle se détachent nettement les *artères*, qui sont *filiformes* et paraissent interrompues en certains points : il s'agit d'une **Embolie** ou d'une **Thrombose de l'artère centrale**, ou d'une de ses principales branches ; quand il y a obstruction de l'artère centrale, nous avons vu

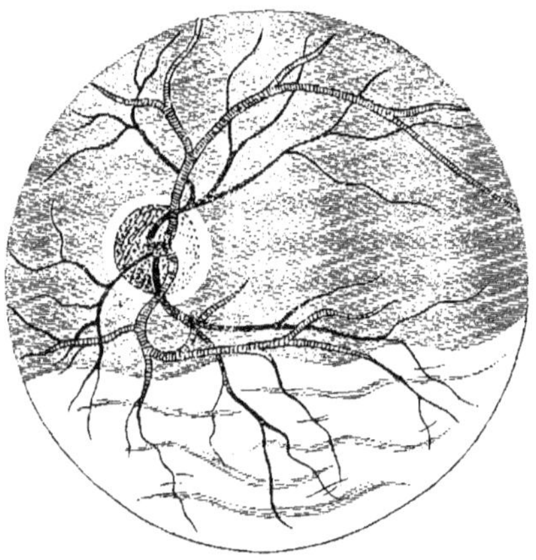

Fig. 46. — Décollement de la rétine.

que le trouble rétinien entoure la papille, qui est pâle, et dont les limites sont indistinctes. Les troubles fonctionnels, cécité ou scotome, suivant les cas, ont une importance primordiale ;

2° On aperçoit, généralement à la périphérie, une vaste *plaque jaune*, opaline, ou grisâtre, *vallonnée*, flottante, et au bord de laquelle les vaisseaux disparaissent, pour reparaître plus loin, formant ensuite sur la surface de la plaque des sinuosités qui indiquent ses dépressions et les saillies de ses plis : c'est un **Décollement de la rétine**, *par exsudat*, d'origine traumatique (accidentelle ou opératoire) ou infectieuse. Au niveau du décollement on n'aperçoit plus la teinte rouge de la choroïde ; les vaisseaux, en passant de la partie intacte sur la partie décollée et soulevée, font un coude, et par suite une partie en reste cachée, et ils paraissent interrompus. — Le décollement rétinien entraîne des troubles visuels importants, avec scotome (fig. 46).

Une plaque analogue, mais grisâtre et tendue, fixe, et non plus vallonnée et flottante, parsemée de taches plus foncées et présentant également sur son bord la couture des vaisseaux, indique un *décollement de la rétine* par une tumeur, et généralement un *sarcome de la choroïde*.

**III. Une image ophtalmoscopique complexe : la Rétinite albuminurique.** — La *papille* est anormale, elle a une coloration gris rosé, un aspect nuageux, des bords flous, elle paraît gonflée. — Les *veines* sont dilatées, les artères normales ; il y a des *hémorragies* plus ou moins nombreuses, de formes variables, généralement situées autour de la papille. — Des *taches* d'un blanc jaunâtre, brillantes, à bords flous, et en particulier des traînées blanches, rayonnant autour de la macula, *l'étoile maculaire,* existent à peu près constamment. — A une période avancée, on voit des *taches blanches,* nettes, d'atrophie, qui arrivent à se réunir et à former de vastes placards entourant la papille ; celle-ci devient également blanche et se confond alors avec les régions voisines.

La *rétinite diabétique* offre des lésions analogues mais les hémorragies prédominent.

# LIVRE VI
## LES PAUPIÈRES ET L'APPAREIL LACRYMAL

### CHAPITRE PREMIER
#### LES PAUPIÈRES
#### ANATOMIE CLINIQUE ET PATHOLOGIE

**I. Configuration générale ; anomalies et malformations.** — Les paupières sont des membranes mobiles, transversales, au nombre de deux, l'une supérieure, l'autre inférieure, et fixées au pourtour de la cavité orbitaire qu'elles ferment en avant en se rejoignant ; elles recouvrent ainsi et protègent, plus ou moins complètement suivant qu'elles s'écartent ou se rapprochent l'une de l'autre, la partie antérieure du globe de l'œil, sur laquelle elles glissent. Par suite de leur adaptation à la forme du globe, elles sont incurvées verticalement et transversalement.

Au niveau du pourtour de l'orbite, elles se continuent avec les régions superficielles voisines, de la face en bas, du front en haut. Le bord de chaque paupière qui reste libre, et qui regarde le bord correspondant de l'autre, prend le nom de *bord libre*. Les paupières sont unies entre elles par les extrémités de ces bords, dont le rapprochement ou l'écartement délimitent la *fente* ou *l'ouverture palpébrale*.

**Anomalies de la fente palpébrale et de la forme des paupieres.** — 1º La fente palpébrale est parfois rétrécie d'une façon anormale Ce *rétrécissement* peut être *congénital*, et constitue alors le **Blépharophimosis** : les paupières existent, mais la fente s'est insuffisamment développée.

Le rétrécissement peut être *acquis* : c'est alors l'**ankyloblépharon** : les paupières sont soudées entre elles sur une partie de leur bord libre.

2º Les bords libres des paupières forment normalement, dans la plus grande partie de leur étendue, la portion ciliaire, une ligne régulière qui permet leur contact intime et par suite la fermeture complète de la fente palpébrale. Cette ligne peut être interrompue par une *perte de substance*, soit *acquise* (traumatisme, ulcération), soit *congénitale :* on réserve à ce dernier cas le nom de *colobome.*

Le **Colobome** constitue donc une anomalie de développement : il consiste tantôt en une *simple fente*, tantôt en une *encoche triangulaire*, dont la base occupe une étendue plus ou moins grande du bord libre, et qui s'étend généralement peu du côté du bord adhérent. La paupière atteinte de colobome est donc incomplète, et il existe alors une lacune dans le voile protecteur qu'elle forme à l'égard de l'œil.

3º Une autre anomalie, toujours acquise, de la conformation des paupières consiste dans ce fait qu'au lieu de s'appliquer exactement, de se mouler sur le globe de l'œil, dans leur segment voisin du bord libre, elles présentent une déviation permanente de leur bord libre en dehors ou en dedans, par suite d'une rétraction cicatricielle : suivant sa direction, cette déviation prend le nom d'**ectropion** ou d'**entropion cicatriciel.** S'ils sont très prononcés, l'occlusion des paupières est imparfaite ; et alors, la protection du globe n'étant plus assurée, il en résulte des complications du côté de la cornée et de la conjonctive bulbaire. En outre, dans l'*ectropion* la face interne ou conjonctivale de la paupière est également exposée aux causes d'infection ou d'irritation provenant de l'extérieur, et dans l'*entropion* les cils implantés sur le bord libre irritent la conjonctive bulbaire et la cornée.

4° Citons enfin l'*insuffisance de développement* des paupières, qui détermine leur *occlusion incomplète*, ou **Lagophtalmos** ; celui-ci qui, dans ce cas, est *congénital*, peut être dû à d'autres causes que nous verrons plus loin ; il entraîne à son tour des troubles du côté du globe, la conjonctive et la cornée n'étant plus protégées sur toute leur surface.

**II. Musculature des paupières ; troubles moteurs. — A. Mouvements des paupières.** — Ils sont dus aux contractions de deux muscles : l'orbiculaire des paupières, et le releveur de la paupière supérieure. — L'*orbiculaire*, encore appelé *sphincter des paupières*, est situé dans leur épaisseur, sous la peau, dont il n'est séparé que par la couche celluleuse, et il occupe toute la hauteur des paupières, formant un anneau plat autour de l'orifice palpébral. Le *releveur de la paupière supérieure* vient du fond de l'orbite et s'insère sur le bord supérieur du tarse. Le *tarse* ou *cartilage tarse*, qui existe dans les deux paupières, est une lame fibro-cartilagineuse très résistante, transversale, située en arrière du muscle orbiculaire, et qui forme pour ainsi dire le squelette de la paupière. — L'orbiculaire est innervé par des filets de la *branche supérieure du facial*, ou *facial supérieur*, et le releveur par une branche du *moteur-oculaire-commun*.

Les mouvements des paupières sont facilités par l'indépendance de ces membranes ; elles glissent librement au-devant de l'œil, qu'elles emboîtent pour ainsi dire.

**B. Troubles de fonctionnement.** — Le fonctionnement des paupières peut être troublé, soit par des lésions de leur tissu propre, soit par des troubles de l'innervation.

1° Tout d'abord l'*indépendance* des paupières peut être *limitée*, et par suite la facilité et l'étendue de leurs mouve-

ments plus ou moins diminuées, par des causes pour ainsi dire
extrinsèques, des *adhérences* de la face postérieure ou con-

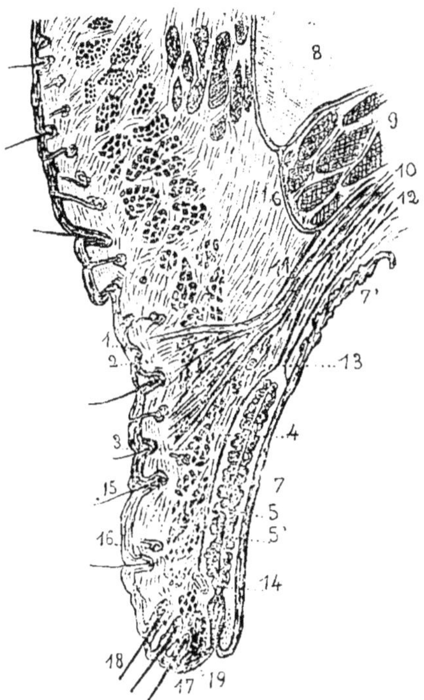


Fig. 47. — COUPE SAGITTALE DE LA PAUPIÈRE SUPÉRIEURE (d'après *Testut*).
1, peau. — 2, tissu cellulaire sous-cutané. — 3, faisceaux de l'orbiculaire
coupés en travers. — 4, tissu cellulaire sous-musculaire — 5, tarse, avec
5', glandes de Meibomius. — 6, ligament large (septum orbitale). — 7,
conjonctive palpébrale avec 7' sa portion plissée et son cul-de-sac. — 8,
rebord supérieur de l'orbite. — 9, paquet cellulo-adipeux de la cavité
orbitaire. — 10, muscle releveur de la paupière, avec 11, son tendon conjonctif; 12, son tendon musculaire. — 13, arc artériel externe. — 14,
arc artériel interne. — 15, poils. — 16, glandes sudoripares. — 17, bord
libre de la paupière, avec 18, cils; 19, une glande de Moll (glande sudoripare modifiée).

jonctivale de la paupière avec la conjonctive bulbaire : c'est
le **Symblépharon**; l'adhérence peut être *partielle* ou *totale*.

2° D'autres fois il y a *insuffisance d'action de l'orbicu-laire*, qui peut être déterminée par différentes causes : rétractions cicatrielles, — atrophie musculaire, rare, — et le plus souvent par un *trouble de l'innervation* de l'orbiculaire.

Cette insuffisance d'action de l'orbiculaire détermine dans tous les cas une occlusion incomplète, ou *Lagophtalmos acquis.*

3° Il peut y avoir une *faiblesse* ou une *paralysie du releveur de la paupière supérieure*, qui déterminent la chute de cette paupière, ou **ptosis.**

4° Enfin, au lieu de parésies ou de paralysies, on a parfois au contraire de la *contracture* du muscle orbiculaire, qui est totale ou partielle : *totale*, c'est-à-dire intéressant le sphincter palpébral tout entier, elle prend le nom de **Blépharospasme**, et est tantôt permanente (*blépharospasme tonique*), et tantôt survient par accès seulement (*blépharospasme clonique*) ; — *partielle*,la contracture n'intéresse qu'une portion du muscle, la portion marginale : c'est l'**entropion spasmodique.**

III . **Structure des paupières ; anomalies, lésions et affections.** — A. L_A_ _PEAU_ _ET_ _LE_ _TISSU_ _CELLU-_LAIRE. — La peau des paupières se continue avec celle des régions voisines ; il en est de même de la couche celluleuse sous-cutanée, laquelle est formée d'un tissu particulièrement lâche ; ces dispositions anatomiques ont des conséquences au point de vue pathologique : d'abord les paupières se laissent distendre facilement et rapidement par la sérosité, dans l'*infiltration œdémateuse* (soit dans les lésions locales, soit dans les affections générales),ainsi que par le sang, dans les *ecchymoses traumatiques ;* d'autre part, ces mêmes liquides s'infiltrent facilement des régions voisines dans les paupières ; et enfin il se produit fréquemment de l'*emphysème*, lors de lésions traumatiques du voisinage, et en particulier dans les fractures des parois des cavités osseuses voisines.

**Dermatoses.** — Dans la couche celluleuse se développent des amas de cellules spéciales qui constituent le *Xanthélasma*, et qui sont répartis sur toute la surface des paupières, ou limités au voisinage de l'angle interne ; ils sont caractérisés par leur coloration. Il en est de même d'une autre affection particulière à cette région, la *Chromidrose*, due à une anomalie de coloration de la sécrétion des glandes sudoripares.

La peau des paupières est sujette à des dermatoses variées, depuis le simple *érythème* jusqu'aux affections à lésions complexes, comme l'*eczéma*, avec épaississement du derme et desquamation furfuracée, — l'*herpès, simple* ou *fébrile*, — l'*érysipèle*. — et le *zona* dit *ophtalmique*, avec des vésicules profondes intéressant le derme et qui laissent après elles des cicatrices.

B. Le bord libre des paupières et les cils. — Le bord libre des paupières est divisé en deux parties d'inégale longueur par le tubercule lacrymal, situé près de l'angle interne, et au sommet duquel s'ouvre le conduit lacrymal ; ces deux parties sont l'une externe, ou *ciliaire*, l'autre interne, ou *lacrymale*, celle-ci de beaucoup plus courte que l'autre ; nous ne nous occuperons pour l'instant que de la portion ciliaire.

Le bord libre a une épaisseur d'environ 2 millimètres ; le long de sa partie antérieure, ou *lèvre antérieure*, sont implantés les *cils*, fixés sur une rangée, et qui sont recourbés et dirigés vers l'extérieur.

**Anomalies ciliaires.** — Cette disposition des cils peut varier, et il y a ainsi deux sortes d'anomalies :

1° Il existe parfois une 2⁰ rangée de cils, situés en arrière de la rangée normale, et divergents ; cette anomalie congénitale, assez rare, s'appelle le **Distichiasis**; ces cils supplémentaires frottent la conjonctive et la cornée et sont ainsi une cause permanente d'irritation et de lésions consécutives;

2° Il en est de même dans une autre anomalie, acquise celle-là, et plus fréquente, de la direction des cils, le **trichiasis** : au lieu de se diriger au dehors ils sont recourbés en dedans, irritant conjonctive et cornée, et pouvant par là favoriser les infections. Le trichiasis peut être dû à une *affection propre* des cils, ou à une *cicatrice* produite par une plaie, une brûlure, etc., — ou encore à une *rétraction* consécutive à une affection chronique de la conjonctive; — il existe enfin dans l'*entropion*, quelle qu'en soit la cause.

C. Les glandes. — Au niveau du bord libre des paupières se trouvent les orifices des canaux d'excrétion de plusieurs sortes de glandes : *a*) des *glandes sudoripares modifiées; b*) des *glandes sébacées*, dont il existe deux variétés : les *glandes ciliaires* ou *glandes de Zeiss*, annexées aux bulbes des cils, et qui s'ouvrent près de la lèvre antérieure du bord libre, — et les *glandes de Meibomius*, plus profondes, comprises dans l'épaisseur du tarse, et qui s'ouvrent en arrière.

Les produits de sécrétion de ces glandes se confondent et sont parfois assez abondants pour former un dépôt concrété qui constitue la *chassie.*

**Inflammations du bord libre et des glandes.** — 1° La situation du bord libre et la présence, sur ce bord, des cils et des orifices glandulaires avec les produits de sécrétion des glandes, l'exposent à des inflammations ou **Blépharites**, dans lesquelles *les divers éléments* du bord libre sont atteints : peau, muqueuse, cils, glandes.

2° L'inflammation peut se limiter à *un des éléments glandulaires*, au lieu d'être généralisée, et étendue à tout le bord palpébral : quand elle est aiguë c'est l'*orgelet*, chronique c'est le *chalazion.*

*a*) **L'Orgelet** ou *orgeolet*, vulgairement appelé *compère-loriot,* est donc une *inflammation aiguë des glandes séba-*

*cées* du bord palpébral ; quand ce sont les glandes de Zeiss ou glandes ciliaires qui sont atteintes, il est dit *orgelet externe* ou *acné ciliaire ;* si ce sont les glandes de Meibomius, on a l'*orgelet interne* ou *acné meibomien.*

L'orgelet n'est en somme qu'un petit furoncle. En général, il reste limité, c'est une folliculite ; quelquefois l'inflammation est plus intense. Les orgelets sont parfois multiples, à répétition, surtout quand il y a de la blépharite chronique, qui favorise l'infection des glandes.

*b) L'inflammation chronique d'une glande ciliaire* détermine une petite tumeur, le **Chalazion**, qui s'observe assez fréquemment. Il est généralement consécutif à l'inflammation d'une glande de Meibomius, et peut se développer sans qu'il y ait eu d'état aigu, ou, au contraire, être précédé d'un orgelet :

L'infection de la glande produit une véritable adénite, qui se complique de périadénite ; l'inflammation se propage au cartilage tarse, qui se transforme autour de la glande, formant une couche fibreuse, épaisse, indurée, mais non limitée par une membrane distincte ; ainsi se trouve constituée une petite tumeur, qui reste le plus souvent à l'état chronique, mais peut s'infecter et suppurer ou se résorber et disparaître spontanément.

3° Enfin les produits des différentes glandes des paupières peuvent, par rétention, déterminer des **Kystes** : les plus fréquents sont les *kystes sudoripares,* situés sur le bord libre, et qui renferment le produit de sécrétion d'une glande sudoripare, et les *kystes sébacés* ou *acné miliaire,* qui forment des granulations sous la peau.

**Lésions et affections des paupières communes aux autres régions.** — Les paupières sont sujettes à des lésions et affections communes aux autres régions, et dont plusieurs méritent de nous arrêter, parce qu'elles présentent des caractères spéciaux dus à la disposition et à la structure anatomique de ces organes.

A. *Traumatismes*. — Ils sont particulièrement fréquents : elles y sont exposées par leur situation.

1° Les **Contusions** déterminent facilement des *ecchymoses*, qui peuvent s'étendre aux régions voisines et surtout aux joues. Les contusions se compliquent également d'*emphysème*, quand elles s'accompagnent de lésions profondes amenant une communication du tissu cellulaire palpébral avec les sinus voisins ou les voies lacrymales.

2° Les **Plaies** des paupières ont des caractères différents et entraînent des conséquences variables, selon leur étendue, leur profondeur et leur situation : quand elles sont *petites, linéaires*, et surtout peu profondes et *horizontales*, elles n'offrent aucune gravité ; — *verticales*, elles peuvent sectionner le bord libre, et les lèvres de la plaie ont alors tendance à s'écarter.

Les plaies *étendues, larges*, exposent à la rétraction cicatricielle, qui peut produire l'ectropion. Et ce sont surtout les plaies contuses, irrégulières, profondes, qui favorisent l'infection et peuvent amener du sphacèle, et, consécutivement, une rétraction cicatricielle considérable qui entraîne l'ectropion ou l'entropion et même du lagophtalmos.

Il en est de même des *brûlures* profondes, qui sont assez fréquentes.

B. *Lésions spécifiques*. — La syphilis et la tuberculose, en particulier, peuvent déterminer des lésions palpébrales.

Pour la **syphilis** on peut noter le *chancre* palbébral et les accidents tertiaires : ceux-ci se présentent sous forme de gomme ou d'infiltration étendue. La *gomme* occupe le tarse, elle peut s'ulcérer. La lésion syphilitique est parfois une *infiltration* étendue à tout le tarse : elle prend alors le nom de *tarsite ;* elle peut également s'ulcérer, soit au niveau du bord libre, soit sur la face cutanée de la paupière. Les ulcérations syphilitiques offrent les mêmes caractères que dans les autres régions.

La *tuberculose* se présente sous la forme d'*ulcérations* qui n'ont rien de particulier.

C. *Tumeurs*. — Les paupières peuvent être le siège de tumeurs variées; nous ne citerons que la plus importante, l'*épithélioma*, qui est généralement constitué par une ulcération; on en distingue d'ailleurs plusieurs formes, qui s'étendent en surface ou en profondeur.

# CHAPITRE II

## EXAMEN DES PAUPIÈRES

**I. Colorations pathologiques de la peau.** — La peau des paupières peut présenter une *coloration anormale diffuse*, sur une surface plus ou moins étendue et mal délimitée, ou au contraire des *taches* nettement circonscrites, en nombre variable.

**A. Colorations diffuses.** — 1° Signalons d'abord la *teinte violacée* que prennent parfois les paupières, et surtout la paupière inférieure, chez les gens à peau fine, à la suite de fatigues ;

2° Les **ecchymoses** des paupières ont une coloration d'abord *rouge brun*, qui devient *violacée* par la suite et finalement *jaunâtre*, pour disparaître peu à peu. Symptomatiques d'un traumatisme, elles se différencient d'après l'intervalle qui s'écoule entre la lésion et leur apparition ; elles apparaissent *rapidement* dans les *contusions des paupières* et s'étendent souvent à la face ; — elles sont *tardives*, au contraire, dans les *fractures* du crâne et les *lésions vasculaires* de l'orbite ;

3° On constate parfois, surtout chez des jeunes filles, une *coloration brune*, violacée ou noirâtre, qui couvre les paupières, et surtout l'inférieure, et peut s'étendre à la face : c'est de la **chromhidrose**, trouble bénin, encore mal connu.

4° Dans l'**érythème**, la peau est d'une couleur *rouge*, soit seulement au voisinage du bord libre, soit sur une plus grande surface. Il s'observe fréquemment ; il accompagne souvent les *conjonctivites* et les *blépharites ;* il peut aussi être dû à un *vice de réfraction*, et en général à toute cause d'*irritation locale* ou de *fatigue oculaire ;*

3° Rappelons enfin que la rougeur de l'*érysipèle* est limitée par un bourrelet saillant, et que les paupières peuvent présenter des *abcès* et des *phlegmons* qui ont leur aspect habituel, et dont il faudra rechercher l'origine : infection externe ou interne, ou suppuration de voisinage (en particulier dacryocystite ou ostéo-périostite).

**B. Taches circonscrites.** — 1° Il n'est pas rare de voir sur les paupières de *petites plaques jaunâtres*, légèrement saillantes, qui sont réparties sur toute la surface des paupières ou limitées à l'angle interne, c'est le **xanthélasma**, affection bénigne ;

2° La plupart des *affections cutanées à pigmentation* peuvent se montrer sur les paupières ; c'est ainsi qu'on y constate souvent des taches de *vitiligo*, des pétéchies de *purpura hémorragique ;*

3° Les *angiomes* ne sont pas rares : angiomes artériels, rouges, superficiels ; angiomes veineux, bleuâtres, sous-cutanés, réductibles.


**II. Éruptions.** — 1° On voit assez souvent sur les paupières de petites *vésicules* disséminées, plus ou moins nombreuses, sans changement de coloration de la peau, et se desséchant rapidement sans laisser de traces : c'est de l'**Herpès**, et le plus souvent il s'observe chez des malades sujets à l'herpès des autres régions de la face ; il s'accompagne fréquemment de lésions cornéennes et détermine de la gêne, du prurit, et même un peu de fièvre, d'où le nom d'*herpès fébrile*.

Au lieu de petites vésicules on a des *pustules* volumineuses dans l'*Impetigo*, et ces pustules, en se desséchant, forment des croûtes.

2° Les vésicules sont disposées en *groupes*, et la peau est rouge, dans l'*herpès zoster* et dans l'*érysipèle* :

*a*) Dans l'**Herpès zoster** ou **Zona** ophtalmique, les lésions sont localisées sur le trajet du *nerf ophtalmique*, et elles s'arrêtent à la partie médiane du front ; les vésicules s'ouvrent, se dessèchent, formant des croûtes noirâtres, puis des cicatrices blanches : les lésions sont donc *profondes*. Il existe en même temps, généralement, des lésions conjonctivales et cornéennes, et des *troubles de la sensibilité*.

*b*) Dans l'**Erysipèle**, on trouve les mêmes lésions de début, vésicules en groupes et rougeur de la peau, mais ces manifestations ne s'arrêtent pas à la ligne médiane et ne sont pas localisées à la zone d'innervation de l'ophtalmique ; la rougeur est limitée par un *bourrelet* saillant ; il y a un peu de tuméfaction de la peau ; les vésicules sont *superficielles* et grandes, ce sont des *phlyctènes*, elles sèchent *sans laisser de traces ;* enfin il n'y a pas de trouble de la sensibilité.

3° Une autre dermatose inflammatoire éruptive, à vésicules, fréquente aux paupières, est l'**Eczéma**. Il s'y présente sous des aspects variés. Parfois *l'éruption* est *à peine marquée*, il y a de la rougeur, du gonflement, de l'épaississement de la peau, qui est rugueuse, sèche, ou présente un léger suintement ; — d'autres fois il y a de la *desquamation*, et on constate souvent des *vésicules* caractéristiques, et une coloration de la peau ; enfin les lésions sont *bilatérales* et déterminent des *démangeaisons*.

III. **Epaississement des paupières**. — Il peut être dû à trois lésions différentes : l'*œdème*, l'*éléphantiasis*, l'*érysipèle*, auxquelles il faut ajouter une sorte de boursouflement palpébral nommé *blépharochalasis*.

A. *Œdème palpébral.* — Il est fréquent ; il se reconnaît à ce signe qu'il conserve un certain temps le godet formé par la pression du doigt. Nous distinguerons l'*œdème simple*, blanc, modéré, non douloureux, mou, non inflammatoire, — et *l'œdème inflammatoire*, volumineux, rouge, douloureux à la pression, résistant. Le premier est dû à un trouble de la circulation générale, le second est produit soit par une affection locale externe, soit par une inflammation oculaire ou orbitaire, ou une sinusite.

1° **Œdème non inflammatoire**, blanc, non douloureux, symptomatique d'une *affection générale :* il existe dans les *néphrites albuminuriques*, et dans des *lésions cardiaques*, et il est alors bilatéral ; — il y a, d'autre part, un œdème palpébral de cause indéterminée auquel on a donné le nom *d'œdème essentiel*. En tous cas, lorsqu'il y a de l'œdème bilatéral des paupières sans cause locale apparente, il faut examiner les reins et le cœur.

2° **Œdème inflammatoire**, *de cause locale*. Les caractères de l'œdème inflammatoire sont d'autant plus accentués, il est d'autant plus volumineux, d'autant plus dur et d'autant plus douloureux que l'inflammation est plus intense, et plus étendue.

*a)* Dans certains cas, la cause locale de l'œdème, ou les symptômes susceptibles de l'indiquer, peuvent passer inaperçus ; il en est ainsi par exemple quand l'œdème a été déterminé par une *piqûre d'insecte* (moustique, puce, punaise etc.); la piqûre peut être difficile à constater et elle a pu n'être pas sentie ; de même pour certaines *lésions inflammatoires* des sourcils, limitées et dissimulées dans les sourcils (furoncle, etc.), ou pour des *corps étrangers* de la conjonctive, petits et cachés sur la conjonctive palpébrale ou dans les culs-de-sac.

*b)* Plus souvent il existe d'autres symptômes apparents qui permettent de connaître l'origine de l'œdème : par exemple dans les cas d'*érysipèle*, de *contusions* (ecchymose), de brûlures. De même, on verra parfois des lésions de *blépharite*, ou même un *orgelet* interne ou externe, et dans ce dernier cas l'œdème est plus accusé au voisinage de l'inflammation.

Ou encore ce sont des lésion d'*impetigo*, qui seront la cause de l'œdème.

*c*) L'œdème palpébral se rencontre dans les *conjonctivites aiguës* et surtout *purulentes*, qui présentent en outre de l'écoulement ; dans la *conjonctivite diphtéritique*, avec exsudat pseudo-membraneux sur la face interne de la paupière.

*d*) La lésion causale peut être plus profonde : l'œdème palpébral est fréquent en effet dans les *affections inflammatoires* et surtout *suppurées du globe*, de la *capsule de Tenon* et de *l'orbite ;* dans ces cas, il est accompagné de chémosis et de troubles propres à chaque lésion.

N'oublions pas les inflammations des *voies lacrymales*, et surtout la *péricystite*, facilement reconnaissable à la petite tumeur phlegmoneuse qu'elle forme à l'angle interne de l'orbite.

*e*) Un œdème inflammatoire de la paupière supérieure, qui se continue dans l'angle supéro-interne de l'orbite et la région fronto-nasale, doit faire penser à une *sinusite frontale* dont on recherchera les signes, et en particulier la douleur caractéristique, spontanée et à la pression.

B. *Éléphantiasis*. — L'éléphantiasis des paupières est un œdème lymphangiomateux généralement limité à la paupière supérieure : il est souvent considérable, il est spongieux, élastique, et la peau est lisse, brillante.

C. *Emphysème*. — L'emphysème des paupières consiste en un gonflement, comme l'œdème : il se différencie de ce dernier en ce qu'il *ne garde pas l'empreinte du doigt*, et donne à la pression une sensation de *crépitation neigeuse* due à l'air ; il s'en distingue également par son *apparition* qui est *brusque*, et accompagne pour ainsi dire la production de la lésion qui le détermine. Il est, nous l'avons vu, la conséquence d'une fracture ou fissure des os de l'orbite au niveau des sinus ou des voies lacrymales, ces lésions entraînant le passage de l'air dans le tissu cellulaire des paupières.

D. *Blépharochalasis*. — Signalons enfin un gonflement particulier des paupières, avec *rougeur* et *relâchement* de la peau, auquel on a donné le nom de **Blépharochalasis**, ou *dermatolysie palpébrale :* la peau est flasque et ne suit pas les mouvements d'élévation de la paupière ; elle forme d'abord une véritable poche distendue qui s'affaisse par la suite, la peau trop large formant alors de nombreux plis. Cette lésion résulterait d'un trouble trophique d'origine nerveuse.

**IV. Tumeurs.** — A. *Tumeurs sous-cutanées.* — 1º On constate fréquemment un petit gonflement circonscrit de la paupière, du volume d'un petit pois, avec peau normale et mobile, c'est un **Chalazion**, dû à l'inflammation chronique d'une glande de Meibomius (fig. 48) (v. page 177) ; la petite tumeur est indépendante de la peau, mais se meut avec le tarse ; la conjonctive palpébrale est rouge et tuméfiée à son niveau ; parfois le chalazion s'enflamme, et alors la peau devient

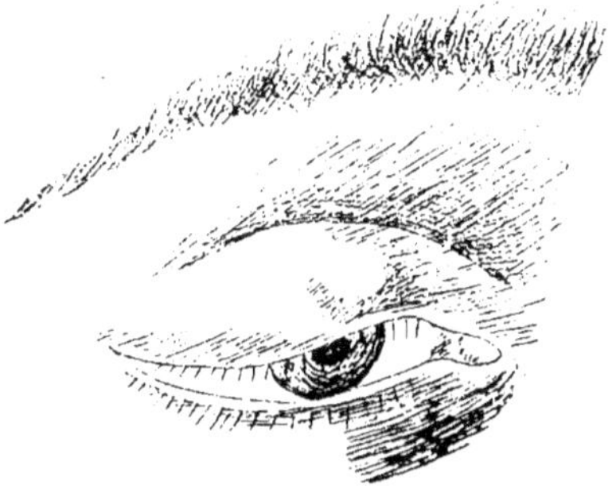

Fig. 48. — Chalazion.

rouge et adhérente : il peut même suppurer et l'abcès s'ouvre soit par le bord palpébral, soit sur une des faces de la paupière ;

2º Une autre petite tumeur peut être confondue avec le chalazion, c'est la *gomme syphilitique ;* elle s'en distingue par la coloration violacée de la peau à son niveau ;

3º Si la grosseur, généralement plus volumineuse, se trouve à la partie externe de la paupière supérieure, c'est une **tumeur de la glande lacrymale** ; il y en a deux variétés : *a)* la peau est normale et la tumeur *dure*, abaissant la portion externe du bord palpébral : c'est une *hypertrophie* de la glande lacrymale, ou *Dacryoadénite chronique*, et il faut en rechercher la nature, syphilitique ou tuberculeuse, le plus souvent ; — *b)* la peau a une coloration blanc bleuâtre et la tumeur est petite et *fluctuante* : c'est un *kyste* de la glande, ou *Dacryops*.

B. *Kystes superficiels*. — On peut trouver différents *kystes* sur la face externe de la paupière ; ils sont d'ailleurs assez rares, sauf deux variétés : ou bien ce sont de petites *granulations*, saillantes, jaunâtres, près du bord libre : c'est le *Milium*, ou *acné miliaire*, formé de petits kystes sébacés ; — ou bien des nodules plus volumineux, ombiliqués, multiples : c'est le *Molluscum contagiosum*, contenant une bouillie blanchâtre qui s'écoule du centre des nodules.

C. *Ulcérations*. — On observe parfois des ulcérations palpébrales, *syphilitiques* (surtout le chancre induré), *tuberculeuses* ou *lépreuses ;* mais elles sont assez rares. Plus fréquentes sont les ulcérations épithéliomateuses appelées *Cancroïdes*, qui existent chez les vieillards : elles se présentent généralement sous l'aspect de croûtes sèches recouvrant une ulcération superficielle avec bord induré ; quelquefois, surtout à la paupière inférieure, l'ulcération s'étend en surface et creuse en profondeur : c'est la *forme maligne*.

**V. Rétrécissement de la fente palpébrale. —** Quand on constate une ouverture palpébrale plus petite qu'à l'état normal, c'est-à-dire quand les paupières ne sont pas séparées jusqu'à leurs extrémités, il peut être intéressant de connaître l'origine de cette anomalie ; elle est, d'abord, *congénitale* (*Blépharophimosis*) ou *acquise*.

Le rétrécissement acquis, ou **Ankyloblépharon**, se présente sous deux aspects différents : s'il n'y a pas de cicatrice apparente sur la peau, mais une simple soudure des bords libres, il est consécutif à une *inflammation chronique* et intense de la conjonctive, et particulièrement au *trachome ;* — si l'on constate des cicatrices au pourtour de la soudure, ce sont elles qui ont déterminé une rétraction et des adhérences, et il s'agit de lésions aiguës, et surtout de *brûlures.*

**VI. Troubles du fonctionnement des paupières.** — La fente palpébrale ayant ses dimensions normales, il peut y avoir des modifications pathologiques dans l'*ouverture* ou la *fermeture* des paupières; tantôt l'*occlusion* est *incomplète,* l'écartement restant normal, — tantôt c'est l'*ouverture* qui est *insuffisante,* l'occlusion se faisant bien, — d'autres fois les paupières *restent fermées* à l'état permanent, — dans certains cas, enfin, les mouvements d'ouverture et de fermeture réflexes (le *clignement),* se répètent avec une fréquence anormale.

Nous allons étudier ces différents états :

A. *L'occlusion des paupières est incomplète.* — L'occlusion incomplète ou inocclusion des paupières a reçu le nom de **Lagophtalmos.** Nous ne parlerons pas du *lagophtalmos congénital,* dû à une insuffisance de développement des paupières.

En présence d'un *Lagophtalmos acquis,* il faut en rechercher la cause :

1° Des *cicatrices,* consécutives à des plaies, brûlures, suppurations, peuvent s'opposer à l'action de l'orbiculaire ou la limiter : c'est le *Lagophtalmos* **cicatriciel,** souvent *par ectropion.*

2° Le plus souvent on ne constate aucune lésion, et on est en présence d'un *Lagophtalmos* **paralytique,** qui peut être dû, soit à un trouble de l'innervation de l'orbiculaire, soit, plus rarement, à une atonie de ce muscle; il s'agit donc de compléter le diagnostic causal :

*a* Dans certains cas *la paralysie de fermeture est com-*

*plète :* la paupière supérieure se relève bien (le releveur n'est pas atteint), mais la paupière inférieure ne peut se rapprocher de l'autre, elle reste comme flottante, et le mouvement d'occlusion des paupières ne se fait plus : l'orbiculaire ne fonctionne pas ; quand le malade essaie de fermer les paupières, on voit seulement le globe se tourner en haut (*signe de Bell*) ; ce signe indique une *paralysie faciale d'origine périphérique ;* il y a souvent en même temps de l'ectropion paralytique de la paupière inférieure, et l'on constate en tous cas les autres signes de paralysie faciale ;

*b)* D'autres fois, le malade ferme bien les deux yeux ensemble, mais, s'il peut fermer l'œil sain isolément, il ne peut en faire autant pour l'œil malade (*signe de l'orbiculaire*) : il y a *parésie* de l'orbiculaire, due à une *paralysie faciale d'origine centrale*, ou *hémiplégie faciale* (dans l'hémorragie cérébrale) ;

*c)* Enfin il faut savoir que l'inocclusion palpébrale peut aussi se rencontrer en dehors de toute paralysie faciale ; elle est due alors à une *paralysie limitée à l'orbiculaire*, et consécutive à des *affections chroniques locales* ou à une localisation d'*affection générale* (elle est alors toujours accompagnée d'ectropion : ectropion des lépreux, par exemple).

**B.** ***L'ouverture des paupières est insuffisante***, mais les paupières se ferment bien : cette insuffisance d'écartement des paupières peut être due soit à des *adhérences* qui font obstacle à leurs mouvements, soit à un *trouble de la motilité*.

1º Dans le premier cas, on constate des *adhérences* du bord libre ou de la face postérieure de la paupière avec la conjonctive bulbaire : c'est le **Symblépharon** ; ces adhérences sont dues à des *cicatrices* d'origines diverses. Il faut examiner la situation exacte de la cicatrice et son étendue : c'est tantôt une simple bride ou languette en pont, partant du bord libre, et facile à libérer, tantôt une adhérence de la région du cul-de-sac, et parfois un accolement total de la face interne de la paupière à la conjonctive bulbaire.

2º Quand l'insuffisance d'écartement des paupières est due à un *trouble de la motilité*, il peut y avoir : soit une simple *faiblesse*, soit une *chute* de la paupière supérieure, ou *ptosis*.

*a*) Quand il y a *faiblesse* de la paupière supérieure, elle se relève incomplètement : il y a une *parésie du releveur*, dont on trouvera la cause dans une inflammation intense et prolongée de la conjonctive palpébrale ;

*b*) La chute de la paupière supérieure, ou **Ptosis**, n doit pas être confondue avec la *ptose adipeuse*, ou avec le *blépharochalasis*, que nous avons étudié plus haut. Le ptosis est dû à un trouble de l'appareil neuro-moteur.

Il peut être *incomplet*, laissant à découvert une partie de la cornée et parfois même la pupille ; ou *complet*, et alors la paupière tombe, flottante et déplissée, devant le globe, et elle cache la pupille et la cornée. Le malade cherche à suppléer au mouvement de la paupière en contractant le muscle frontal pour attirer en haut la peau des sourcils, et même en renversant la tête en arrière.

Le *ptosis incomplet* doit être distingué de la *faiblesse* de la paupière supérieure qui détermine un pseudo-ptosis, et le *ptosis complet* du *spasme de l'orbiculaire* que nous verrons tout à l'heure, et qui détermine l'occlusion des paupières.

Le ptosis étant constaté il faut en trouver l'*origine*. Et d'abord il peut être *congénital*, et alors généralement incomplet et bilatéral, — ou *acquis*.

Le *ptosis congénital* est dû à une insuffisance de développement ou d'innervation du muscle releveur.

Dans un cas de **ptosis acquis**, il faut rechercher s'il y a d'autres *symptômes paralytiques oculaires*, indiquant une *paralysie totale de la III⁰ paire*, ou moteur-oculaire-commun (pupille dilatée, troubles oculo-moteurs), et, dans ce cas, le ptosis n'est qu'un des symptômes de cette paralysie nerveuse.

S'il n'y a pas d'autres signes, si le ptosis est *isolé*, il est dû à une *paralysie de la branche du mot.-oc.-com.* innervant le releveur palpébral supérieur, et il reste à préciser la cause de la paralysie : affection du système nerveux, et en particulier *tabes,* qui présente parfois, dans les débuts surtout, un ptosis incomplet et intermittent, — ou lésion du nerf par *périostite, gomme,* etc., de l'orbite ou de la fente sphénoïdale, — sans parler d'une *fracture* de l'orbite ou de la base du crâne.

Parfois enfin on ne trouve, avec un ptosis incomplet, qu'un rétrécissement de la pupille du même côté, et un trouble de la vascularisation superficielle de la face : il s'agit alors d'une *paralysie du grand sympathique cervical,* et, à défaut d'un traumatisme expliquant la lésion nerveuse, il faut penser à une tumeur comprimant le nerf.

C. *L'occlusion spasmodique persistante des paupières,* ou **Blépharospasme tonique,** est produite par la *contracture totale de l'orbiculaire,* qui peut persister jusqu'à plusieurs mois. Il peut n'y avoir qu'une contraction du muscle, permettant d'écarter assez facilement les paupières avec les doigts, ou une véritable contracture, résistant à une traction assez forte.

On en trouvera le plus souvent la *cause* dans une *irritation* (par corps étranger, par ex.) ou une *inflammation* intense de la conjonctive ou de la cornée, et en particulier la *kératite phlycténulaire :* dans ce cas, une goutte de collyre à la cocaïne suffit parfois pour interrompre le spasme.

En l'absence de causes locales, il faudra penser à un état nerveux, à l'hystérie, qui détermine généralement un blépharospasme unilatéral.

D. **Troubles du clignement.** — Le *clignement,* ou mouvement réflexe d'occlusion et ouverture instantanées des paupières, se produit 2 ou 3 fois par minute ; c'est un réflexe déterminé par l'excitation des nerfs superficiels de la cornée, et qui a pour but de lubréfier la cornée et la conjonctive. Il est sujet à des modifications :

1° Il est *supprimé* quand il y a insensibilité cornéenne (*kératite neuro-paralytique*); — il *augmente*, au contraire, de fréquence, sans toutefois être encore un trouble pathologique, dans certains cas de *fatigue oculaire*, et chez les neurasthéniques.

2° Dans d'autres cas le clignement se répète fréquemment et rapidement : c'est le **Blépharospasme clonique,** qui survient par accès plus ou moins rapprochés. On en trouvera parfois la cause dans une *irritation* ou une *inflammation conjonctivale* légère (trichiasis, certaines conjonctivites), chez les sujets nerveux; — généralement il n'y a pas de cause locale, et ce symptôme entre dans la catégorie des *tics nerveux;* il coïncide alors avec d'autres mouvements spasmodiques (maladie des tics).

3° Il faut distinguer du clignement le *réflexe d'occlusion* qui a pour but la protection de l'œil ; il disparaît naturellement dans la *cécité,* et sa conservation permet de déceler la simulation d'amaurose ; il suffit d'approcher brusquement un objet de l'œil prétendu atteint de cécité, l'autre étant couvert.

## VII. Examen du bord libre des paupières.

— A. Normalement les bords des paupières s'appliquent exactement l'un contre l'autre quand elles se ferment. Dans certains cas ces bords se retournent en dehors, c'est l'**ectropion,** dont il existe plusieurs variétés : il peut être *fixe,* et dû alors à une rétraction cicatricielle (*ectropion cicatriciel)* dont on pourra trouver la cause; — ou bien, si c'est à la paupière inférieure, il peut être *mobile,* et dû alors à un trouble paralytique : il entraîne en ce cas du *lagophtalmos,* s'il est accentué; — parfois il y a une simple *atonie* des fibres de l'orbiculaire (*ectropion sénile*); — une dernière variété d'ectropion, dite *ectro-*

*pion muqueux*, a pour cause une inflammation prolongée de la conjonctive ou des voies lacrymales.

Si au contraire la paupière est enroulée en dedans, on a **l'entropion** : il est *irréductible* s'il est dû à une rétraction cicatricielle (*entropion cicatriciel*), par brûlure, cautérisation, conjonctivite trachomateuse, lésions dont on pourra trouver d'autres traces, en plus des commémoratifs, ou pour les contrôler ; — ou bien il est *spasmodique*, et dû alors à une contracture partielle de l'orbiculaire ; il atteint généralement en ce cas la paupière inférieure, et si l'on tire la paupière en bas, comme pour en examiner la face interne, elle se déroule, mais reprend sa position première dès que la traction cesse.

B. Le bord libre des paupières présente fréquemment des *lésions inflammatoires*.

1° Ce sont parfois de simples *squames*, se désagrégeant en une poudre fine, blanchâtre, ou des *croûtes*, sèches ou grasses ; le *bord* ciliaire est épaissi et *rougeâtre ;* sous ces squames ou croûtes, l'épiderme est normal ; mais les cils sont *cassants* et deviennent plus courts, et certains tombent : cette affection est la **Blépharite séborrhéique** ou **squameuse ;** elle a les caractères de la séborrhée du cuir chevelu qui existe souvent en même temps.

2° Plus souvent on constate des symptômes d'*inflammation vraie*, le bord ciliaire est *rouge, gonflé*, et présente des *pellicules* blanchâtres sous lesquelles l'épiderme est détruit et le bord suintant ; là encore les cils sont cassants : c'est la **Blépharite ulcéreuse** au 1er degré. A une période plus avancée, les pellicules sont remplacées par des *croûtes* qui recouvrent de véritables *ulcérations* profondes ; les cils tombent par places, et ceux qui restent sont agglutinés.

Il est important de rechercher la *cause* de l'inflammation ; on trouvera parfois une *irritation prolongée* des paupières par des poussières, vapeurs, fumées, lumière trop vive, ou une *inflammation chronique* de la conjonctive ; — parfois même ce sera seulement de l'*asthénopie* ou fatigue oculaire, par suite d'un vice de réfraction non corrigé ; — dans d'autres cas, l'affection est due à un *état général*, et l'on trouvera des lésions impétigineuses ou herpétiques sur d'autres régions.

3° Assez fréquemment, on constate un état inflammatoire qui a débuté par l'apparition de *pustules rondes*, lesquelles aboutissent à des *ulcérations* recouvertes de croûtes et contenant du *pus*, c'est la **Blépharite eczémateuse**. Dans la forme la plus grave, les bords ciliaires sont épaissis et rouges, et recouverts de croûtes sur toute leur longueur, et les paupières sont gonflées ; sous les croûtes le bord est saignant, ulcéré, suppurant. La chute des croûtes entraîne une partie des cils, les autres restant normaux.

La nature eczémateuse de cette affection est souvent confirmée par d'autres lésions de même nature siégeant à la surface des paupières et en d'autres régions de la face.

C. L'inflammation, au lieu d'atteindre une grande étendue des bords ciliaires, ou toute leur longueur, comme dans les cas précédents, peut être *limitée* à un point : à la base des cils on voit un petit *bouton* pointu, d'abord rouge, avec sommet jaunâtre ; c'est l'**Orgelet**, ou petit *furoncle* du bord libre ; il y a quelquefois un peu d'œdème tout autour, et même parfois de la rougeur phlegmoneuse. Bientôt l'orgelet se perce à son sommet et donne issue à un bourbillon.

Si l'orgelet est situé sur la lèvre antérieure du bord libre, il est *externe ;* s'il est sur la lèvre postérieure, c'est un orgelet *interne* ou *meibomien ;* celui-ci est plus volumineux.

D. Quelquefois on aperçoit entre la base des cils, sur la lèvre antérieure du bord libre, de petites *vésicules* grisâtres, ce sont des **kystes sudoripares** ou *transparents,* contenant un liquide clair.

E. Les cils eux-mêmes peuvent présenter, nous l'avons vu, des altérations diverses. Il y a les anomalies d'implantation, ou *distichiasis*, et de direction, ou *trichiasis*. (V. page 175.) Enfin il peut y avoir une chute partielle ou totale des cils, ou *alopécie ciliaire*, de cause locale ou générale, facile à déceler.

# CHAPITRE III
## L'APPAREIL LACRYMAL
### ANATOMIE CLINIQUE ET PATHOLOGIE

L'appareil lacrymal se compose : de la *glande lacrymale*, qui, avec les glandes accessoires des paupières, sécrète les larmes. — et du conduit d'évacuation auquel on donne le nom de *voies lacrymales*.

**I. Glande lacrymale.** — Elle est située à la partie supéro-externe de l'orbite, près de son rebord, derrière la paupière supérieure ; aplatie dans son ensemble, elle est formée de deux portions superposées, et présente environ 20 millim. de longueur (parallèlement au rebord orbitaire), 12 de largeur, et 7 à 8 d'épaisseur. La face supérieure est logée dans une dépression ou *fossette* de la voûte osseuse, et la face inférieure arrive près de la conjonctive et de son cul-de-sac. Les canaux excréteurs s'ouvrent dans la partie externe de ce cul-de-sac supérieur.

Les LARMES, produit de sécrétion de la glande lacrymale et des glandes accessoires, sont destinées à favoriser le glissement des paupières sur le globe, et à maintenir l'humidité à la surface de l'œil. Leur quantité ne dépasse pas normalement 1 gr. en 24 heures ; lorsqu'elle est dépassée, il y a *hypersécrétion*.

La glande lacrymale, comme toutes les glandes, peut être le siège d'une inflammation, ou *Dacryoadénite*.

**II. Voies lacrymales.** — Avant de s'engager dans le conduit d'évacuation par où elles s'écoulent, les larmes s'accumulent dans une sorte de réservoir, appelé le *lac lacrymal* : c'est l'espace compris dans l'angle interne des paupières et limité en dehors par les tubercules lacrymaux, lesquels forment, nous l'avons vu, une saillie à la partie interne du bord des paupières. De ce lac, le liquide lacrymal est déversé dans le *conduit lacrymal* ou *lacrymo-nasal*, où il pénètre par les orifices d'entrée ou orifices supérieurs, appelés *points lacrymaux*. Le lac lacrymal est occupé par la *caroncule lacrymale* et, en dehors, le *repli semi-lunaire* de la conjonctive.

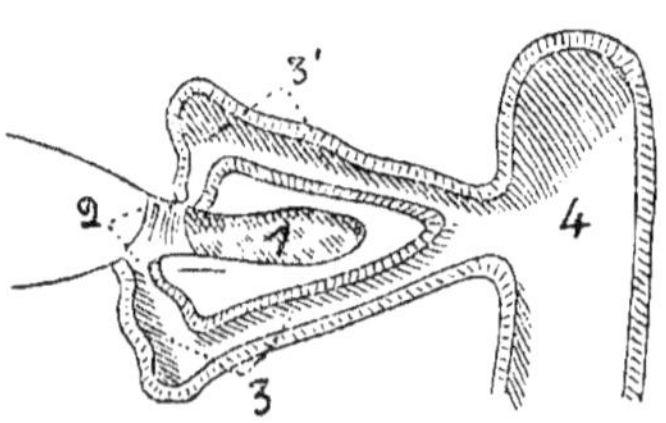

Fig. 49. — Voies lacrymales supérieures.

1. lac lacrymal. — 2, points lacrymaux. — 3, 3', canalicules lacrymaux. — 4, sac lacrymal.

**A. Points lacrymaux.** — Ils sont au nombre de deux pour chaque œil; ils sont situés au sommet des tubercules lacrymaux, et par conséquent, comme ceux-ci, le supérieur est situé un peu en dedans de l'inférieur, de telle sorte que, lorsque les paupières se ferment, ils ne se correspondent pas exactement. Ils sont tournés vers la face interne des paupières, et plongent ainsi dans le lac lacrymal.

Quand il y a *ectropion*, le bord libre des paupières étant retourné en dehors, les points lacrymaux sont également *éversés*, et le liquide lacrymal ne peut pas y pénétrer.

Le diamètre normal des points lacrymaux est de 1/4 à 1/3 de millimètre; il peut diminuer, et ce *Rétrécissement*, s'il est assez prononcé, empêche la pénétration des larmes dans le conduit lacrymal : il est nécessaire alors de *dilater* les points, et cette dilatation est quelquefois difficile à cause du tissu fibreux qui les entoure, ce qui peut nécessiter une *incision*.

**B. Conduit lacrymal.** — Il est divisé en trois portions :
les canalicules lacrymaux, le sac lacrymal et le canal nasal.

Les CANALICULES LACRYMAUX font suite aux orifices d'entrée, et sont situés dans l'épaisseur du bord libre des paupières. Ils offrent deux parties : la $1^{re}$ *verticale*, longue de
2 millim., est dirigée en bas pour le canalicule inférieur, en
haut pour le supérieur ; — la $2^e$ *horizontale*, dirigée en
dedans, et longue de 5 à 6 millim. ; leur diamètre est d'environ
$0^{mm}5$. La première portion est parfois *rétrécie ;* il peut être
nécessaire alors d'inciser la paroi du canal, et cette incision
doit être faite en dedans, vers le lac lacrymal ; elle complète
généralement la dilatation du point lacrymal. Les canalicules,
supérieur et inférieur, s'abouchent ensemble, un peu avant de
pénétrer dans le sac lacrymal qui leur fait suite.

Le SAC LACRYMAL est une poche membraneuse, verticale, un
peu oblique en bas et en dehors, et logée dans la gouttière
que présente le squelette à l'angle inféro-interne de la base
de l'orbite ; il a une hauteur moyenne de 12 millim. Il est en
rapport, en arrière avec le tendon réfléchi de l'orbiculaire et
le ligament large, en avant avec le tendon direct de l'orbiculaire, doublé par le ligament palpébral interne ou tendon liga-
menteux des cartilages tarses ; ces formations délimitent
entre elles un angle dièdre dans lequel passe le sac lacrymal.
Il déborde un peu le tendon antérieur en haut, davantage en
bas, et cette partie inférieure se dilate seule dans les disten-
sions du sac. — Il faut savoir qu'il renferme de nombreux
microbes pathogènes (fig. 50).

Le sac lacrymal se continue, en se rétrécissant progressivement, et sans ligne de démarcation, par le CANAL NASAL.
Celui-ci se dirige d'abord verticalement, puis un peu obliquement en dehors ; il est situé dans la paroi externe des fosses
nasales, et débouche à la partie supérieure du méat inférieur ;
il a une longueur de 15 mm. en moyenne, et un diamètre de
2 à 3 mm.

**Pathologie du conduit lacrymal.** — 1º Le conduit lacrymal peut présenter une diminution de son calibre, ou **Rétrécissement**, ou même une *obstruction* complète ; le liquide

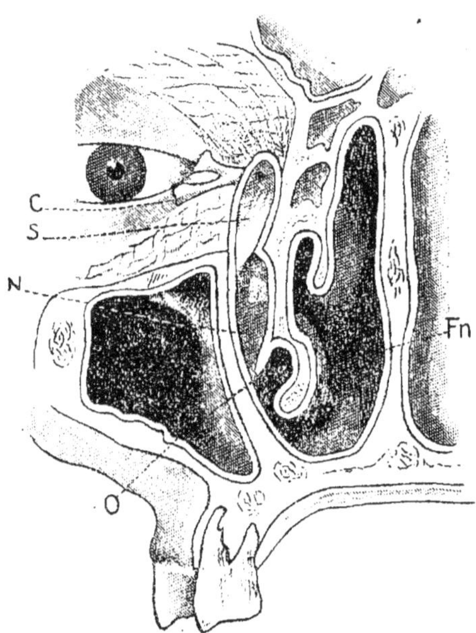

Fig. 5o.— Voies lacrymales, vues sur une coupe frontale de la tête passant par le canal nasal (Testut).

*C*, canalicule lacrymal inférieur, — *S*, sac lacrymal. — *N*, canal nasal. — *O*, son ouverture dans le méat inférieur de la fosse nasale *Fn*.

lacrymal ne s'écoule alors qu'en partie, ou même ne s'écoule pas du tout, par le conduit lacrymal, ce qui détermine du *larmoiement* ou *épiphora*. Ce rétrécissement peut être dû à uue *inflammation* de la muqueuse, qui se gonfle : c'est le cas le plus fréquent ; ou à un bouchon formé par de la sécrétion épaisse ; — il peut aussi être le résultat d'une *compression* du canal par une déviation ou une hypertrophie osseuses, ou par une tumeur du voisinage, la compression pouvant même se compliquer d'inflammation de la muqueuse.

Le *Rétrécissement inflammatoire* siège le plus souvent au niveau d'un des trois points suivants : à l'abouchement des canalicules dans le sac, — à la sorti du sac, — et plus rarement à l'orifice inférieur ;

2° Si les larmes, après avoir pénétré dans le conduit d'évacuation, ne peuvent s'écouler dans la narine, il y a une rétention qui entraîne l'inflammation de la muqueuse avec écoulement de sécrétion anormale par l'orifice supérieur : c'est la *blennorrhée ;*

3° Le sac lacrymal peut être distendu par du liquide : *a)* s'il y a simplement *distension du sac* par du mucus lacrymal et du muco-pus, on a la *Mucocèle* ou *Dacryocystite catarrhale;* Parfois le sac, distendu et bridé en avant par les formations tendineuses, forme un véritable *kyste* appelé *Tumeur lacrymale;*

*b)* S'il y a *inflammation* de la muqueuse et distension du sac par du pus, on a la *Dacryocystite purulente;*

4° Parfois l'inflammation du sac s'étend aux tissus environnants : c'est le *Phlegmon du sac ;* ce phlegmon se complique souvent par la formation de *fistules;*

5° Enfin, dans une forme chronique avec empâtement, il y a un liquide épais, fongueux, c'est la *Dacryocystite chronique fongueuse.*

# CHAPITRE IV

## EXAMEN DES VOIES LACRYMALES

### LARMOIEMENT

**I. Sémiologie du larmoiement.** — L'accumulation du liquide lacrymal dans le cul-de-sac conjonctival et entre les paupières, et son écoulement sur la joue, constituent le phénomène du *larmoiement* ou *épiphora;* c'est un symptôme fréquemment observé. Il est produit soit par un *trouble de l'évacuation lacrymale*, soit par une *hypersécrétion lacrymale*, avec ou sans trouble de l'évacuation. Donc, quand on constate du larmoiement, il faut se rendre compte de la quantité approximative de liquide écoulé, et de l'état des voies lacrymales.

A. *Il y a hypersécrétion lacrymale.* — En présence du larmoiement on a tendance à penser de suite à une obstruction des voies lacrymales; mais si l'on songe que le liquide sécrété par les glandes lacrymales et les glandes accessoires atteint normalement 1 gramme dans les 24 heures, et que l'évaporation en enlève une certaine partie, on comprendra que la simple obstruction des voies d'écoulement ne peut déterminer qu'un larmoiement modéré et assez peu gênant, s'il ne s'y ajoute de l'hypersécrétion; celle-ci peut même constituer le seul trouble, le conduit lacrymo-nasal étant alors insuffisant, quoique normal, à assurer l'écoulement des larmes. Aussi, lorsque le larmoiement est abondant, faut-il toujours rechercher les causes d'hypersécrétion des glandes lacrymales ; souvent, d'ailleurs, elles attireront immédiatement l'attention par d'autres symptômes, qui pourront même être plus importants que le larmoiement.

1° Il faut d'abord examiner l'œil lui-même, et l'on peut trouver une CAUSE LOCALE déterminant, par *réflexe d'irritation*, cette hypersécrétion : souvent ce sera une *conjontivite* légère, ou un *corps étranger* de la conjonctive ou de la cornée, qu'on ne découvrira parfois que par un examen attentif ; — d'autres fois le larmoiement s'accompagne de photophobie, et l'on doit penser de suite à une *lésion de la cornée*, à une *kératite*, et en particulier, chez les enfants, à la kérato-conjonctivite phlycténulaire, qui détermine une photophobie intense, avec du larmoiement ; — si, au larmoiement, s'ajoute une baisse de la vision, avec injection autour de la cornée et pupille rétrécie, vous avez affaire à de l'*iritis* ;

2° En dehors de lésions oculaires, on trouvera souvent une cause d'irritation dans les MUQUEUSES VOISINES ; et d'abord les *voies lacrymales*, dont l'inflammation, en dehors du trouble mécanique du rétrécissement, peut provoquer l'hypersécrétion lacrymale. Il en est de même du *coryza*, des *sinusites ethmoïdales*, et des poussées aiguës de *sinusite frontale* ;

3° A défaut des lésions et affections précédentes, il faudra s'enquérir du FONCTIONNEMENT OPTIQUE de l'œil, et l'interrogatoire décèlera parfois de la *fatigue* ou *asthénopie oculaire* causée par un *vice de réfraction* non corrigé ;

4° Enfin, dans certains cas, on ne trouve aucun trouble visuel, aucune lésion locale ou de voisinage, et l'examen général révèle une AFFECTION DU SYSTÈME NERVEUX, en particulier le *tabes*, qui provoque parfois des crises de larmoiement, ou l'*hystérie*.

B. *Le liquide lacrymal ne s'écoule pas par le conduit lacrymal.* — Pour constater l'existence de ce trouble d'évacuation, il faut examiner les voies lacrymales.

1° On examine d'abord les POINTS LACRYMAUX, et l'on peut

alors constater parfois que le liquide n'y pénètre pas, à cause de la position anormale qu'ils occupent : au lieu d'être dirigés en dedans, vers la conjonctive, et plongeant dans le lac lacrymal, ils sont placés verticalement ou même tournés en avant, en *éversion*, comme cela se produit dans l'*ectropion*.

Ou bien ils sont normalement placés, mais obstrués par la *caroncule hypertrophiée*.

Et si l'on ne constate rien à première vue, il faut toujours attirer la paupière supérieure en bas, de façon à faire basculer en avant les points lacrymaux, qui peuvent être bouchés par un corps étranger ou un produit pathologique.

2º Enfin chaque fois qu'il existe du larmoiement et que la simple inspection ne permet pas de trouver une cause suffisante de défectuosité de l'excrétion des larmes, il faut *explorer le conduit lacrymo-nasal*. — Nous allons indiquer comment on doit procéder à cette exploration, et en interpréter les résultats.

## II. Exploration des voies lacrymales. — A. Technique et indications.

— 1º La première manœuvre à exécuter, et la plus simple à pratiquer, consiste à PRESSER AVEC UN DOIGT SUR LE SAC LACRYMAL, en dedans de l'angle interne des paupières, en allant du nez vers l'œil. *A l'état normal* on n'obtient rien ; il en est de même si les canalicules sont *obstrués*. Mais, dans le cas de *rétention de liquide dans le sac*, avec perméabilité des canalicules, on fait ainsi refluer par les points lacrymaux un liquide filant et louche : c'est la **Blennorrhée** du sac, simple inflammation de la muqueuse des voies lacrymales ; elle s'explique par un rétrécissement du canal lacrymal, avec rétention, dans le sac, du liquide lacrymal ; les microbes contenus normalement dans le sac se développent rapidement dans ce liquide, et il en résulte une inflammation de la muqueuse, mais légère et *sans réaction*.

2º S'il ne se produit *pas de reflux* à la pression du sac, il

faut d'abord EXPLORER LA PERMÉABILITÉ DES POINTS LACRY-
MAUX, avec un *stylet fin et conique*. Cette manœuvre, et,
d'une façon générale, l'exploration instrumentale des conduits
lacrymaux, est assez délicate et demande quelques précautions.

Il est bien entendu d'abord que l'instrument employé doit
être stérilisé ; en outre, l'œil sera lavé avec une solution antiseptique non irritante, et l'on pourra, chez les personnes sensi-
bles, instiller quelques gouttes de solution de cocaïne à 1/20.

Fig. 51. — STYLET DE BOWMAN, CONIQUE.

Le malade est assis, la tête droite ou légèrement penchée
en arrière, et appuyée. Pour l'œil droit, le médecin se placera,
de préférence, derrière le malade, la main droite prenant point
d'appui sur le front ; et pour l'œil gauche il se mettra en face
ou en côté, la main s'appuyant sur le front ou sur la joue :
de la main gauche il attire la paupière inférieure en bas et en
dehors et la fixe ; le point lacrymal se présente ainsi en avant
et on essaie d'y introduire le stylet ; cette introduction est facilitée en imprimant à l'instrument un petit mouvement de
vrille, et même en le trempant au préalable dans de l'huile
stérilisée.

Cette petite manœuvre permet à la fois de constater la
perméabilité du point lacrymal, et de le déboucher s'il était
obstrué.

3o POUR EXPLORER COMPLÈTEMENT LE CONDUIT LACRYMAL, il faut
pratiquer une *injection* à travers ce conduit, et si le liquide
ne pénètre pas dans la fosse nasale, on a recours au *cathétérisme* pour se rendre compte de la nature et du siège de l'obstacle.

L'*injection de liquide* dans le conduit lacrymal doit être
précédée du lavage externe et d'une instillation de cocaïne. Il

se pratique avec la seringue d'Anel (fig. 52). La position est
la même que plus haut, mais le malade penche la tête légèrement en avant.

Si les points lacrymaux sont trop étroits, on les *dilate* avec
le stylet fin conique ; on peut même compléter cette dilatation
par une *incision* de la paroi postérieure du canalicule, sur
une longueur de 2 millim., avec le *couteau de Weber*, mais il
vaut mieux s'en dispenser, si on le peut.

On tient le corps de la seringue entre les 2ᵉ et 3ᵉ doigts, le

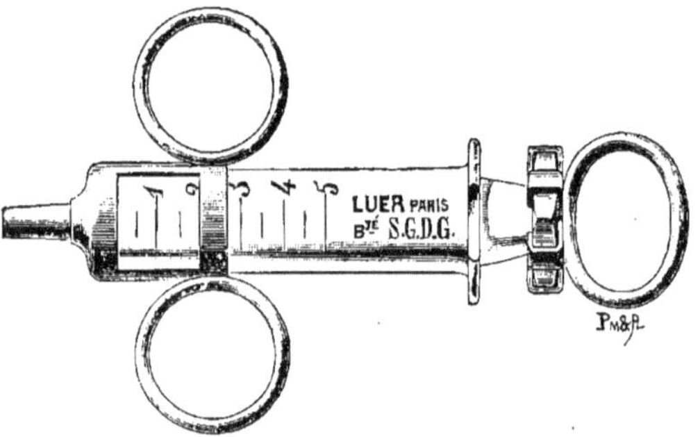


Fig. 52. — Seringue d'Anel stérilisable.

pouce étant engagé dans l'anneau de la tige du piston, et le
bord interne de la main prenant un point d'appui, sur la
tempe pour l'œil droit, sur la joue pour l'œil gauche: On introduit la canule, d'abord verticalement pour pénétrer dans le
point lacrymal inférieur, puis horizontalement, et l'on pousse
alors lentement le piston sans forcer. Plusieurs cas peuvent se
présenter :

*a) Le liquide s'écoule par la narine ou dans la gorge :* le
conduit est *perméable ;*

*b) Le liquide reflue par le canalicule supérieur :* le conduit est *obstrué; —* si alors on exerce une pression un peu
plus forte sur le piston et que le liquide s'écoule au moins en

partie dans la fosse nasale, c'est que l'obstruction était due à une *sécrétion épaisse*, que l'on peut constater parfois, ou à un *rétrécissement* par simple *congestion* de la muqueuse ;

Si l'écoulement du liquide par le point lacrymal supérieur est précédé d'une goutte de *pus*, il y a de la *Dacryocystite suppurée*, et si ensuite le liquide s'écoule au moins en partie par la narine, c'est qu'il n'y a qu'une inflammation légère de la muqueuse, n'entraînant pas un rétrécissement complet ;

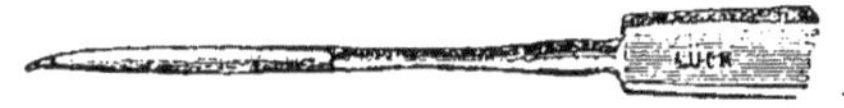

Fig. 53. — Couteau boutonné de Weber.

*c)* Si *le liquide reflue par le canalicule inférieur*, autour de la canule, c'est que ce canalicule est *obstrué* : on peut essayer de le dilater par le stylet conique, et au besoin on incisera sa paroi postérieure ;

*d)* L'injection a rencontré une certaine résistance, et le liquide ne s'écoule pas, ni d'un côté ni de l'autre ; mais il se produit un *gonflement de la paupière*, s'accompagnant d'une douleur vive : le liquide est passé dans le tissu cellulaire, par suite d'une *fausse route* par déchirure de la paroi du canal. Cet œdème disparaît d'ailleurs en quelques heures, ou au plus tard après 2 ou 3 jours. si toutefois l'injection a été faite dans des conditions d'asepsie parfaite.

4° Le **Cathétérisme explorateur** du conduit lacrymal confirme et complète les renseignements donnés par l'*injection*.

Il se pratique avec les *sondes de Bowman*. Il doit être fait dans les mêmes conditions que l'injection. mais il est utile parfois, chez les gens pusillanimes, d'ajouter à l'instillation de cocaïne une injection de quelques gouttes de la même solution dans le conduit. Si c'est nécessaire, le point lacrymal et le canalicule sont *dilatés* avec le stylet, mais quant à l'*incision*, parfois recommandée, il est préférable, comme nous l'avons dit, de s'en abstenir quand on le peut, ce qui est le cas le plus fréquent.

La *position* du médecin et du malade est celle que nous

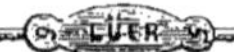

Fig. 54. — Sonde métallique de Bowman.

avons indiquée pour l'exploration du point lacrymal avec le stylet.

On commence par introduire la sonde n° 1, stérilisée, et qu'on recourbe légèrement par le milieu.

La paupière inférieure est attirée en bas et en dehors, et la sonde, préalablement trempée dans l'huile stérilisée, est introduite d'abord verticalement, puis horizontalement, jusqu'à ce qu'on sente une résistance osseuse : c'est la paroi interne du sac. Abandonnant alors la paupière, on redresse la sonde ; et on l'enfonce doucement en la dirigeant en bas et un peu en dehors et en arrière, parallèlement au sillon naso-génien. On sent d'abord parfois une résistance facilement vaincue, à l'entrée du canal nasal : il ne faut pas trop forcer, car on pourrait être dans un diverticule du sac ; retirer un peu la sonde et enfoncer de nouveau doucement.

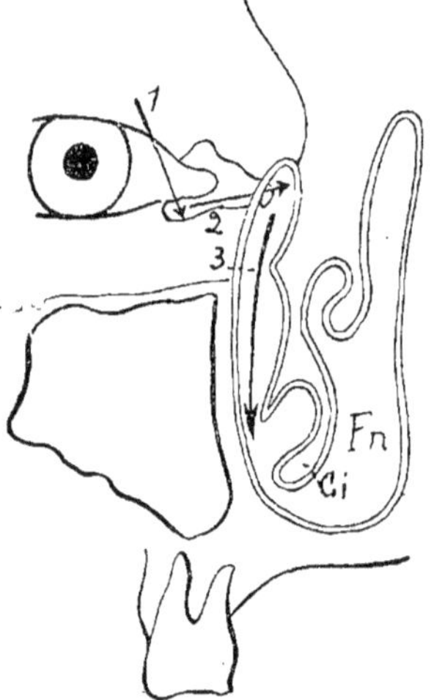


Fig. 55. — Cathétérisme des voies lacrymales.
1, 2, 3, flèches indiquant la direction que l'on doit donner à la sonde, dans les 3 temps du cathétérisme — *Ci*, cornet inférieur. — *Fn*, fosse nasale.

S'il y a un *rétrécissement*, on se rend compte de son *siège* et de sa *nature* : s'il est *osseux*, il est infranchissable ; s'il est *muqueux,* on peut en général le vaincre ; si l'on ne peut pas le franchir, il ne faut pas insister, mais prendre une sonde plus petite, s'il y en a, ou remettre le cathétérisme à une autre séance.

On reconnaît généralement, à la sensation particulière que

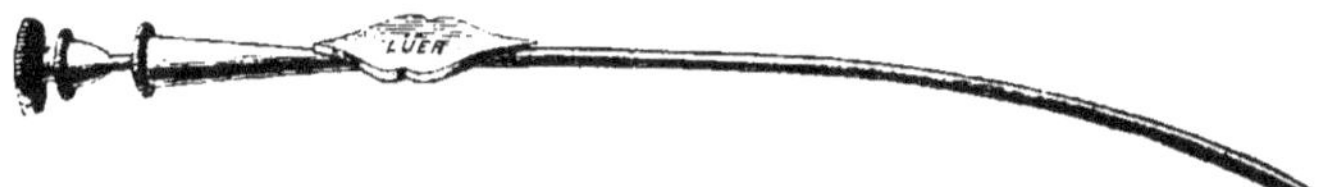

Fig. 56.— Sonde creuse de de Wecker.

l'on éprouve, que l'on a franchi l'orifice inférieur du canal, et qu'on arrive sur le plancher des fosses nasales ; sinon on peut pratiquer alors une injection simple, ou recommencer le cathétérisme avec une *sonde creuse de de Wecker*, à l'aide de laquelle on pratiquera une injection : si l'orifice inférieur est franchi ou perméable, le liquide s'écoule par la narine.

Il y a quelquefois avantage à pratiquer le cathétérisme par le canalicule supérieur ; le procédé se déduira facilement du précédent, mais il est un peu plus délicat.

Ajoutons pour terminer qu'il ne faut pas pratiquer d'injection après un cathétérisme forcé, lorsqu'on pourra craindre d'avoir déchiré la muqueuse du conduit ; on risquerait en effet de faire pénétrer du liquide dans le tissu cellulaire sous-muqueux, et de déterminer de l'œdème et même de l'infection.

**B. Sémiologie du rétrécissement du conduit lacrymal.** — Après avoir reconnu le siège et la nature (muqueuse ou osseuse) du rétrécissement, il faut en rechercher la cause.

1° S'il y a une DÉFORMATION de la paroi du nez, il sera facile en général de se rendre compte de son influence sur le canal lacrymal ; — et souvent on trouvera en même temps des signes d'*inflammation* de la muqueuse, *consécutive* à une rétention produite par le rétrécissement d'origine compressive, ou *rétrécissement indirect* ; constatation importante, car il y aura lieu de combattre cette inflammation. Il faudra compléter ces indications par le diagnostic étiologique de la déformation : *traumatisme* ou *lésion osseuse chronique*, le plus souvent tuberculeuse ou syphilitique.

2° Même en dehors d'une déformation, et dans le cas d'ATRÉSIE du conduit, ce sera encore assez souvent une *lésion tuberculeuse* (surtout chez les enfants) ou *syphilitique*, qu'il faudra chercher à l'origine d'un rétrécissement des voies lacrymales, et il faut parfois un examen minutieux pour déceler des signes de ces infections générales qui mettent sur la voie de l'origine du rétrécissement.

3° Mais le plus souvent le rétrécissement du conduit lacrymal *sans déformation* du nez, rétrécissement presque toujours d'ORIGINE MUQUEUSE, sera dû à une *inflammation*, aiguë ou chronique, de la muqueuse, avec gonflement, ou à une *bride stricturale* d'origine inflammatoire ou traumatique.

En cas d'INFLAMMATION, il ne faut pas s'en tenir à ce diagnostic, mais rechercher l'origine de l'inflammation. En examinant la fosse nasale correspondante, on pourra trouver une *rhinite chronique* qui se sera propagée à la muqueuse lacrymo-nasale et qui y entretiendra l'inflammation. Dans d'autres cas celle-ci est limitée au conduit lacrymal, et même à la portion située au-dessus du rétrécissement. On a alors une inflammation par *infection directe* de la muqueuse des voies lacrymales. Elle s'explique facilement par l'existence des nombreux microbes contenus normalement dans le sac, ou qui peuvent y pénétrer. Cette inflammation peut être *consécutive à une rétention*, soit par obstruction de l'orifice inférieur (anomalie ou lésion nasale), soit par déformation et rétrécissement du conduit ; mais elle peut être au contraire *primitive*, et déterminer à elle seule un rétrécissement par gonflement de la muqueuse.

**III. Modifications de l'aspect extérieur de la région du sac lacrymal ou angle orbito-nasal**. — Il peut y avoir dans cette région : une *tuméfaction simple*, une *tuméfaction inflammatoire*, ou des *fistules ;* nous ne parlons pas des affections cutanées ou des lésions communes aux autres régions.

A. *Tuméfaction à l'angle interne de l'œil sans phénomènes inflammatoires.* — 1° Eliminons d'abord les cas où *la tuméfaction siège à l'angle supéro-interne de l'orbite :* il s'agit là, ou bien d'un *kyste dermoïde*, assez rare d'ailleurs en cet endroit, — ou plus souvent d'une *Sinusite frontale chronique*. avec rétention, et dilatation de la paroi inférieure du sinus ; il y a en même temps de l'œdème de la paupière supérieure, le globe oculaire est dévié en bas et en dehors, et le conduit lacrymal conserve sa perméabilité.

2° Si *la tuméfaction siège au niveau du sac lacrymal*, entre l'angle interne des paupières et le nez, il s'agit d'une *distension du sac*. On confirme ce diagnostic, et on s'assure de la perméabilité du conduit lacrymal, en pressant avec un doigt sur la tumeur, du nez vers l'œil, et en faisant suivre cette épreuve d'une injection (voir plus haut); deux cas peuvent se présenter :

a) *La tumeur se réduit, ou disparaît, sous la pression du doigt*. qui fait refluer par les points lacrymaux un *liquide filant, louche :* il s'agit d'une *dacryocystite catarrhale chronique* avec rétention. ou **Mucocèle** ; si c'est *du pus* qui apparaît, on a une **Dracryocystite aiguë**, sans réaction inflammatoire péricystique, ou une *Dacryocystite chronique suppurée ;* dans les deux cas il restera à pratiquer l'exploration du conduit et l'examen des fosses nasales.

b) *La tumeur est irréductible*, mais il y a du larmoiement et l'exploration du conduit indique en effet que sa perméabilité est diminuée ou supprimée : il y a donc *distension* du sac avec *rétention* de son contenu, et *rétrécissement* complet ou incomplet du conduit. Si la tuméfaction est *fluctuante*, c'est une *Mucocèle enkystée*, véritable *tumeur lacrymale*, et le diagnostic peut être confirmé et complété par une ponction exploratrice : elle permet de retirer un liquide qu'on peut examiner ; — s'il n'y a *pas de fluctuation*, mais de l'empâtement, c'est une *Dracryocystite fongueuse*, fermée, sans fistule.

B. **Tuméfaction avec réaction inflammatoire.** —La peau est rouge, œdématiée, et il y a des phémonènes de réaction du côté de l'œil : larmoiement, rougeur conjonctivale, etc. — D'autre part le conduit *est* ou *n'est pas perméable*.

1° Et d'abord *le conduit lacrymal reste perméable :* si la tumeur, indépendante de ce conduit, siège surtout vers *l'angle supéro-interne* de l'orbite, il s'agit d'une *Sinusite frontale* aiguë, ou d'une poussée aiguë de sinusite chronique; les autres symptômes, et en particulier la douleur localisée et l'œdème de la paupière supérieure, ainsi que les commémoratifs, confirment le diagnostic. — Une *Sinusite ethmoïdale* siègerait un peu plus bas.

2° *Le conduit lacrymal n'est pas perméable*, et la tumeur est surtout saillante *au-dessous de l'angle des paupières :* c'est une inflammation de la région du sac, et il y a de l'œdème de la partie interne des paupières. Si la pression du doigt ne provoque pas d'écoulement (malgré la perméabilité des canalicules), il n'y a pas de pus dans le sac, et l'on a une inflammation limitée aux tissus qui l'environnent, une *Péricystite lacrymale*, qui comprime le conduit. — Si la pression fait refluer du pus, alors que le conduit est imperméable à partir du sac, on a un **Phlegmon du sac**, inflammation de la muqueuse du sac et du tissu cellulaire qui l'entoure.

C. **Fistules.** — Les fistules de l'angle oculo-nasal proviennent d'abcès qui se sont ouverts à l'extérieur ou ont été ouverts, à moins qu'il ne s'agisse de tuberculose osseuse, qu'il faudra d'abord éliminer.

Leur situation et leur évolution permettent de faire le diagnostic de leur origine et de leur nature. En cas d'hésitation, on peut d'ailleurs explorer délicatement leur trajet avec un stylet.

1° Situées vers l'angle supéro-interne de l'orbite, elles proviennent de *sinusites frontales ou ethmoïdales chroniques ;*

2° Situées au niveau de l'angle inféro-interne ou un peu au-dessous, elles proviennent du sac lacrymal ou du tissu cellulaire environnant : si une fistule ainsi placée est *persistante* et que le stylet s'enfonce et donne une sensation osseuse, elle communique avec le sac et provient d'un *phlegmon du sac ;* on pourra souvent confirmer ce diagnostic en constatant l'écoulement de larmes par la fistule. quand le pus est tari, ou en injectant du liquide qui montre la communication, injection d'ailleurs assez douloureuse pendant la période inflammatoire. — Si la fistule est *passagère* et qu'on ne trouve aucun signe de communication avec le sac, elle a pour origine une *péricystite lacrymale*.

# LIVRE VII

## L'ORBITE ET SON CONTENU

## CHAPITRE PREMIER

### L'ORBITE ET LA CAPSULE DE TENON
### ANATOMIE CLINIQUE ET PATHOLOGIE

### § 1. — LA CAPSULE DE TENON

La *capsule de Tenon* (fig. 57) est une membrane conjonctive, dont la portion principale a la forme d'un segment de sphère creuse, qui enveloppe le globe de l'œil sur toute sa surface, sauf au niveau de la cornée. En arrière, elle est traversée par le nerf optique, au pourtour duquel elle adhère. Dans sa portion antérieure, elle est celluleuse et se confond avec la couche sous-conjonctivale.

A sa rencontre avec les muscles de l'œil, qui la traversent, elle leur envoie des prolongements, sous forme de *gaines*, l'un en avant sur le tendon, l'autre en arrière sur le muscle lui-même. De chacune de ces gaines, sauf de celle du grand oblique, part une *expansion* épaisse qui, se détachant de la partie de la gaine la plus rapprochée de la base de l'orbite, va se fixer sur cette base, et ces expansions sont réunies à leur tour les unes aux autres par un prolongement mince, qui se détache de la portion de la capsule située entre les muscles.

La capsule de Tenon peut donc être considérée, schématique-
ment, comme présentant : 1° une *membrane d'enveloppe* qui
englobe l'œil en arrière, jusqu'à la cornée ; — 2° un prolongement en forme de *cloison circulaire* qui se détache de cette
membrane, tout autour, pour aller se fixer au pourtour de

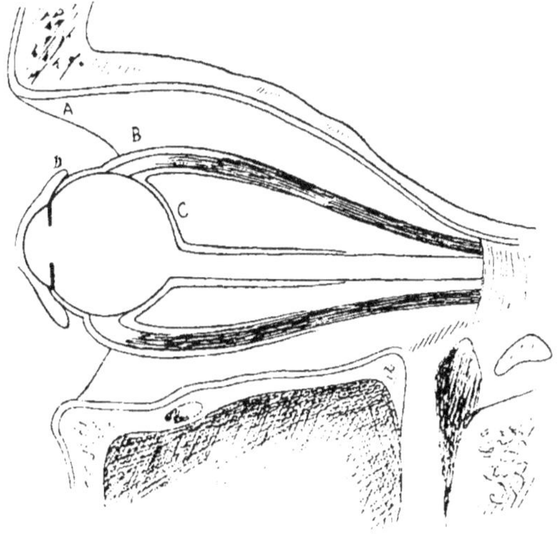


Fig. 57. — CAPSULE DE TENON (*schématique*).
A, prolongement orbitaire. — B, gaine musculaire. — C, portion principale,
ou feuillet oculaire. — D, cul-de-sac de la conjonctive.

l'orbite, cloison renforcée au niveau des muscles ; — 3° des
*gaines musculaires*.

La capsule de Tenon remplit ainsi le rôle d'une aponévrose
d'enveloppe à l'égard du globe et des muscles, et d'une cloison
aponévrotique qui divise l'orbite en deux loges, antérieure et
postérieure.

En réalité, la portion qui entoure l'œil, la capsule proprement
dite, est formée de deux *feuillets*, l'un externe, membraneux,
l'autre interne, très mince, accolé à la sclérotique ; ils sont

séparés par un espace étroit, appelé quelquefois *espace supra sclérotical*, et divisé par de fines cloisons qui vont d'un feuillet à l'autre. La capsule est donc constituée comme un *séreuse* et se comporte comme telle à l'égard de l'œil.

Elle communique, d'une part avec les espaces lymphatiques de la sclérotique (fig. 4), et par là avec tout le système lymphatique de l'œil, et d'autre part avec l'espace vaginal du nerf optique. Il faut noter enfin que si la capsule adhère fortement au pourtour du nerf optique (auquel elle enverrait même une gaine sur une certaine longueur), la portion qui avoisine ce nerf est très amincie, celluleuse, sur un diamètre de 1cm. environ ; à ce niveau elle est traversée par les nerfs et vaisseaux de l'œil.

Considérée en tant que *cloison aponévrotique*, qui divise l'orbite en deux loges, la capsule de Tenon sépare l'œil des organes et tissus situés dans l'orbite, il l'isole en le fixant, et cette disposition a une double conséquence pratique : d'abord l'*énuclation de l'œil* est simplifiée dans sa technique et dans ses suites, puisqu'on n'a qu'à le sortir, à l'énucléer de sa capsule conjonctive, en sectionnant ses attaches, sans pénétrer dans la loge postérieure. — En outre, les *épanchements hémorragiques* ou *purulents* développés dans une loge ne pénètrent pas dans l'autre si la capsule est intacte. Néanmoins, en pratique, cette communication peut avoir lieu, soit par suite du peu d'épaisseur que présente la membrane en certaines parties où elle est réduite à l'état celluleux, soit par la région antérieure où, ainsi que nous l'avons vu, elle se confond avec la couche celluleuse sous-conjonctivale et disparaît en tant que membrane. C'est ainsi que dans certaines fractures de la base du crâne, qui déterminent une hémorragie dans la loge postérieure de l'orbite, on peut constater un épanchement sous-conjonctival.

Comme toutes les séreuses, la capsule de Tenon est sujette aux inflammations, ou **Ténonites**, avec épanchement séreux ou purulent. Là encore, par suite des dispositions que nous avons signalées, cet épanchement se répand en avant dans l'espace sous-conjonctival, et surtout dans sa portion inférieure, et il peut même se propager en arrière, dans le tissu adipeux qui remplit la loge rétro-capsulaire de l'orbite.

## § 2. — L'ORBITE ET SON CONTENU

L'*orbite* est une cavité creusée dans la charpente osseuse de la tête, entre la face et la voûte cranienne, sous l'étage antérieur de la base du crâne. Il présente une forme pyramidale, avec ses quatre *faces* ou *parois* latérales osseuses, sa *base* située en avant, ouverte sur le squelette et fermée sur le vivant par les paupières, enfin son *sommet*, en arrière, à 45 mm. environ de la base.

Le SOMMET est percé d'un orifice, le *trou optique*, par où passent le nerf optique et l'artère ophtalmique, et qui se continue par le *canal optique;* ce canal est fréquemment intéressé par les traits de fracture déterminés par les traumatismes du front, et il en résulte souvent des lésions du nerf optique.

La BASE est limitée par un bourrelet osseux épais et résistant, le *rebord orbitaire*.

Les quatre PAROIS sont situées en haut, en bas, en dehors et en dedans ; il y a également quatre bords, formés par la réunion des parois entre elles.

La partie postérieure du *bord supéro-externe* est remplacée par une fente large qui part du sommet, la *fente sphénoïdale*, dans laquelle passent les veines ophtalmiques et les nerfs de l'orbite autres que le nerf optique. De même, à la partie postérieure du bord *inféro-externe* se trouve une autre fente, dite *sphéno-maxillaire*, qui est fermée par le périoste passant en pont d'un bord à l'autre.

La *paroi supérieure* est en rapport en avant avec le sinus

frontal, et par suite les suppurations de ce sinus peuvent se propager à l'orbite.

La *paroi interne* est en rapport avec les cellules ethmoïdales; elle est mince, et les inflammations de ces cellules, ou *ethmoïdites*, peuvent la traverser et gagner les tissus orbitaires. A la partie antérieure et inférieure de cette paroi se trouve une dépression ou *gouttière*, où se loge le sac lacrymal et la portion supérieure du canal nasal.

La *paroi inférieure* est formée par la voûte du sinus maxillaire, et là encore les inflammations du sinus peuvent se propager à l'orbite à travers la lame osseuse.

Les parois osseuses de l'orbite sont revêtues par un *périoste peu adhérent*, et par suite facile à décoller dans les interventions chirurgicales. De même il peut être décollé et soulevé par des *hémorragies* ou des *suppurations*. Ces parois sont sujettes aux inflammations, ou *ostéo-périostites*, qui siègent surtout au niveau du rebord orbitaire, et qui sont également fréquentes au niveau de la fente sphénoïdale, où elles déterminent une irritation des nerfs qui traversent cette fente.

**Contenu de l'orbite.** — L'orbite est divisé d'avant en arrière en deux *loges*, par la capsule de Tenon. Dans la *loge antérieure* se trouvent le globe oculaire, les paupières et l'appareil lacrymal. La *loge postérieure* ou rétro-capsulaire est remplie par une masse cellulo-adipeuse dans laquelle baignent les organes suivants :

1° Des MUSCLES : le *releveur de la paupière supérieure* et les 6 muscles moteurs de l'œil : *a*) 4 muscles *droits, supérieur, inférieur, interne* et *externe*, qui se dirigent du sommet de l'orbite vers le globe et s'insèrent sur la sclérotique, à une distance de 5 à 8 mm. de la cornée; — *b*) 2 muscles obliques, le *grand oblique* et le *petit oblique :* le *grand oblique*, provenant du sommet de l'orbite, se réfléchit près de l'angle supéro-interne, et, après avoir croisé le globe, s'insère sur la partie supéro-externe de son hémisphère postérieur ; le *petit oblique*, provenant directement du bord inféro-interne de l'orbite, derrière l'orifice supérieur du canal nasal, croise le globe en-dessous et va s'insérer sur la partie inféro-externe de son hémisphère postérieur ;

2° Des NERFS : le *nerf optique*, — les *nerfs moteurs* de l'œil (mot.-ocul.-com., mot.-ocul.-ext., pathétique) et leurs branches, — les *nerfs sensitifs* (lacrymal, frontal, nasal), qui proviennent du nerf ophtalmique, branche du trijumeau ; — et le *ganglion ophtalmique*, avec ses 3 racines (provenant du mot.-ocul.-com., de l'ophtalmique et du grand sympathique) et ses branches (les *nerfs ciliaires*) qui innervent le muscle ciliaire, l'iris et la cornée ;

3° Enfin des VAISSEAUX : *l'artère ophtalmique*, branche de la carotide interne, les veines ophtalmiques, et leurs branches. Les *veines ophtalmiques* se jettent dans le sinus caverneux ; d'autre part, leurs branches communiquent avec les veines de la face et des fosses nasales ; par suite de cette disposition, les inflammations de la face et de ses cavités peuvent déterminer une **Thrombo-phlébite** des veines ophtalmiques, et les infections de la face se propager aux sinus craniens. Dans la thrombo-phlébite il y a d'abord des troubles circulatoires avec infiltrations œdémateuses de l'œil, de ses membranes, puis de l'orbite, enfin extension de l'infection au sinus caverneux et au cerveau.

Le tissu cellulaire de l'orbite est le siège d'une inflammation grave, le **Phlegmon de l'orbite** qui, tout en comprimant les vaisseaux et nerfs de l'orbite, (nerf optique, nerfs sensitifs et nerfs moteurs), refoule l'œil en avant et détermine une infiltration œdémateuse de la conjonctive et des paupières ; l'inflammation se propage fréquemment à la cavité cranienne.

Enfin dans la cavité orbitaire peuvent se développer des *Tumeurs* variées, dont les principales sont des kystes, angiomes, ostéomes et sarcomes.

# CHAPITRE II

## EXAMEN DU GLOBE OCULAIRE

L'examen du globe oculaire en général comporte l'*inspection* et la *palpation*.

1° L'ɪɴsᴘᴇᴄᴛɪᴏɴ permet de se rendre compte de la *situation* du globe dans l'orbite, de la *direction du regard*, et des *mouvements* de l'œil.

Nous étudierons, dans une autre partie de cet ouvrage, réservée aux troubles fonctionnels de l'œil, ce qui concerne la *direction du regard* et les *mouvements volontaires* de l'œil. Nous ne nous occuperons ici que de sa *situation* dans l'orbite et des *mouvements involontaires (Nystagmus).*

La *situation* normale du globe dans l'orbite peut être modifiée de trois façons : il peut faire saillie en dehors de l'orbite (*exophtalmie*), — ou être déplacé latéralement vers ses parois (*déplacement latéral*), — ou enfoncé dans l'orbite (*enophtalmie*).

L'enfoncement du globe dans l'orbite, ou *enophtalmie*, n'offre pas d'intérêt au point de vue séméiologique. Dans les cas où on l'observe généralement (traumatisme, amaigrissement), le diagnostic étiologique s'impose, mais la pathogénie reste le plus souvent obscure. — Nous n'insisterons pas sur ce symptôme.

Le *déplacement latéral* du globe est généralement combiné à de l'exophtalmie plus ou moins prononcée, et nous l'étudierons sous le nom d'*exophtalmie latérale*. D'ailleurs, s'il existe seul il est produit, soit par un gonflement inflammatoire de la partie antérieure des parois de l'orbite, ou de son contenu, soit par une saillie néoplasique ; dans tous les cas, la lésion se range parmi celles que nous indiquerons plus loin.

Il nous reste donc à étudier l'*exophtalmie*.

2° La PALPATION du globe se pratique à travers la paupière supérieure ; elle permet de se rendre compte, en cas de déplacement du globe en avant, s'il peut être refoulé en arrière ; elle permet aussi de sentir certains mouvements qui se produisent dans les organes situés en arrière du globe, et qui sont transmis par lui ;

Mais dans la palpation du globe on a surtout pour but d'apprécier sa résistance à la pression, résistance qui donne la mesure approximative de la *tension oculaire*.

## § 1.— EXOPHTALMIE

C'est la saillie anormale du globe oculaire en dehors de l'orbite.

Elle s'observe dans un grand nombre d'affections, et elle présente dans chaque cas des caractères différentiels propres, ou dus aux symptômes concomitants, ce qui va nous permettre d'établir sa séméiologie.

**Caractères.** — D'abord l'exophtalmie est plus ou moins accentuée ; si elle peut aller, bien rarement d'ailleurs, jusqu'à la luxation du globe en dehors de l'orbite, elle est en général plutôt *modérée*, et souvent, quand elle est unilatérale, on ne la reconnaît que par comparaison avec le côté normal. — Quand elle est *très accusée*, la saillie du globe peut empêcher les paupières de se fermer : c'est un *lagophtalmos*, avec toutes ses conséquences au point de vue des complications qu'il peut entraîner, surtout du côté de la cornée.

Le globe peut être refoulé directement en avant, dans l'axe

de l'orbite (*Exophtalmie axile* ou *directe*), ou déplacé en même temps latéralement (*Exophtalmie latérale*).

Il peut être *immobilisé* dans sa nouvelle position, ou au contraire il conserve sa *mobilité* à un degré variable.

Parfois, en exerçant à travers la paupière supérieure une pression modérée sur le globe, on peut le refouler en arrière (*exophtalmie réductible*), ou bien la pression reste sans effet (*exophtalmie irréductible*).

Tantôt l'exophtalmie ne porte que sur un œil, elle est *uni-latérale;* tantôt elle existe des deux côtés, elle est *bilatérale*.

Elle s'est développée *rapidement*, ou *lentement* et progressivement.

Enfin il existe souvent des *symptômes concomitants*, soit dans l'état général du malade, soit du côté de l'œil et des annexes.

Avant d'étudier la sémiologie des différentes formes d'exophtalmie, signalons des causes d'erreur qu'on éliminera facilement : ce sont les cas de **fausse exophtalmie**.

Tout d'abord l'œil peut être *plus gros* que normalement, et refouler les paupières en avant, dans la *myopie*, ce vice de réfraction étant généralement dû à un allongement de l'axe de l'œil ; — le globe présente également des dimensions exagérées dans une anomalie congénitale, la *buphtalmie*.

Dans certains états cachectiques, où la maigreur du sujet est très accentuée, les paupières s'écartent au maximum, et l'œil, quoique étant dans sa position normale, fait saillie en avant des paupières.

**Sémiologie**. — Comme nous nous plaçons au point de vue du diagnostic, nous classerons les différentes causes d'exophtalmie d'après les signes qui attirent d'abord l'attention. Ainsi l'exophtalmie peut se présenter *avec* ou *sans symptômes de réaction inflammatoire ;* ce sera là notre première division.

**I. Exophtalmie avec réaction inflammatoire aiguë.** — 1° On reconnaîtra facilement une inflammation localisée vers l'angle interne de l'œil, avec gonflement douloureux, rénittent, et due à une **sinusite frontale** ou à une **sinusite ethmoïdale**, qui se développent vers l'orbite et ont tendance à s'y ouvrir ; à défaut de signes bien nets, on saura que le malade mouchait du pus et avait eu un coryza très accentué. L'œil est refoulé *en avant* et *surtout en dehors ;*

2° De même une **Périostite**, ou **Ostéo-périostite**, *aiguë*, *suppurée,* qui déterminera une exophtalmie *latérale*, se manifestera par des douleurs localisées, spontanées et à la pression, siégeant le plus souvent au niveau du rebord orbitaire, qui est épaissi ; les signes de réaction inflammatoire seront très accusés. On retrouvera généralement l'origine de cette ostéo-périostite dans une infection sinusienne ;

3° L'exophtalmie inflammatoire sera au contraire *directe*, ou axile, quand elle sera due à un **Phlegmon de l'orbite** : en dehors des symptômes généraux toujours graves, on constatera localement des signes de réaction inflammatoire violente : œdème inflammatoire des paupières, chémosis conjonctival, surtout vers la partie inférieure ; en outre l'œil est *immobilisé ;* et il y a des troubles visuels par compression du nerf optique ;

4° C'est une exophtalmie de même genre que détermine la **Thrombo-phlébite orbitaire**, heureusement assez rare, car le pronostic est fatal. On devra y penser quand, avec une lésion infectieuse, même bénigne, de la face ou de la gorge, on constatera une exophtalmie axile avec *symptômes généraux* développés rapidement et particulièrement graves ; — les *symptômes* locaux sont analogues à ceux du phlegmon de l'orbite, mais moins intenses ; ils débutent souvent par un œdème de la face, puis, après l'œdème des paupières et le chémosis, apparaissent les troubles oculo-moteurs, par compression des nerfs due à l'envahissement du sinus caverneux ; la vision disparaît rapidement; en cas de doute, l'apparition rapide de l'exophtalmie de l'autre côté ne tardera pas à fixer le diagnostic, et le malade succombe bientôt.

## II. Exophtalmie non inflammatoire ou avec réaction inflammatoire modérée. — Elle peut être *bilatérale* ou *unilatérale*, c'est là un premier signe distinctif :

**A. Exophtalmie non inflammatoire bilatérale.** — Elle est toujours due au **Goître exophtalmique** ou *maladie de Basedow*, dont on reconnaîtra les différents signes et symptômes (goître, tachycardie, etc.) ; c'est une exophtalmie *réductible*, avec rétraction de la paupière supérieure, qui ne suit pas le mouvement d'abaissement du globe.

**B. Exophtalmie unilatérale.** — En présence d'une exophtalmie non inflammatoire et unilatérale, le premier élément de diagnostic est fourni par l'évolution de l'exophtalmie qui s'est développée *rapidement*, ou *lentement* et progressivement.

1º L'exophtalmie unilatérale à *développement rapide*, mais *sans réaction inflammatoire*, peut être produite par un **emphysème de l'orbite**, consécutif à une fracture d'une paroi orbitaire, et qui s'accompagne *d'emphysème des paupières* facilement reconnaissable à la crépitation neigeuse que donne la palpation ; la fracture peut être due à un traumatisme, mais quelquefois il suffit d'un simple *effort violent*, fait par le malade pour se moucher. Dans certains cas, l'emphysème est le résultat d'un *cathétérisme forcé*, ou d'une *injection* maladroite dans les voies lacrymales, avec déchirure de la paroi et pénétration d'air et de liquide dans le tissu cellulaire de l'orbite.

La même exophtalmie peut avoir pour cause une **hémorragie** de l'orbite, spontanée ou traumatique : elle s'accompagne alors quelquefois de troubles visuels provisoires, par compression du nerf optique.

Cette exophtalmie par emphysème ou hémorragie guéri rapidement.

2° Exophtalmie unilatérale **à *développement lent et progressif*.** — Nous avons déjà plusieurs éléments de diagnostic : absence de réaction inflammatoire, unilatéralité, lenteur du développement; l'œil est donc refoulé par une lésion locale chronique à évolution lente et à développement progressif, et il s'agit alors d'une tumeur ou d'une tuméfaction de l'orbite.

Recherchons un autre élément : la réductibilité.

A. L'exophtalmie est *réductible :* il s'agit d'une **tumeur vasculaire** ; celle-ci est ou non pulsatile, et dans le premier cas elle communique ses mouvements au globe.

*a)* L'exophtalmie est *pulsatile :* on le constate en examinant le globe attentivement et surtout par côté, ou en y appliquant un doigt qui percevra en même temps le frémissement particulier appelé *thrill ;* enfin, l'auscultation révélera un *souffle :* la compression de la carotide primitive fait cesser souffle, thrill et pulsation. Ajoutons que le malade entend lui-même des bruits et sifflements spéciaux, du côté atteint.

Cette exophtalmie pulsatile est due à un **anévrysme artério-veineux** du *sinus caverneux,* qui peut se développer spontanément, mais qui est bien plus souvent le résultat d'un traumatisme.

*b)* Quand l'exophtalmie réductible ne présente ni souffle *ni pulsations,* il s'agit d'un **angiome**, et la saillie du globe augmente sous l'influence des efforts : on constate en outre des altérations vasculaires dans le voisinage (nœvi).

B. L'exophtalmie est *irréductible :* la direction de la déviation nous permettra d'indiquer le siège de la lésion :

*a)* Si l'exophtalmie est AXILE ou *directe*, elle est produite par une **tumeur** siégeant *en arrière du globe*, soit une *tumeur du nerf optique*, soit une tumeur développée dans l'espace compris entre les muscles. La compression exercée par la tumeur sur le nerf optique et les nerfs oculo-moteurs détermine des complications dont la nature varie un peu suivant les cas, et peut permettre de compléter le diagnostic.

*b*) L'exophtalmie irréductible LATÉRALE est due à une tumeur ou à une lésion inflammatoire chronique.

α. Il faut d'abord penser à une **lésion inflammatoire chronique** : soit une *distension chronique des sinus*, que l'examen direct révélera, — soit une *lésion osseuse* de nature syphilitique ou tuberculeuse :

Ce peut être une **exostose** ou une **périostite syphilitiques** : on constatera souvent alors d'autres lésions ou troubles fonctionnels par compression nerveuse, et généralement d'autres symptômes de la lésion, et en particulier de la douleur, et d'autres signes de l'infection ; enfin le traitement d'épreuve fixera le diagnostic, par l'amélioration rapide qu'il doit produire en cas de lésion syphylitique.

On peut avoir affaire à une **ostéite** ou **ostéo-périostite tuberculeuses** : comme éléments de diagnostic on aura : l'examen général du malade ; en cas de doute, le résultat du traitement d'épreuve antisyphilitique ; et parfois, si la tumeur suppure et qu'on puisse recueillir du pus, l'épreuve de l'inoculation au cobaye.

β. En l'absence de signes de lésion inflammatoire chronique, on fera le diagnostic de **tumeur de l'orbite**, siégeant latéralement : soit une *tumeur des parois* elles-mêmes, ou *provenant du voisinage* et envoyant des prolongements dans l'orbite, — soit une *tumeur solide* développée aux dépens du contenu de l'orbite, — soit enfin un *kyste* de nature variables.

COMPLICATIONS DUES AUX TUMEURS DE L'ORBITE.— Les tumeurs de l'orbite déterminent, par compression, des complications graves : la compression du nerf optique entraîne des lésions de dégénérescence et des troubles circulatoires, et, par suite, des *troubles visuels;*

La compression des nerfs moteurs et des muscles eux-mêmes, ainsi que la pression exercée sur le globe, produisent à la fois le déplacement du globe et la limitation de ses mouvements, qui se traduisent par la *diplopie.*

## § 2. — MOUVEMENTS INVOLONTAIRES : NYSTAGMUS

On constate parfois des mouvements anormaux du globe oculaire, des *oscillations rythmiques* ou *saccadées*, plus ou moins rapides, et indépendantes de la volonté : c'est le **Nystagmus.** Il est généralement bilatéral, et offre de nombreuses variétés, au moins apparentes.

A. — D'après le sens des mouvements, le nystagmus est le plus souvent *horizontal*, parfois *rotatoire*, rarement *vertical*, et assez souvent *mixte* (horizontal et vertical).

Au point de vue de la durée, les oscillations sont parfois *continuelles*, disparaissant seulement pendant le sommeil, et d'autres fois elles se produisent *par accès.*

Elles sont *exagérées* ou *provoquées* par les émotions, la fixation, les mouvements extrêmes du globe.

B. — On doit surtout différencier les cas de nystagmus d'après leur origine, et savoir si l'affection est *congénitale* ou *acquise.*

1° Le **Nystagmus congénital** s'accompagne parfois d'un tremblement de la tête, mais il n'entraîne pas de trouble de la vision.

On trouve généralement en même temps d'autres altérations ou troubles fonctionnels de l'œil, qui l'ont déterminé; mais un examen complet permettra de découvrir aussi une influence nerveuse, souvent une hérédité chargée.

2° Le **Nystagmus acquis** détermine un trouble de la vision, au moins dans ses débuts, et il entraîne d'autres phénomènes généraux, de la céphalée, des vertiges.

Il faudra rechercher son ORIGINE dans une lésion ou un trouble du *système nerveux oculo-moteur*, qui peuvent être produits par des causes très différentes :

*a*) C'est souvent une *affection cérébrale* ou *médullaire*, et surtout la sclérose en plaques, ou encore la maladie de Friedreich (jamais le tabes);

*b*) D'autres fois c'est une cause locale, une *lésion auriculaire* (affection suppurée, traumatisme, irritation mécanique), qui agit en déterminant une augmentation de pression intra-labyrinthique, ou par compression cérébrale directe;

*c*) Enfin une variété fréquente de nystagmus est due à des conditions défectueuses de fonctionnement du globe : c'est le *nystagmus des mineurs*, qui travaillent à genoux ou couchés en regardant en haut, et avec un éclairage insuffisant.

## § 3. — TENSION OCULAIRE

**Mesure de la tension oculaire ou Tonométrie.** — Pour mesurer la tension oculaire, on dit au patient de regarder à ses pieds, et l'on applique légèrement sur le globe, à travers la paupière supérieure, deux doigts de la même main, ou mieux l'index de chaque main, ces deux doigts placés près l'un de l'autre; les mains sont immobilisées par d'autres doigts appliqués sur le front ou la figure du patient, pour éviter tout effort musculaire; on presse alors modérément sur l'œil par petits mouvements délicats, comme si on voulait rechercher la fluctuation : on se rend compte ainsi de la résistance qu'offre l'œil à la pression, c'est-à-dire de sa plus ou moins grande dureté ; et cette résistance indique la tension intra-oculaire, d'une façon suffisante pour les besoins du diagnostic ; cette épreuve constitue la *tonométrie digitale* (fig. 58).

A l'état normal, lorsque la sécrétion et la composition des

liquides oculaires sont normales, et que d'autre part leur excrétion se fait normalement, la tension de l'œil lui donne une
certaine résistance. On peut connaître par l'habitude la sensation que l'on éprouve alors à la palpation, sinon il faudra,
pour apprécier la tension d'un œil malade, la comparer avec

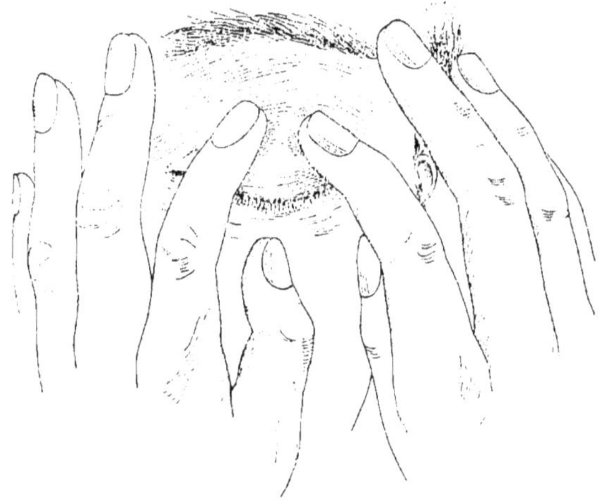

Fig. 58. — MESURE DE LA TENSION OCULAIRE : TONOMÉTRIE DIGITALE.

celle de l'autre, s'il est sain ; et même en principe il faut toujours faire cette comparaison.

La tension peut être augmentée (*hypertension* ou *hypertonie*), ou diminuée (*hypotension* ou *hypotonie*). On peut
exprimer ces variations en chiffres : en cas d'hypertonie, par
T + 1, ou + 2, ou + 3, et en cas d'hypotonie, par T — 1,
ou — 2, ou — 3.

1° **Hypertension ou hypertonie.** — La tension oculaire
est augmentée (ou l'œil devient plus dur) chaque fois qu'il y a
hypersécrétion des liquides oculaires, ou insuffisance de
l'excrétion, ou augmentation de densité des liquides oculaires

par altération de leur composition, ou réunion de ces différentes causes.

La principale affection où l'on constate l'hypertension oculaire est le **Glaucome**, dont elle constitue le symptôme et l'élément caractéristiques : qui dit glaucome dit hypertension, bien qu'elle n'y soit pas toujours très sensible. Et ce sont les variations de tension qui permettent de suivre l'évolution de la maladie. De même, dans certaines affections ou lésions oculaires qui peuvent donner naissance au glaucome, c'est l'augmentation de la tension qui mettra en éveil.

Les *synéchies antérieures* de l'iris peuvent déterminer de l'hypertonie, mais ce sont surtout les *synéchies postérieures* qui sont susceptibles de la provoquer en troublant la circulation des liquides oculaires, et plus elles sont étendues, plus l'hypertonie est à redouter ; avec la séclusion pupillaire, ou adhérence totale des bords de la pupille à la cristalloïde, l'hypertension est constante et peut provoquer des accidents glaucomateux.

Certains cas d'*iritis* (en dehors des synéchies), et surtout d'*irido-cyclite*, peuvent se compliquer, à un certain moment de leur évolution, d'hypertonie, par suite de l'inflammation de la région de l'angle irido-scléro-cornéen, où se trouvent les principales voies d'excrétion des liquides oculaires.

C'est pour une raison analogue sans doute que l'*atropine* augmente la tension oculaire en faisant rétracter l'iris, qui comprime les voies d'excrétion ; aussi une instillation intempestive d'atropine peut-elle déterminer des accidents d'hypertension oculaire.

Certaines *cataractes*, et les déplacements ou *subluxations* du cristallin se compliquent d'hypertension. Il en est de même des *hémorragies rétiniennes*, et de certaines hémorragies du vitré.

2° ***Hypotension ou hypotonie***. — L'abaissement de la

tension oculaire est surtout provoqué par les *plaies péné-trantes* du globe, et persiste tant que la plaie n'est pas fermée.

On constate généralement une légère hypotension dans l'*iritis*, mais surtout dans les *cyclites graves :* pour l'iritis, c'est même un des signes différentiels de cette affection avec le glaucome ; toutefois, nous avons vu que, dans l'iritis, on pouvait, à un certain moment, constater de l'hypertension, ce dont il faut toujours se défier, surtout quand on instille de l'atropine.

Les *hémorragies du vitré* s'accompagnent généralement d'hypotonie, mais c'est surtout dans le *decollement* du vitré qu'on la constate.

Signalons enfin l'hypotension produite par des instillations répétées de *cocaïne*.

# DEUXIÈME PARTIE
## EXAMEN FONCTIONNEL DE L'ŒIL

## LIVRE PREMIER
## RÉFRACTION

## CHAPITRE PREMIER
## NOTIONS GÉNÉRALES D'OPTIQUE OCULAIRE

### I. — LE DIOPTRE OCULAIRE

L'œil, envisagé au point de vue de l'optique, est constitué par l'association de *deux lentilles convergentes :*

D'une part, la *cornée*, doublée de *l'humeur aqueuse*, ces deux éléments pouvant être considérés comme formant un seul système dioptrique à surface convexe, car leur indice de réfraction est le même ;

D'autre part, en arrière, le *cristallin*, lentille biconvexe. baignant dans un milieu homogène au point de vue optique (humeur aqueuse et corps vitré), le pouvoir réfringent de ce milieu étant différent de celui du cristallin.

Il y a donc ainsi, en réalité, trois surfaces séparant des milieux de réfringence différente (surface antérieure de la cornée, surfaces antérieure et postérieure du cristallin), c'est-à-dire *trois dioptres*, dont les axes se confondent sensiblement. Mais en pratique on les considère comme ne formant qu'*un seul dioptre convergent*, dont l'action est la résultante des actions combinées des trois dioptres réels.

L'œil peut alors être défini : *un système dioptrique, centré, convergent.*

Il possède tous les éléments caractéristiques d'un pareil système (fig. 59) :

L'*axe principal*, ou *axe optique*, qui passe par les pôles

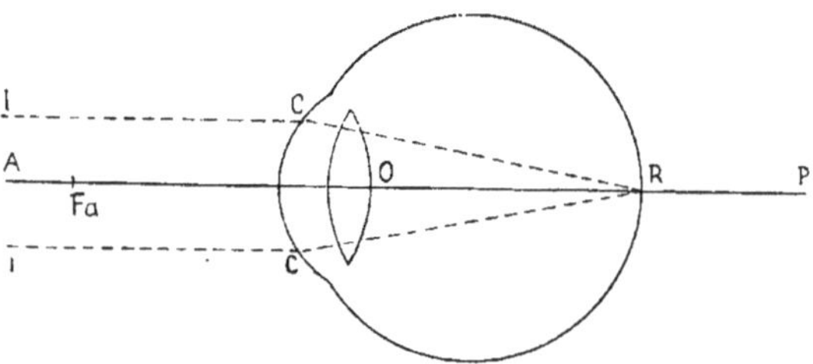


Fig. 59. — ŒIL NORMAL, OU EMMÉTROPE.

*AP*, axe principal ou axe optique. — *O*, centre optique. — *Fa*, foyer principal antérieur. — R, foyer principal postérieur, situé sur la rétine. — *IC*, rayons incidents parallèles.

de la cornée et du cristallin, et par le centre optique du dioptre oculaire, coupe la rétine au pôle postérieur de l'œil.

Le *point nodal* ou *centre optique* de l'œil correspond pratiquement à la face postérieure du cristallin.

Le *foyer principal antérieur* est situé à 14 millim. en avant de la cornée.

Le *foyer principal postérieur*, c'est-à-dire le point où se réunissent les rayons incidents provenant de l'infini et parallèles à l'axe principal, est situé sur la rétine. Il en est de même pour les axes secondaires, c'est-à-dire pour tous les axes passant par le centre optique.

Les rayons incidents, provenant d'un point situé à l'infini sur le prolongement d'un axe de l'œil, sont considérés pratiquement comme parallèles à cet axe. Donc tout point situé à l'infini enverra des rayons lumineux parallèles qui, après réfraction par le dioptre oculaire, se réuniront sur la rétine en y formant l'image de ce point.

Dans la pratique on considère l'*infini* comme existant *à partir de 5 mètres :* tout point situé en avant de l'œil, au-delà de 5 mètres, aura donc son image nette sur la rétine.

Le *plan focal postérieur* du dioptre oculaire, qui est constitué par l'ensemble des foyers postérieurs, se confond par suite avec la *rétine*, et l'image des objets situés à l'infini se forme nettement sur cette membrane.

L'œil normal est ainsi *adapté pour l'infini*, et en pratique pour toute distance entre 5 m. et l'infini. Mais alors le foyer des rayons incidents émanés d'un point situé en deçà de l'infini, c'est-à-dire en deçà de 5 m., devrait se former en arrière de la rétine, d'après les lois de l'optique, et l'image de ce point serait floue (fig. 77) ; il n'en est rien heureusement, car l'œil possède la faculté de s'adapter pour des distances variables : c'est ce qu'on appelle l'*accommodation*.

## II. — LES DIVERS ÉTATS DE LA RÉFRACTION OCULAIRE

Les conditions optiques de l'œil regardant à l'infini, autrement dit de l'œil au repos, constituent la *réfraction statique;* — les variations optiques dues à l'accommodation constituent la *réfraction dynamique*.

Nous allons indiquer dès maintenant les caractères fondamentaux de ces deux états fonctionnels de l'œil et de leurs anomalies, avant de commencer l'étude des *vices de réfraction*, ou *anomalies* de la réfraction.

A. *Réfraction statique*. — Nous venons de voir la réfraction de l'œil à l'état de repos, ou *réfraction statique*, avec ses principaux éléments, telle qu'elle existe *à l'état normal;* mais il y a des anomalies fréquentes, formées par des variations des conditions optiques de l'œil à l'état de repos :

1° A l'état normal, avons-nous dit, les rayons parallèles, c'est-à-dire les rayons incidents venus de l'infini, se réunissent, après réfraction dans l'œil, en un même point, situé sur la rétine : l'œil normal est dit **emmétrope**; c'est un dioptre *régulièrement sphérique* dont le plan focal postérieur *coïncide avec la rétine;*

2° Quand ces deux conditions ne sont pas remplies, l'œil est dit **amétrope**; et il y a deux grandes catégories d'amétropies, suivant que le dioptre oculaire anormal *est* ou *n'est pas régulièrement sphérique :*

*a*) Les rayons incidents parallèles se réunissent en un même point après leur réfraction, le dioptre oculaire étant *régulièrement sphérique;* mais ce point, ou foyer postérieur, *n'est pas sur la rétine;* il est situé soit *en avant*, soit *en arrière* de cette membrane : dans le 1^er cas l'œil est *myope*, dans le second il est *hypermétrope* (fig. 60 et 61)*;*

*b*) Les rayons incidents parallèles ne se réunissent pas en un seul point, mais forment plusieurs foyers : le dioptre oculaire *n'est plus une surface régulièrement sphérique*, soit qu'il y ait des méridiens de courbure, et par suite de réfraction, différentes de celles des autres, soit même que cette courbure varie dans la longueur d'un même méridien : cette anomalie constitue l'*astigmatisme*.

B. *Réfraction dynamique.* — L'œil possède, avons-nous dit, la faculté de *s'adapter* pour la vision nette à des distances en deçà de l'infini (la *mise au point* des appareils photographiques) : c'est le pouvoir d'**accommodation**, dont l'exercice donne la *réfraction dynamique.* Il consiste en une augmentation de la réfringence, et par suite une diminution de la longueur focale du dioptre oculaire, par exagération de la courbure des faces du cristallin sous l'action du muscle ciliaire.

L'accommodation peut également s'exercer pour corriger la

réfraction d'un œil qui, au repos, a son foyer principal postérieur en arrière de la rétine (hypermétropie) ; grâce à elle, en effet, ce foyer peut être ramené sur la rétine, dans certaines conditions que nous verrons.

L'accommodation peut présenter des anomalies, *par défaut*,

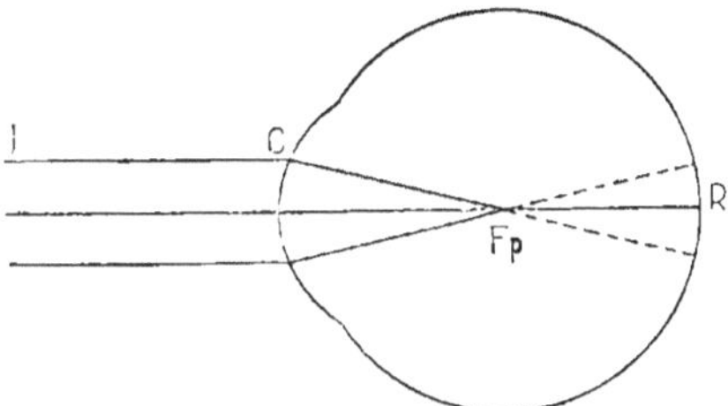



Fig. 60. — ŒIL MYOPE.
*Fp*, foyer principal postérieur, en avant de la rétine.

ou *par excès*. Son insuffisance ou son absence sont dues, soit à la perte de l'élasticité du cristallin, et l'œil est alors atteint de *presbytie*, -- soit à la *paralysie* de l'innervation du mus-

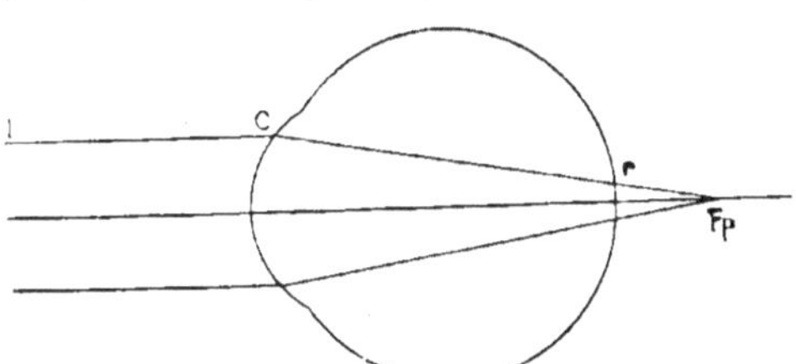



Fig. 61. — ŒIL HYPERMÉTROPE.
*Fp*, foyer principal postérieur, en arrière de la rétine.

cle ciliaire. — La permanence de l'état d'accommodation s'observe dans la contracture du muscle ciliaire, et il y a alors *spasme de l'accommodation*.

Nous allons étudier d'abord le diagnostic des anomalies de la réfraction statique et les procédés employés pour les mesurer, puis nous passerons à l'accommodation et à ses anomalies.

# CHAPITRE II

## LES ANOMALIES DE LA RÉFRACTION STATIQUE
## DIAGNOSTIC ET MESURE

### PRINCIPES; MESURES DIOPTRIQUES

**I. Principes.** — A. Dans la *Myopie*, le foyer principal postérieur est situé en avant de la rétine ; autrement dit, les rayons incidents émanés d'un *point* situé à l'infini se réunissent en avant de la rétine (fig. 60), et de là ils continuent, en divergeant, jusqu'à la rétine sur laquelle ils forment non plus un point, mais un cercle dit *cercle de diffusion :* l'image rétinienne d'un point situé à l'infini est donc un cercle. Or un *objet* vu par l'œil se présente à lui comme une projection de cet objet sur un plan, et il peut être considéré comme formé par un grand nombre de points qui se touchent. Dans l'œil myope l'*image* de cet objet sera donc formée non plus par des points adjacents les uns aux autres, comme dans l'œil emmétrope, mais par un assemblage de *cercles* empiétant les uns sur les autres, et elle sera *confuse*. Cette image ressemble à celle que donne sur la plaque d'un appareil photographique un objet éloigné, quand l'appareil est mis au point pour une courte distance : elle est floue.

Mais si l'objet, primitivement situé à l'infini, c'est-à-dire au-delà de 5 mètres, se rapproche de l'œil, le foyer des rayons incidents qui en émanent s'éloigne, par suite des lois de l'optique, du foyer principal postérieur de cet œil, et se rapproche de la rétine ; en même temps les cercles de diffusion se rétrécissent, et l'image rétinienne devient de moins en moins trouble ; lorsqu'enfin, l'objet s'étant suffisamment rapproché, les rayons qui en émanent forment leur foyer sur la rétine, l'image est nette, l'objet est vu nettement.

Si notre objet continue à se rapprocher de l'œil, les rayons qu'il émet doivent former leur foyer en arrière de la rétine : mais nous avons vu que dans ce cas l'œil devient plus réfringent, il y a *accommodation*, et le foyer se trouve ramené sur la rétine : l'objet continue à être vu nettement. (Cette correction, nous le verrons, est d'ailleurs limitée, comme le pouvoir d'accommodation lui-même.)

On appelle **Punctum remotum** *le point le plus éloigné*

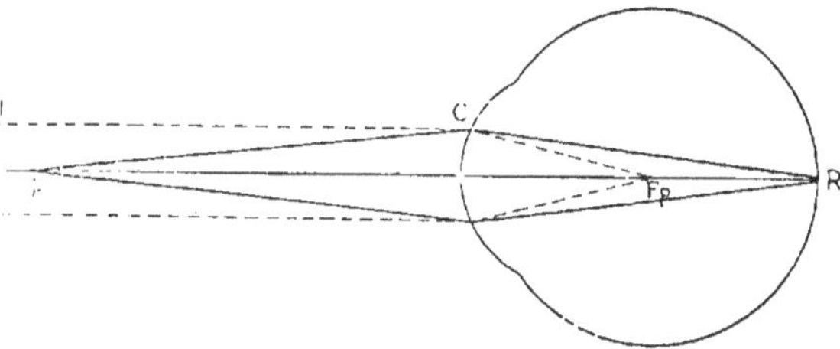

Fig. 62. — ŒIL MYOPE : PUNCTUM REMOTUM (*P*) d'où partent les rayons (*PC*) qui coupent l'axe principal sur la rétine, en *R*, tandis que les rayons parallèles *IC* le coupent en *Fp*, en avant de la rétine.

*d'où un objet forme son image nette sur la rétine*, ou *est vu nettement, l'œil n'accommodant pas ;* en d'autres termes, c'est le point d'où partent les rayons qui forment leur foyer sur la rétine, l'œil étant au repos ; c'est encore le *foyer conjugué* de la rétine. Pour un œil emmétrope, ce point est à l'infini, pour l'œil myope il est en deçà de l'infini, c'est-à-dire, en pratique, à moins de 5 mètres.

Le foyer postérieur d'un œil myope, qui est en avant de la rétine, en est plus ou moins éloigné, et par suite le punctum remotum est plus ou moins éloigné de l'infini, et plus ou moins près de l'œil : la myopie est donc plus ou moins *forte*, elle a des *degrés*.

On peut arriver à CORRIGER la myopie, c'est-à-dire à reculer jusque sur la rétine le foyer des rayons incidents venus de l'infini, en interposant devant l'œil, sur leur trajet, une lentille divergente, d'une force déterminée, dont l'action réfringente se combine avec celle de l'œil : elle transforme les rayons parallèles venus de l'infini en rayons divergents qui, en pénétrant dans l'œil, vont former leur foyer sur la rétine (fig. 63).

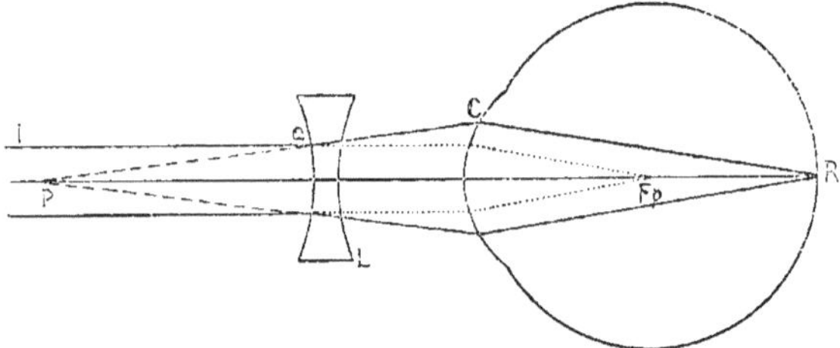

Fig. 63. — ŒIL MYOPE : CORRECTION.
*L*, lentille divergente dont le foyer est en *P*, au punctum remotum de l'œil. — *Ic*, rayons parallèles qui, sans la lentille, iraient couper l'axe principal de l'œil en *Fp*; la lentille *L* les rend divergents (*cC*), comme s'ils émanaient de *P*, et ils vont alors couper l'axe principal en *R*, sur la rétine.

Dans ce nouveau système dioptrique, l'image d'un objet situé à l'infini se forme directement sur la rétine, et est perçue nettement.

Il est évident que l'on pourra ainsi *mesurer le degré de la myopie* par *le pouvoir réfringent de la lentille correctrice*.

On obtiendra en même temps la situation du *punctum remotum* : en effet, la lentille qui corrige la myopie donne aux rayons incidents parallèles (Ic) la direction divergente (cC) qu'ils auraient s'ils émanaient du punctum remotum (P) de l'œil; or ce point, qui est en même temps le point d'intersection des rayons, prolongés dans leur nouvelle direction, avec l'axe principal de la lentille, n'est autre chose que le *foyer* de

cette lentille : donc. ce foyer coïncide avec le punctum remotum de l'œil ; et comme la lentille est placée au foyer antérieur
de l'œil, d'où se mesure la distance du punctum remotum. la
longueur focale de la lentille est égale à cette distance ; et il
suffira de connaître *la longueur focale de la lentille correctrice* (nous verrons plus loin comment elle se calcule en pratique) pour avoir *le punctum remotum de l'œil.*

B. Dans l'**Hypermétropie**, *le foyer postérieur de l'œil
est situé en arrière de la rétine ;* les rayons parallèles pénétrant dans cet œil deviennent bien convergents. mais ils sont
interceptés par la rétine avant de s'être réunis en foyer (fig. 64) :

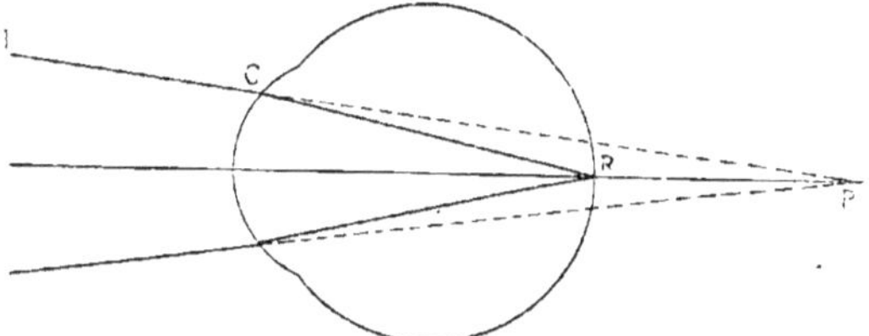

Fig. 64. — ŒIL HYPERMÉTROPE, PUNCTUM REMOTUM.
Les rayons *IC* qui, après réfraction, couperaient l'axe principal en *R*, sur la
rétine. seraient convergents et auraient une direction telle que, prolongés,
ils se réuniraient en *P*, en arrière de la rétine (punctum remotum virtuel).

un point situé à l'infini donne sur la rétine un cercle ; et un
objet donnera des cercles de diffusion formant une image
confuse. Si l'objet se rapproche de l'œil, les cercles de diffusion s'agrandissent. puisque le foyer postérieur se recule, et
l'image devient plus confuse ; à aucune distance elle n'est vue
nettement.

Dans l'œil hypermétrope il n'y a donc *pas de punctum
remotum.* au moins réel : il serait en effet situé au delà de
l'infini. Les rayons qui forment leur foyer sur la rétine sont
des rayons convergents (fig. 64) qui. prolongés suivant leur
direction primitive (avant leur réfraction par l'œil), se réunis-

sent en arrière de l'œil : le punctum remotum, point d'où partent, *virtuellement* ici, les rayons qui forment leur foyer sur la rétine est donc situé derrière l'œil, il est *virtuel*.

Comme pour la myopie, le foyer principal postérieur d'un œil hypermétrope est plus ou moins éloigné de la rétine, autrement dit l'hypermétropie est plus ou moins forte, elle a des *degrés*.

Puisque la rétine de l'hypermétrope est au foyer de rayons arrivant sur la cornée avec une certaine convergence, il suffira, pour CORRIGER cette amétropie, de rendre convergents, au de-

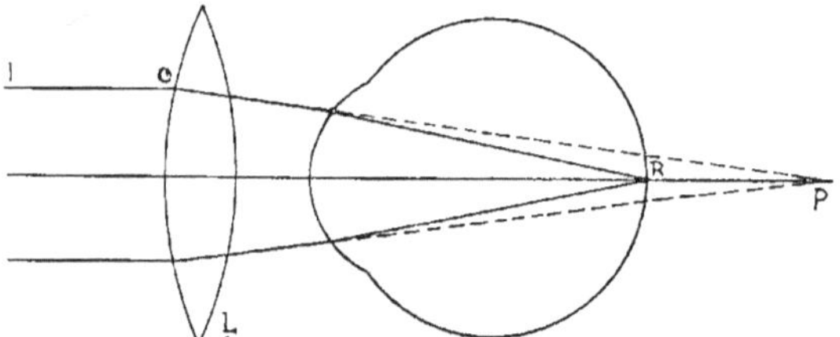

Fig. 65. — ŒIL HYPERMÉTROPE : CORRECTION.

*L*, lentille convexe dont le foyer est en *P*, au punctum remotum virtuel de l'œil. Les rayons parallèles *Ic*, rendus convergents par la lentille (avec une direction nouvelle *cP*) vont couper l'axe principal de l'œil en *R*, sur la rétine.

gré nécessaire, les rayons incidents parallèles venus de l'infini; on y parviendra en plaçant devant l'œil une lentille convergente (fig. 65), et cette lentille devra avoir une force telle que, dans le nouveau système dioptrique ainsi formé, le plan focal coïncide avec la rétine; les objets situés à l'infini formeront donc leur image sur cette membrane, et ils seront perçus nettement.

*Le degré de l'hypermétropie* sera donné par *le pouvoir réfringent, connu, de la lentille correctrice.*

D'ailleurs, dans la réalité, l'œil hypermétrope remplace lui-même, au moins en partie, la lentille convexe correctrice : il *accommode*, pour augmenter sa propre convergence et rap-

procher son plan focal de la rétine ; et si l'augmentation de
convergence nécessaire pour rendre l'œil emmétrope n'est pas
plus grande que celle que peut produire l'accommodation,
l'hypermétropie peut être corrigée par cette simple accommodation ; sinon elle est simplement diminuée d'une quantité
égale à la puissance de l'accommodation.

C. Dans l'*Astigmatisme*, la réfraction de l'œil varie suivant les méridiens et même parfois dans un même méridien.
Par suite les rayons incidents venus d'un même point forment
dans cet œil plusieurs foyers à des distances différentes de la
rétine, et un objet y donne une image qui le déforme et qui
est toujours floue.

Le diagnostic et la mesure de l'astigmatisme, ainsi que les
caractères optiques de cette amétropie, doivent être étudiés à
part, et nous leur réserverons un chapitre spécial.

## II. Mesures dioptriques. Unité de mesure. —

Nous venons de voir que les amétropies ont des degrés, et
qu'elles sont mesurées par le pouvoir réfringent des lentilles,
convergentes ou divergentes, qui les corrigent. Ce pouvoir
réfringent des lentilles est lui-même calculé en le rapportant
à une unité de mesure qu'on a établie de la façon suivante :
*l'unité de réfringence*, ou **dioptrie**, *correspond au pouvoir
réfringent d'une lentille qui a une longueur focale de
1 mètre ;* et comme la longueur focale, pour les lentilles de
verre, est égale au rayon de courbure, *la lentille de 1 dioptrie est celle qui a un rayon de courbure de 1 mètre ;* on
écrit, par abréviation, 1 D, pour 1 dioptrie.

La lentille de 2 dioptries est celle qui a un pouvoir réfringent 2 fois plus fort que celle de 1 D, elle aura donc une longueur focale 2 fois plus courte, et par suite un rayon de courbure 2 fois moindre : ce rayon est donc de 0 m. 50. La lentille
de 1/2 dioptrie, ou 0 D 50, a au contraire un pouvoir réfrin-

gent deux fois plus faible que celle de 1 D, et par suite une longueur focale et un rayon de courbure doubles; c'est donc une lentille de 2 m. de rayon.

Dans la pratique on part de la lentille de 1/4 de dioptrie, ou o D 25, qui a par conséquent une longueur focale et un rayon de courbure de 4 m.

On désigne les lentilles convergentes, ou convexes, par le signe + (positif), parce qu'elles ont un foyer réel, et les lentilles divergentes, ou concaves, par le signe — (négatif), parce qu'elles n'ont qu'un foyer virtuel. Une lentille convexe de 1 dioptrie est donc désignée par + 1, une lentille concave de 1 dioptrie par — 1.

Le degré d'une amétropie étant donné par le pouvoir réfringent de la lentille correctrice, si une myopie est corrigée par une lentille concave de 4 D par exemple, on l'indiquera par — 4, et l'on saura en même temps que le punctum remotum de l'œil considéré est à o m. 25 de cet œil (ou plus exactement de son foyer antérieur); — pour une hypermétropie corrigée par une lentille convexe de 2 D, on écrirait : + 2.

**Détermination de la réfringence d'un verre.** — On peut reconnaître la nature d'un verre et déterminer la valeur de sa réfringence, soit avec des instruments spéciaux, soit sans instruments : nous n'indiquerons que ce dernier procédé, applicable par tous. Il suffit d'avoir une boîte de lentilles marquées.

On regarde une fenêtre à travers le verre à reconnaître, qu'on tient à quelques centimètres de l'œil, et qu'on déplace dans tous les sens : si les barreaux ne se déplacent pas, c'est un *verre plan*, — s'ils se déplacent de la même façon dans toutes les directions, c'est un *verre sphérique*, — s'ils se déplacent différemment suivant la direction du mouvement imprimé au verre, c'est un *verre cylindrique* ou *cylindro-sphérique*.

Enfin, pour les verres sphériques, les barreaux se déplacent *dans le même sens* que le verre, si c'est un verre *concave*, — *en sens inverse*, si c'est un verre *convexe*.

Pour reconnaître ensuite le numéro du verre, on cherche, en tâtonnant, la lentille de signe contraire qui, accolée au verre, fait disparaître le déplacement des barreaux, et neutralise par conséquent le verre : si, par exemple, c'est la lentille — 3, on a un verre de $+$ 3 D.

# CHAPITRE III

## LES DIFFÉRENTES MÉTHODES POUR DÉTERMINER
## ET MESURER LA RÉFRACTION

Il y a deux méthodes principales pour diagnostiquer et mesurer les différents états de la réfraction statique : une *méthode objective* ou méthode *de l'ombre pupillaire*, ou *skiascopie*, — et une *méthode subjective*, dite *méthode de Donders*. — Un 3ᵉ procédé, qui a pour base l'examen ophtalmoscopique du fond de l'œil à l'image droite, est trop difficile et délicat pour pouvoir être employé dans la pratique courante ; nous n'en parlerons pas.

### I. — **MÉTHODE OBJECTIVE, ou SKIASCOPIE**

**A. Principes et caractères.** — Si, au moyen d'un miroir ophtalmoscopique, on projette une lumière sur un œil, et qu'on la déplace en faisant tourner légèrement le miroir autour d'un de ses axes, on constate, en regardant par l'orifice du miroir, l'apparition d'une ombre sur la pupille rouge ; cette ombre se déplace diversement, et offre des caractères variables, suivant l'état de la réfraction de l'œil. — Si l'on place devant cet œil une lentille qui forme avec lui un nouveau système dioptrique, l'ombre se modifie concurremment.— On peut ainsi, connaissant les caractères de l'ombre pupillaire dans les différents états de la réfraction, non seulement *déterminer l'état de la réfraction* pour un œil examiné, mais encore, si l'on constate une amétropie, chercher le verre qui la corrige, et *mesurer* ainsi le *degré* de cette amétropie. Nous devons ajouter que les résultats obtenus ne concernent qu'un méridien, celui suivant lequel se fait le déplacement de la lumière ; ils sont les mêmes dans les autres méridiens, ou au contraire sont différents, suivant que la réfraction est la même dans tous les méridiens, ou varie avec le méridien examiné (astigmatisme).

Tel est le principe de la *skiascopie* ou *méthode de l'ombre pupillaire*, improprement appelée, par certains, *kératoscopie*. Cette méthode, due au médecin-major Cuignet, est simple, facile, rapide : elle ne nécessite pas de connaissances spéciales ni un outillage compliqué ; elle est précise, mathématique même en théorie ; elle est sûre, indépendante des conditions étrangères à l'état de la réfraction, et elle exclut toute intervention subjective de la part du patient; elle met donc à l'abri des erreurs et de la simulation.

**B. Technique.** — Les INSTRUMENTS nécessaires pour faire la skiascopie se réduisent à un *miroir* et une série de *lentilles* convexes et concaves; ces lentilles peuvent être séparées, et alors pour l'examen on les place successivement dans une *lunette d'essai ;* mais il est plus commode de les avoir fixées sur un disque, ou mieux encore sur une planchette (*Règle ou Palette*). — On peut employer le miroir concave ou le miroir plan, mais celui-ci est préférable parce qu'il donne des ombres plus nettes. Nous décrirons le procédé avec le *miroir plan*, en faisant remarquer que les résultats seraient inverses avec le miroir concave.

POUR PRATIQUER LA SKIASCOPIE, vous opérez comme pour l'examen ophtalmoscopique, dans une chambre noire. Vous vous placez en face de votre sujet, celui-ci étant assis à côté d'une table sur laquelle se trouve une lampe, à écran vertical de préférence, et posée près de lui, de façon à ce que la face du sujet soit dans l'ombre, tandis que vous recevez directement la lumière. Mais pour cet examen vous vous mettez à 1 mètre du patient (et vous verrez tout à l'heure la raison de cet éloignement).

Vous lui recommandez de tenir la tête droite et immobile,

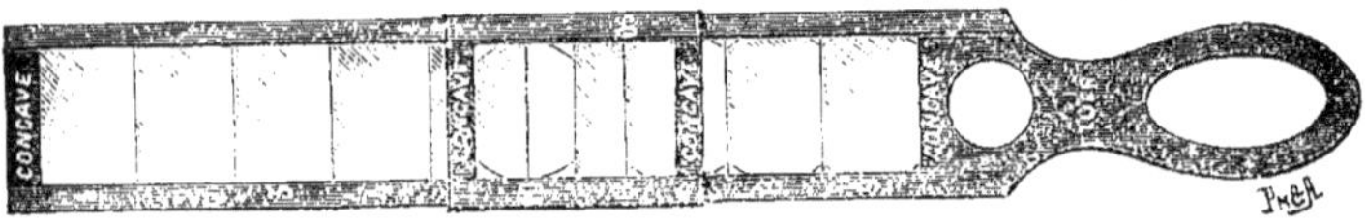

Fig. 66. — PALETTE A SKIASCOPIE, DU D$^r$ TROUSSEAU. .

et de regarder un peu obliquement, du côté opposé à l'œil examiné, en portant son regard au loin sans rien fixer, de façon à ne pas accommoder.

Tenant alors le miroir par le manche, verticalement, le dos

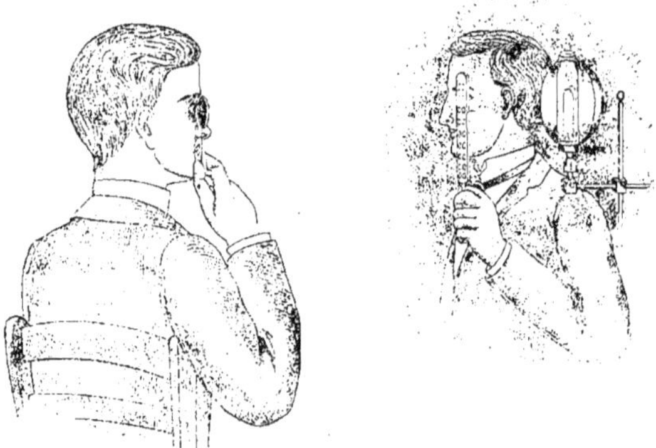

Fig. 67. — LA SKIASCOPIE.
Position de l'observateur et de l'observé; celui-ci tient devant son œil
une règle à skiascopie.

appuyé sur votre rebord orbitaire, vous éclairez la pupille du patient en la regardant par l'orifice central du miroir : vous apercevez le reflet pupillaire, rouge. Si alors vous imprimez au miroir un mouvement autour de son axe vertical, le disque lumineux projeté sur l'œil du sujet se déplace dans le même sens, et en même temps une ombre noire apparaît dans la pupille, soit du côté externe, soit du côté interne ; au fur et à mesure que le miroir tourne et que le disque lumineux se déplace, l'ombre s'élargit, empiétant progressivement sur la pupille. Cette ombre est plus ou moins intense, et elle peut même être remplacée par un simple nuage à déplacement indécis.

**C. Interprétation des résultats obtenus. —** 1º **Détermination de l'état de la réfraction.** — Rappelons d'abord que le *punctum remotum* d'un œil est le point le plus éloigné d'où un objet de dimensions réduites, mais suffisantes, peut être vu nettement par cet œil sans accommodation : il est à l'infini pour *l'emmétrope* (c'est-à-dire dans la pratique entre 5 m. et l'infini), pour le *myope* il est à moins de 5 m., et pour *l'hypermétrope* il serait au delà de l'infini, c'est dire qu'il n'existe pas, l'hypermétrope n'ayant de vision nette à aucune distance s'il n'accommode pas.

Voyons maintenant comment on doit interpréter les caractères de l'ombre pupillaire.

*a.* — *L'ombre est presque nulle*, et le déplacement de la lumière ne détermine qu'un *trouble nuageux dont la marche est indécise* ; c'est ce qu'on appelle le **point neutre** ; et il en est ainsi quand *l'observateur est au punctum remotum de l'observé*. Si cet observateur était placé à l'infini, soit à 5 m. au moins du sujet, l'œil examiné serait dans ce cas emmétrope, puisque son p. r. serait à l'infini ; mais l'observateur n'étant qu'à 1 m. de l'œil observé, si à cette distance il se trouve au p. r. de celui-ci, cet œil dont le p. r. est à 1 m., est *myope de 1 D* (dans le méridien examiné), ainsi que nous l'avons déjà vu.

*b.* — *L'ombre est nette et se déplace dans le même sens que la lumière*, on dit qu'elle est **directe** : il en est ainsi quand *le p.r. de l'observé est en arrière de l'observateur*, c'est-à-dire, dans le cas actuel, que le p.r. de l'œil observé est à une distance de plus de 1 m. de cet œil (sans qu'on puisse préciser) : celui-ci est donc *myope de moins de 1 D*, ou *emmétrope*, ou encore *hypermétrope;* le p.r. peut être en effet entre 1 m. et 5 m. (myopie inférieure à 1 D), ou entre 5 m. et l'infini (emmétropie), ou au delà de l'infini, c'est-à-dire virtuel (hypermétropie).

*c.* — *L'ombre est nette et se déplace en sens inverse de la lumière*, elle est dite **inverse** : il en est ainsi quand *le p.r. de l'œil observé est en avant de l'observateur ;* dans le cas actuel il est par conséquent à moins de 1 m. de l'œil, qui, par suite, est *myope de plus de 1 D.*

On comprend maintenant pourquoi il faut se placer à 1 m. du sujet : théoriquement il faudrait être à l'infini, ou au moins à 5 m., c'est-à-dire au p. r. d'un œil emmétrope; mais comme à cette distance on ne distinguerait pas l'ombre pupillaire, on est obligé de se rapprocher, en tenant compte de la cause d'erreur qui en résulte: en se plaçant à 1 m. on n'a qu'une différence de 1 D, on est au p.r. d'un œil myope de 1 D.

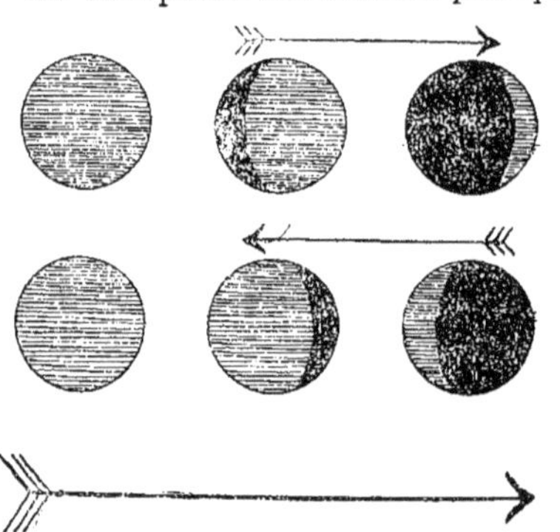

Fig. 68. — L'OMBRE PUPILLAIRE DANS LA SKIASCOPIE.
La grande flèche indique le sens du déplacement du miroir ; les petites flèches, le sens de la marche de l'ombre ; en haut, ombre directe, en bas, ombre inverse.

En résumé : par la skiascopie avec miroir plan, on obtient tout d'abord les résultats suivants, sans correction :

*a*) *Ombre presque nulle*, indécise, et de direction douteuse : myopie de 1 D ;

*b*) *Ombre directe :* myopie inférieure à 1 D, — ou emmétropie, — ou hypermétropie ;

*c*) *Ombre inverse :* myopie supérieure à 1 D.

**2° Mesure du degré de l'amétropie.** — Après avoir constaté le sens de la marche des ombres, et tout en restant dans la même position, on fait passer devant l'œil des lentilles, fixées de préférence sur une règle. On fait tenir cette *règle skiascopique* verticalement par le patient, appuyée sur son front, et de façon que la lentille indiquée soit placée exactement devant son œil dont on doit apercevoir la pupille à travers le verre ; on examine alors la marche de l'ombre pupillaire comme précédemment (fig. 67).

Reprenons donc les 3 cas que nous avons distingués à la skiascopie sans lentilles correctrices :

*a.* — *L'ombre est presque nulle, et le sens de son déplacement indécis :* nous avons vu qu'il s'agissait d'une *myopie de 1 D ;* il n'y a rien à ajouter en principe. Toutefois il peut être bon de confirmer ce diagnostic avec les lentilles ; on fait placer devant l'œil la lentille de + 0,50 D : l'ombre devient nette et est inverse, l'œil est devenu myope de *plus de 1 D ;* — si on remplace la lentille de + 0,50 par — 0,50, l'ombre est également nette, mais directe, l'œil a été rendu myope de *moins de 1 D.* Donc sans lentille l'œil est myope de 1 D.

*b.* — *L'ombre est inverse :* il s'agit d'une *myopie supérieure à 1 D.* On fait passer successivement devant l'œil des lentilles concaves de plus en plus fortes : l'ombre s'affaiblit, puis devient nulle ; à ce moment l'œil est *myope de 1 D ;* le numéro de la lentille qui donne le point neutre, *augmenté de 1 D,* donne le degré de la myopie ; si c'est la lentille de —4, on a une myopie de 5 D (—5). On peut confirmer ces résultats en faisant passer devant l'œil une lentille plus forte de 1 D que celle avec laquelle on a obtenu l'ombre indécise : on doit obtenir alors une ombre nette et directe, l'œil étant devenu emmétrope; et cette lentille donne exactement le degré de la myopie.

*c.* — *L'ombre est directe :* myopie inférieure à 1 D, ou emmétropie, ou hypermétropie. — *On place devant l'œil la lentille* + 1 ; trois cas peuvent alors se présenter :

1er cas : *L'ombre devient nulle :* c'est le point neutre; l'œil a été rendu myope de 1 dioptrie par la lentille + 1 : il est donc *emmétrope ;*

2e cas : *L'ombre est devenue inverse :* on a ainsi obtenu une myopie supérieure à 1 D en ajoutant à l'œil une lentille convexe de 1 D seulement : il était donc déjà *myope de moins de 1 D.* On peut s'en tenir à cette indication ; mais si l'on veut préciser, on fait placer devant l'œil la lentille + 0,50 et si elle rend l'ombre *nulle*, et par conséquent l'œil myope de 1 D, c'est qu'il l'était déjà de 0,50 D.

3e cas : *L'ombre reste directe* avec la lentille + 1 : il s'agit d'une *hypermétropie :* on fait passer successivement devant l'œil des lentilles convexes de plus en plus fortes : l'ombre s'atténue, puis devient nulle ; à ce moment l'œil est myope de 1 D ; *le numéro de la lentille* qui donne ce résultat, *diminué d'une dioptrie*, donne le degré de l'hypermétropie ; si par exemple c'est la lentille + 4 qui rend l'ombre nulle, on a une hypermétropie de 3 D. — Si, une lentille ayant donné une ombre encore directe, la lentille supérieure renverse l'ombre, on prend le numéro intermédiaire comme donnant le point neutre : si + 4 donne encore l'ombre directe, et qu'avec + 5 elle soit inverse, + 4,5 donnerait le point neutre, et on a une hypermétropie de 3,5 dioptries.

3º **Mesure de la réfraction dans les deux sens.** — Après avoir pratiqué la skiascopie suivant un diamètre, il faut la recommencer *dans le diamètre perpendiculaire,*

## Tableau schématique, expliquant la **SKIASCOPIE**, ou **Méthode de l'ombre pupillaire**,
### pour la détermination et la mesure de la Réfraction.

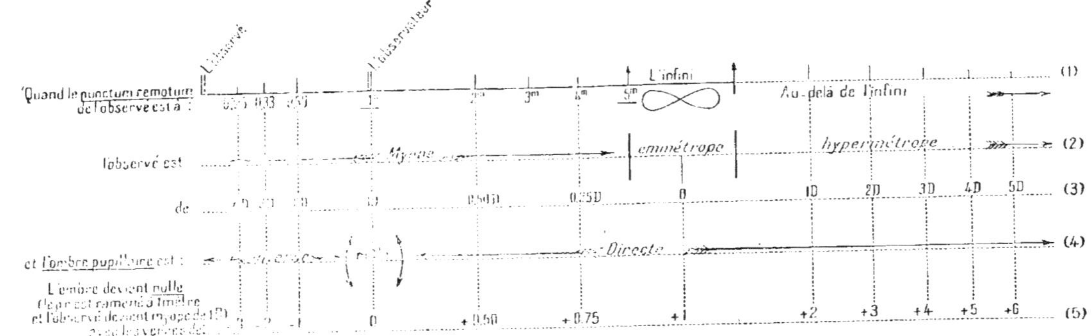


LÉGENDE EXPLICATIVE. — La skiascopie est basée sur la détermination du punctum remotum, d'après les caractères de *l'ombre pupillaire*, produite par le déplacement oscillatoire de la lumière réfléchie, dans l'éclairage ophtalmoscopique.

*L'observateur* se place à 1 mètre de *l'observé*, et se sert d'un miroir plan. — (1). Principales situations que peut occuper le punctum remotum de l'observé ; à partir de 5 m., il est considéré comme étant à l'infini ; au-delà de l'infini, il est virtuel. — (2). Les *états de la réfraction*, d'après la situation du *p. r.* — (3). Degrés des amétropies, ou *dioptries*, correspondant aux diverses situations du *p. r.* — (4) Direction du déplacement de *l'ombre pupillaire* par rapport à la lumière, et suivant la situation du *p. r.* et l'état de la réfraction. — (5) Verres correcteurs nécessaires pour rendre nulle, ou neutre, l'ombre pupillaire, c'est-à-dire pour ramener le *p. r.* à 1 m. et rendre l'observé myope de 1 *D*.

*Application.* — La direction de la marche de l'ombre pupillaire indique l'état de la réfraction : ombre inverse : myopie supérieure à 1 *D* ; — ombre nulle, ou neutre : myopie de 1 *D* ; — ombre directe : myopie inférieure à 1 *D*, ou emmétropie, ou hypermétropie.

Le n° du verre qui rend l'ombre nulle, ou neutre, indique le degré de la réfraction : par ex. si c'est un verre concave de — 2 *D*, l'observé est myope de 3 *D* ; si c'est un verre convexe de + 1 *D*, il est emmétrope ; si c'est un verre convexe de + 3 *D*, l'observé est hypermétrope de 2 *D*.

de façon à avoir la réfraction dans les deux sens : si les résultats diffèrent, c'est que la réfraction n'est pas la même dans les deux diamètres ; il y a donc de l'*astigmatisme*. Nous devons ajouter que l'ombre offre un aspect et une marche spéciales dans l'astigmatisme. Quand on a quelque habitude de la skiascopie on le constate assez facilement, surtout en cas d'astigmatisme dit oblique.

Terminons l'exposition du procédé de la skiascopie par une remarque : nous avons vu que l'ombre s'affaiblissait à mesure qu'on se rapprochait de la correction, jusqu'à devenir nulle ou du moins presque insensible ; donc *plus une amétropie est forte, plus l'ombre est noire et nette ;* d'autre part l'ombre se déplace *d'autant plus vite* que l'amétropie est *plus faible*. En un mot une amétropie forte donne une ombre très noire se déplaçant lentement, — une amétropie faible donne une ombre grise se déplaçant rapidement.

## II. — **MÉTHODE SUBJECTIVE** ou **DE DONDERS**

**A. Principe**. — Cette méthode consiste à faire lire au sujet, dans certaines conditions, des lettres de diverses grandeurs, et à déterminer, par la recherche des verres qui lui donnent la meilleure vision, l'amétropie qu'il peut présenter, et le degré de cette amétropie.

**B. Technique**. — On se sert d'un tableau blanc, ou *échelle*, en toile ou en carton, sur lequel sont imprimées des lettres noires, par séries de caractères de différentes grandeurs, et dont les plus petites peuvent être vues nettement par un œil normal à la distance de 5 m., et les plus grandes à 5o m., avec un bon éclairage. C'est l'*échelle d'acuité visuelle*, ou *échelle optométrique*, que nous retrouverons plus loin.

Il faut avoir en outre une série de *verres sphériques* (concaves et convexes), et de *verres cylindriques*, une lunette d'essai, et divers accessoires, parmi lesquels un disque noir ou un verre dépoli, un disque noir percé en son centre d'un petit orifice, ou *trou sténopéique*, etc., ces accessoires n'étant d'ailleurs nullement indispensables.

On fixe l'échelle d'acuité à hauteur d'homme, le long d'un mur bien éclairé, par exemple en face d'une fenêtre, et de façon à ce qu'on puisse placer le sujet à 5 m. devant l'échelle; on peut aussi opérer dans une chambre obscure, à l'aide d'un bon éclairage artificiel, qui a l'avantage d'être invariable, tandis que l'éclairage à la lumière du jour varie suivant l'heure, l'état du ciel et la disposition des ouvertures.

Le sujet étant donc placé à 5 m. en face de l'échelle bien éclairée, on lui couvre alternativement chacun des yeux avec la main (sans appuyer sur l'œil), ou avec un verre dépoli ou un disque noir fixés dans la monture de la lunette d'essai, et

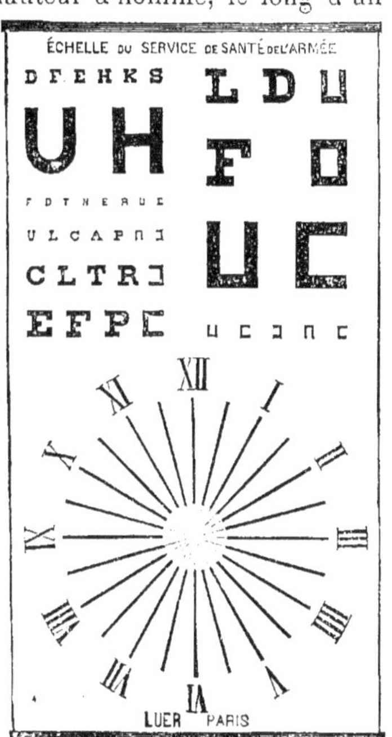


Fig. 69. — Échelle optométrique du Service de Santé de l'Armée.

on le fait lire avec l'autre œil les lettres de l'échelle.

**C. Résultats.** — Deux cas peuvent se présenter : le sujet *lit* ou *ne lit pas* les petites lettres de l'échelle.

1° *Le sujet lit les plus petites lettres de l'échelle :* il est *emmétrope* ou atteint d'*hypermétropie* corrigée par l'accommodation.

On place alors devant l'œil un *verre convexe de* $+ 1$ *D* :

*a*. S'il *trouble* la vue, c'est qu'il rend l'œil myope, et cet œil est donc *emmétrope*.

*b*. S'il *ne trouble pas* la vue, c'est que la convergence des rayons déterminée par le verre convexe est *neutralisée* par une diminution de réfringence du dioptre oculaire, c'est-à-dire par un relâchement de l'accommodation : l'œil n'était donc adapté pour l'infini que grâce à l'accommodation ; donc il est *hypermétrope*. Et tant qu'il lui restera un certain degré d'hypermétropie non corrigée, il continuera à accommoder et aura une vision nette.

On fait alors passer des verres de plus en plus forts, jusqu'à ce que la vision *soit troublée :* à ce moment la correction est trop forte, non seulement l'hypermétropie est corrigée, mais l'œil est devenu myope ; donc *le numéro du verre convexe le plus fort ne troublant pas la vue donne le degré de l'hypermétropie.*

Cela est exact en théorie ; mais, dans la pratique, il peut arriver, surtout chez les enfants, que le sujet ne relâche pas complètement son accommodation ; et par suite, alors qu'un verre convexe d'une certaine force trouble la vision et rend l'œil myope en apparence, il reste encore un certain degré d'hypermétropie (ou *hypermétropie latente*), corrigée par l'accommodation. On n'a donc que l'*hypermétropie manifeste*, et non l'*hypermétropie totale* ou *vraie ;* la première étant indiquée par H*m*, et l'autre par H*t*, on aura :

H*t* — H*m* = H*l*, qui est l'hypermétropie latente, ou encore H*t* = H*m* + H*l*. — Pour obtenir l'hypermétropie totale il faut paralyser l'accommodation par l'atropine.

2° *Le sujet ne lit pas les petites lettres :* il y a, ou bien *hypermétropie* non corrigée par l'accommodation, ou incomplètement corrigée par une accommodation insuffisante, — ou bien *myopie*, — ou *astigmatisme*, — ou enfin *amblyopie* par lésions du fond de l'œil diminuant l'acuité visuelle, ou par lésions nerveuses.

C'est au moyen des verres qu'on fera le diagnostic de ces différents états.

a. — *Les verres convexes améliorent la vision* : il s'agit d'une *hypermétropie non corrigée* par l'accommodation, ou *incomplètement corrigée*. — Dans le $1^{er}$ cas, la vision est améliorée par les verres successifs de force croissante, jusqu'à celui qui provoque un trouble et qui produit par conséquent une convergence trop forte : *le numéro du verre convexe qui donne la meilleure acuité indique le degré de l'hypermétropie.*

Dans le cas au contraire d'hypermétropie *corrigée partiellement*, les premiers verres améliorent la vision, parce qu'ils corrigent la quantité d'amétropie qui n'était pas déjà corrigée, puis d'autres verres plus forts n'améliorent pas la vue, sans toutefois la troubler, parce qu'ils servent simplement à neutraliser l'accommodation, correctrice d'un certain degré d'amétropie; quand l'hypermétropie totale est corrigée, si l'on continue à augmenter la force du verre correcteur, la vision devient trouble ; donc, comme tout à l'heure, *le numéro du verre convexe le plus fort qui ne trouble pas la vue donne le degré de l'hypermétropie.*

Là encore il y a lieu de tenir compte de la restriction que nous avons faite plus haut, relativement à l'hypermétropie latente.

b. — *Le verre convexe + 1 augmente le trouble visuel.* On essaie alors le *verre concave — 1 : s'il améliore la vision*, c'est que l'œil est *myope*. On fait passer des verres concaves de plus en plus forts, tant que l'amélioration augmente ; à un certain moment il ne se produit plus d'amélioration, mais, malgré l'augmentation du numéro des verres, il n'y a pas non plus de trouble : c'est que l'œil accommode alors et neutralise ainsi l'excès de divergence produit par les verres trop forts ; et le trouble de la vision n'apparaît que lorsque l'accommodation cesse d'augmenter avec la force des verres. Donc, *le verre concave le plus faible qui donne la meilleure vision indique le degré de la myopie.*

Nous avons parlé *d'amélioration de la vision,* et de *la meilleure vision,* et non de *vision normale,* parce que parfois, souvent même dans la myopie, l'insuffisance visuelle ne peut être corrigée complètement, par suite de lésions des membranes profondes.

c. — *Ni les verres concaves ni les verres convexes n'améliorent la vision,* ou bien ils l'améliorent d'une façon très insuffisante : il faut alors rechercher si l'œil présente de l'*astigmatisme.*

On dit au sujet (l'œil qu'on n'examine pas étant toujours couvert) de regarder un cadran spécial qui se trouve sur certaines échelles murales d'acuité visuelle, ou sur un tableau séparé ; ce cadran, sur lequel sont marqués les heures, et les degrés de la circonférence, porte des rayons partant des heures et demi-heures, c'est-à-dire distants de 15°. On demande au sujet si ces rayons lui apparaissent tous pareils, aussi nets et aussi noirs, et de la même grosseur. S'il répond affirmativement, il n'y a pas *d'astigmatisme :* si en effet il est *astigmate,* certaines lignes lui paraissent plus floues, plus claires et plus larges. Nous compléterons ces indications, plus loin, au chapitre où nous allons étudier le diagnostic et la mesure de l'astigmatisme.

A défaut du cadran spécial des échelles murales, on peut avoir recours à une pendule ou à une montre, dont l'astigmate voit certaines heures moins nettes que d'autres ; on peut encore tracer à l'encre sur un papier un certain nombre de lignes de même grosseur et s'irradiant autour d'un point.

d. — Le sujet ne lit pas toutes les lettres ou n'en lit même aucune, et d'autre part *les verres sphériques n'améliorent pas sa vision,* et il n'a *pas d'astigmatisme :* il s'agit alors d'une amblyopie par lésions du globe ou des voies optiques.

# CHAPITRE IV

## L'ASTIGMATISME ; DIAGNOSTIC ET MESURE

**I. L'astigmatisme et ses variétés.** — L'astigmatisme, nous l'avons vu, est une amétropie qui consiste dans une *inégalité de réfraction des différents méridiens* de l'œil, ou même *des différents segments d'un même méridien*. Cet état est dû à ce que les méridiens n'ont pas tous la même courbure ou ont une courbure irrégulière. Par suite, les rayons incidents venus d'un même point n'ont pas, après leur réfraction par le globe oculaire, un foyer unique, et *l'image des objets sur la rétine est toujours confuse.*

Lorsque la courbure des méridiens est *régulière* et varie (ainsi que la réfraction) progressivement et uniformément de l'un à l'autre, l'astigmatisme est *régulier*. Lorsque la courbure varie *sans progression régulière* d'un méridien à l'autre, ou qu'elle varie *dans les différents segments* d'un même méridien, l'astigmatisme est *irrégulier*.

Nous ne nous occuperons que de l'**astigmatisme régulier**, car seul il peut être mesuré et corrigé.

Les deux méridiens ayant les réfractions extrêmes sont perpendiculaires entre eux, ce sont les *méridiens principaux ;* l'un présente le minimum, l'autre le maximum de réfraction.

Les deux méridiens principaux peuvent être l'un emmétrope, l'autre amétrope ; c'est l'*astigmatisme simple (myopique* ou *hypermétropique*). — D'autres fois, ils présentent tous deux la même amétropie, à des degrés différents : c'est l'*astigma-*

*tisme composé (myopique* ou *hypermétropique*). — Dans d'autres cas enfin l'un des méridiens principaux est myope, et l'autre hypermétrope : c'est l'*astigmatisme mixte.*

D'autre part on distingue encore plusieurs variétés d'astigmatisme suivant la direction des méridiens principaux : quand le méridien vertical est le plus réfringent (le plus myope ou le moins hypermétrope), on a un astigmatisme *conforme à la règle,* ou *direct,* ou *vertical ;* — quand c'est le méridien horizontal qui est le plus réfringent, l'astigmatisme est *contraire à la règle,* ou *inverse,* ou *horizontal ;* — enfin il est *oblique* quand les méridiens principaux sont intermédiaires à l'horizontale et à la verticale.

La différence de réfraction des deux méridiens principaux donne le *degré* de l'astigmatisme en dioptries. Par exemple, si un méridien principal est emmétrope et l'autre hypermétrope de 3 dioptries, on a un astigmatisme simple hypermétropique de 3 D ; — si les deux méridiens principaux sont myopes, respectivement de 1 et de 4 dioptries, c'est un astigmatisme composé myopique de 3 dioptries ; — enfin si l'un des méridiens est myope de 2 D et l'autre hypermétrope de 1 D, c'est un astigmatisme mixte de 3 D.

## II. Diagnostic de l'astigmatisme. — Pour faire

le diagnostic de l'astigmatisme, il faut non seulement reconnaître l'existence de cette amétropie, mais déterminer la situation des méridiens principaux, et en mesurer la réfraction. Plusieurs méthodes permettent d'obtenir ces renseignements. Nous allons en indiquer le principe et la technique.

### A. Méthodes objectives. — 1° La méthode la plus sim-

ple et la plus sûre pour faire rapidement un diagnostic complet d'astigmatisme direct ou inverse, c'est, comme pour les autres amétropies, la Skiascopie. On mesure successivement la réfraction du méridien horizontal et celle du méridien vertical, et l'on obtient ainsi la variété de l'astigmatisme et son degré ;

2° On peut également se servir de l'OPHTALMOMÈTRE de Javal et Schiötz. Mais cet appareil, d'un prix élevé, ne se trouve que dans les cliniques spéciales ; d'autre part, quelques minutes de démonstration avec l'appareil et de manipulation en feront mieux comprendre le fonctionnement que les meilleures descriptions, toujours longues. Nous n'insisterons donc pas.

B. **Méthode subjective**. — Elle offre l'avantage d'être à la portée de tous les praticiens ; mais c'est une méthode de tâtonnement, lente, d'application assez délicate, et qui présente les inconvénients de toute méthode qui repose sur l'interprétation et les réponses des sujets à examiner. Comme il est indispensable, pour l'employer, d'en bien connaître les principes et la technique, nous allons la décrire avec les explications nécessaires pour en bien comprendre les détails d'application.

PRINCIPES ET TECHNIQUE. — Pour appliquer cette méthode, on se sert d'une échelle murale d'acuité, avec cadran horaire, et d'une série de verres sphériques et de verres cylindriques. (Voir plus haut : méthode de Donders.)

Les *verres cylindriques* n'ont aucune action dans le sens de leur axe (puisque dans ce sens leurs faces sont parallèles), ce dont on peut se rendre compte en se représentant une section d'un de ces verres ou d'un cylindre plein quelconque, parallèlement à son axe ; ils n'ont de pouvoir réfringent que dans les autres directions où ils représentent des lentilles à surface courbe ; et leur maximum de réfraction (comme la courbure la plus forte) existe dans le sens perpendiculaire à leur axe. Comme les verres sphériques, ils sont *convexes* ou *concaves*, et par conséquent *convergents* ou *divergents :* les cylindres convexes corrigent les méridiens hypermétropes, et les cylindres concaves les méridiens myopes. Ils portent un petit trait indicateur aux deux extrémités de leur axe.

Pour placer ces verres on se sert d'une *lunette d'essai* à monture métallique graduée, ce qui permet soit de placer le verre suivant un méridien indiqué, soit de connaître le méridien suivant lequel on aura placé un verre par tâtonnement.

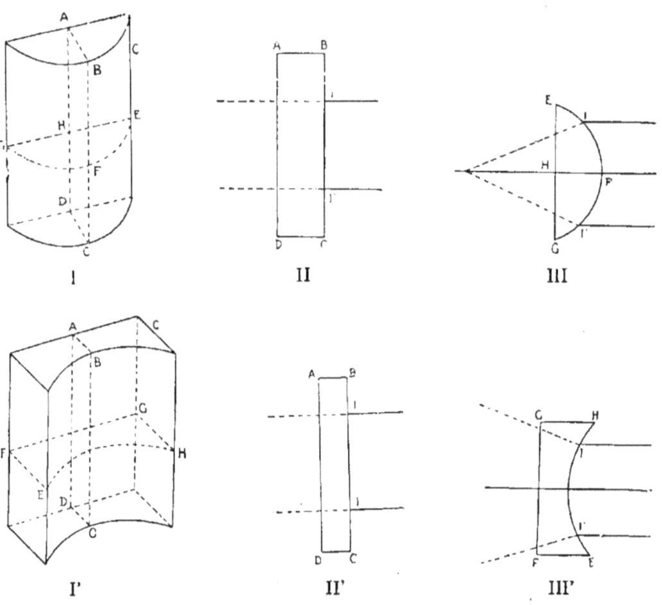

Fig. 70 à 75. — ACTION DES VERRES CYLINDRIQUES.

*I*, cylindre convexe. — *I'* cylindre concave. — *II, II'*, coupes faites suivant un plan parallèle à l'axe des cylindres : les rayons incidents ne sont pas déviés dans ce plan . — *III, III'*, coupes faites suivant un plan perpendiculaire à l'axe des cylindres : les rayons incidents sont déviés. Ils le seraient dans les plans obliques, et d'autant moins que ces plans se rapprochent davantage de l'axe du cylindre.

La lunette d'essai de Javal a le 0° à droite, de chaque côté, le 90° en bas, et le 180° à gauche. Le Congrès de Naples de 1909 a décidé que le 0° devait être placé du côté nasal, pour chaque œil, et le 180° du côté temporal.

On peut reconnaître facilement l'existence de l'astigmatisme, chez un sujet dont la vue est défectueuse, en lui montrant le cadran horaire des échelles murales, et en lui demandant, pour chaque œil successivement, l'autre étant couvert, si tous les rayons lui apparaissent semblables et avec la même netteté ; s'il ne les voit pas pareils, c'est qu'il est atteint d'astigmatisme.

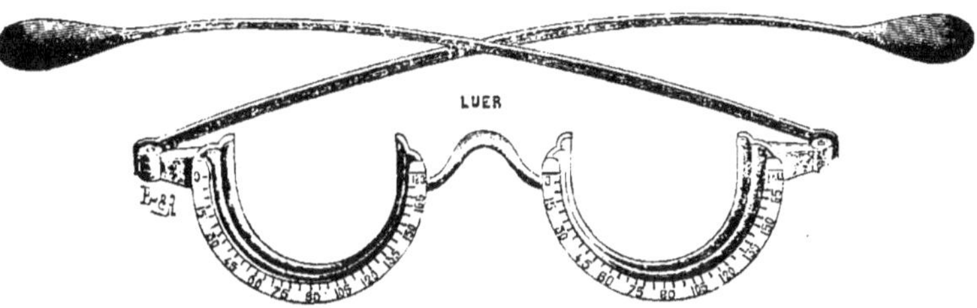



Fig. 76. — Lunette d'essai du Dʳ Javal.

*La ligne la plus noire et la plus nette est parallèle au méridien amétrope ou le plus amétrope*, qui en effet ne la trouble pas, puisqu'il n'agit que sur la longueur de cette ligne ; inversement la ligne la moins nette, la plus claire et la plus large est perpendiculaire à ce méridien, car il agit sur sa largeur, l'étale et la rend diffuse. Donc, pour corriger le méridien amétrope ou le plus amétrope, il faudra placer le *verre cylindrique correcteur* de façon à ce que son axe soit *perpendiculaire à la ligne la plus noire*, puisque c'est le méridien parallèle à cette ligne qu'il doit corriger et que, d'autre part, le cylindre agit dans le sens perpendiculaire à son axe.

L'existence de l'astigmatisme étant reconnue, on peut employer divers procédés pour le mesurer. Nous indiquerons les plus simples.

1º **1ᵉʳ Procédé**. — On peut d'abord essayer d'améliorer la vision par des *verres sphériques*, concaves ou convexes, avec lesquels on fait lire au sujet les lettres de l'échelle d'acuité ; la vision *est* ou *n'est pas* améliorée :

*1ᵉʳ cas. — La vue est améliorée par des verres sphéri-ques :* le sujet lit des lettres plus petites que sans verre, mais pas encore les plus petites, et d'autre part il voit les lignes du cadran plus nettes, mais il persiste une différence entre elles. On s'arrête au verre qui donne la meilleure vision, en tenant compte de l'accommodation. (V. Méth. de Donders, p. 252.)

La réfraction est améliorée, mais il persiste de l'astigmatisme : cela tient à ce que les différents méridiens présentent la même amétropie, mais pas au même degré : le verre sphérique corrige complètement le méridien le moins amétrope, et partiellement les autres. — On a là un *astigmatisme composé,* myopique ou hypermétropique, suivant que c'est un verre sphérique concave ou un verre convexe qui a produit l'amélioration.

Il reste à compléter la correction du méridien le plus amétrope, c'est-à-dire à faire disparaître la différence qui existe entre les deux méridiens principaux et qui constitue le degré de l'astigmatisme. — On place donc par-dessus le verre sphérique un *verre cylindrique* de même nom, son axe perpendiculaire à la ligne la plus noire qui correspond au méridien encore amétrope. Ce verre doit améliorer la vision, et on fait passer successivement des cylindres de plus en plus forts jusqu'à ce qu'on obtienne le maximum d'amélioration : à ce moment les deux méridiens sont semblables, et toutes les lignes du cadran apparaissent identiques.

Si alors la lecture de l'échelle montre que la vue n'est pas encore normale, on remplacera le verre sphérique par un autre plus fort, et si la vue s'améliore encore, on continue jusqu'au numéro qui donne la meilleure vision (le plus fort si c'est un verre convexe, le plus faible si c'est un concave, pour tenir compte de l'accommodation).

Si, par exemple on a un verre sphérique de — 3, et un cylindre horizontal — 2, il s'agit d'un œil myope de 3 dioptries avec astigmatisme vertical de 2 dioptries : astigmatisme composé myopique vertical (le méridien vertical est le plus réfringent).

2ᵉ *cas*. — D'autres fois *les verres sphériques n'améliorent pas la vision* et le cadran permet de constater que les lignes se brouillent davantage : il s'agit d'un astigmatisme *simple* ou d'un astigmatisme *mixte*, et il faut employer alors le procédé suivant.

2° **2ᵉ Procédé**. — On emploie d'abord un verre *cylindrique*, auquel on superpose, s'il y a lieu, un verre *sphérique* ou un autre *cylindre*. Voici comment on procède :

L'astigmatisme étant constaté, on essaie des *verres cylindriques* dont l'axe est placé perpendiculairement à la ligne la plus noire ; on cherche celui qui améliore le plus la vision :

*a*. — Si l'acuité visuelle est alors normale, on a un *astigmatisme simple*, dont le genre et le degré sont donnés par la nature du verre correcteur et son numéro : si c'est, par exemple, un cylindre concave — 2 à axe horizontal, on a un astigmatisme simple myopique de 2 D, vertical ou conforme à la règle.

*b*. — Si le cylindre n'a donné qu'une amélioration insuffisante de la vision, on peut avoir un astigmatisme *composé* ou un astigmatisme *mixte :*

**α**) On essaie d'abord, avec le cylindre, des *verres sphériques du même nom* que lui : s'ils améliorent la vision on a un *astigmatisme composé*, dont le degré est indiqué par le n° du cylindre, et l'amétropie de l'œil par le sphérique concave le plus faible ou le convexe le plus fort qui donne la meilleure acuité visuelle (comme au 1ᵉʳ procédé);

β) Si au cylindre déjà placé il a fallu ajouter un *verre sphérique de nom contraire* pour améliorer la vision, on a un *astigmatisme mixte*. Exemple : un cylindre horizontal de — 4 et un verre sphérique + 1 indiquent une myopie de 3 D dans l'axe vertical et une hypermétropie de 1 D dans l'axe horizontal ; en effet, le sphérique convexe $+$ 1 ayant agi sur tous les méridiens pour les rendre emmétropes, il s'ensuit que le méridien vertical myope avait été rendu hypermétrope de 1 D (comme l'était déjà l'horizontal) par le cylindre concave de 4 D qui avait supprimé l'astigmatisme : ce méridien vertical était donc surcorrigé de 1 dioptrie et par suite n'avait que 3 D de myopie. En résumé, dans le cas actuel (cyl. horizontal — 4 avec sphér. $+$ 1) nous avons un astigmatisme mixte de 4 D (axe horizontal $+$ 1, axe vertical — 3).

γ) Si enfin, après amélioration de l'acuité visuelle par un cylindre, *aucun verre sphérique n'accroît l'amélioration* et que les lignes du cadran ne paraissent pas semblables avec ce cylindre, c'est que celui-ci n'a pas corrigé l'astigmatisme ; on essaie alors un autre *cylindre de nom contraire* qu'on place perpendiculairement au premier ; on s'arrête à celui qui donne la meilleure acuité et qui rend toutes les lignes du cadran semblables ; on a ainsi le degré d'amétropie des deux méridiens principaux, et le total donne le degré de l'astigmatisme. — Exemple : un cylindre horizontal — 2 et un cylindre vertical $+$ 1 indiquent un astigmatisme mixte de 3 D. — Toutefois, il peut se faire que le premier cylindre ait surcorrigé le méridien auquel il correspond et diminué l'astigmatisme en rapprochant la réfraction de ce méridien de celle de l'autre ; dans ce cas, l'amélioration obtenue avec le 2e cylindre est insuffisante, car si l'astigmatisme est corrigé l'œil reste amétrope ; il faut donc essayer de diminuer le nº du 1er cylindre, et augmenter le nº du deuxième ; on arrive ainsi par tâtonnement à corriger exactement les deux méridiens en les rendant emmétropes.

# CHAPITRE V

## LA RÉFRACTION DYNAMIQUE OU ACCOMMODATION

**I. L'accommodation normale — A. Définition et principe.** — Après avoir étudié la réfraction de l'œil au repos, ou réfraction statique, nous allons nous occuper maintenant de *l'accommodation*, ou *faculté que possède l'œil de se modifier pour voir nettement à des distances variables.* Rappelons-en le principe, que nous avons déjà indiqué.

Lorsque l'œil est à *l'état de repos*, les rayons qui forment leur foyer sur la rétine proviennent du point appelé le *punctum remotum*, et les objets situés en ce point ont seuls leur image nette sur la rétine et sont seuls vus nettement. Ce point est situé à l'infini pour l'œil emmétrope, en deçà de l'infini pour l'œil myope, et il est virtuel, ou situé au-delà de l'infini pour l'œil hypermétrope. Les rayons émanés d'un point situé entre le punctum remotum et l'œil, et qui, d'après les lois de l'optique, doivent se réunir en arrière de la rétine, sont interceptés par cette membrane avant leur réunion, et y forment non un point mais un cercle; par suite, un objet qui se trouve également en deçà du p. r. ne peut être vu nettement, car son image rétinienne est floue.

Mais, heureusement, l'œil peut *accommoder*, c'est-à-dire *se mettre au point* pour des distances variables, en deçà de son punctum remotum. Les rayons venus d'un point situé entre le p. r. et l'œil feront alors leur foyer sur la rétine, et par suite l'image des objets situés en deçà du p. r. sera nette, et ils seront vus nettement.

B. **Mécanisme**. — L'accommodation consiste donc en un déplacement momentané du foyer conjugué de la rétine, c'est-à-dire du point d'où partent les rayons incidents qui forment leur foyer sur la rétine. Pour que ce résultat soit obtenu, il faut, ou bien que le fond de l'œil soit reculé, ou bien que la longueur focale de l'œil diminue. Comme la profondeur de l'œil est invariable, et que la situation de l'écran rétinien reste fixe, c'est la longueur focale du dioptre oculaire qui doit dimi-

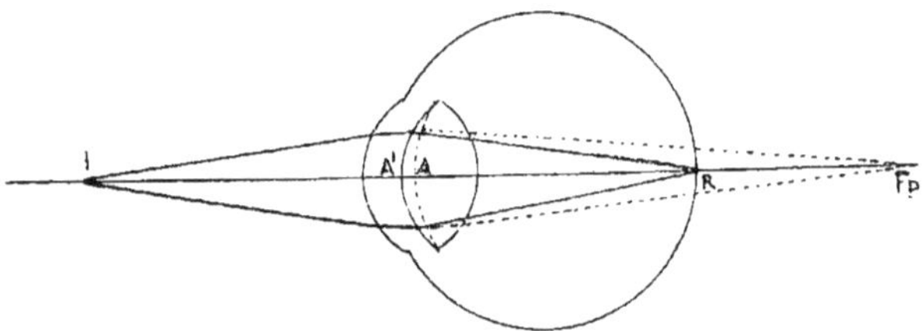

Fig. 77. — ACCOMMODATION.

*A*, face antérieure du cristallin au repos. *A'*, la même dans l'accommodation. Les rayons incidents émanés de*I*, qui, sans l'accommodation, couperaient l'axe principal en *Fp*, le coupent en *R*, sur la rétine, grâce à l'augmentation de réfringence du cristallin (la courbure de sa face antérieure est plus prononcée).

nuer, c'est donc son *pouvoir réfringent* qui augmentera ; c'est en effet ce qui se produit, et des deux dioptres élémentaires qui constituent le dioptre oculaire, c'est le cristallin qui augmente sa convergence et diminue sa longueur focale, en accentuant la courbure de sa face antérieure.

Les modifications de courbure de la face antérieure du cristallin sont rendues possibles par l'élasticité de cette lentille ; elles se produisent sous l'action du muscle ciliaire qui agit par l'intermédiaire de la zone de Zinn ou zonula (voir page 83).

C. **Parcours et amplitude**. — Plus un objet placé en deçà du p. r. se rapproche de l'œil, plus celui-ci doit accommoder, c'est-à-dire augmenter son pouvoir convergent, pour voir nettement cet objet. Mais l'accommodation n'est pas illimitée; il y a un point en deçà duquel les rayons incidents se réunissent en arrière de la rétine, malgré l'accommodation, qui est à son maximum : le point le plus rapproché d'où l'œil puisse voir nettement, avec accommodation, c'est le **punctum proximum**, le *punctum remotum* étant le point le plus éloigné d'où les objets sont vus nettement, sans accommodation.

La distance entre le punctum remotum et le punctum proximum, c'est-à-dire la longueur sur laquelle l'accommodation se fait sentir, est le *parcours* de l'accommodation.

D'autre part, nous venons de voir que l'accommodation consistait en une augmentation du pouvoir convergent du dioptre oculaire : l'étendue maxima de cette augmentation constitue *l'amplitude d'accommodation*.

D. **Mesure de l'accommodation.** — Mesurer l'accommodation c'est *mesurer son amplitude*. Or, celle-ci est égale à la différence entre le pouvoir convergent de l'œil à l'état de repos ou $\frac{1}{R}$ (R étant le remotum), et à l'état d'accommodation maxima ou $\frac{1}{P}$ (P étant le punctum proximum), soit :

$$A = \frac{1}{P} - \frac{1}{R}$$

Si l'œil est emmétrope, R étant à l'infini $\frac{1}{R} = o$ et $A = \frac{1}{P}$.

Pour le myope $\frac{1}{R}$ est donné par la lentille qui corrige la myopie, et dont le foyer est au punctum remotum de l'œil.

Dans les deux cas il suffira donc, après avoir déterminé la réfraction, de *chercher le punctum proximum;* le procédé le plus simple est celui de la lecture : on cherche la plus courte distance à laquelle le sujet (dont l'amétropie, s'il en a une, aura été corrigée préalablement) peut lire distinctement des caractères fins; en mesurant cette distance on a le punctum proximum.

Si, chez un emmétrope, ce point est par exemple à 10 cm., l'accommodation est : $\dfrac{1}{P} = \dfrac{1}{0,10} = 10$ dioptries.

Chez un myope de 4 dioptries, dont le punctum proximum est à 10 cm., l'amplitude d'accommodation est :

$$\dfrac{1}{0,10} - 4 = 10 - 4 = 6 \text{ dioptries.}$$

Pour l'hypermétrope, on obtient son amplitude d'accommodation en ajoutant l'accommodation qui lui est nécessaire pour voir nettement à l'infini, à celle qu'il emploie, comme l'emmétrope, pour voir de près. Ainsi, un hypermétrope de 2 D qui, avec sa correction, a son punctum proximum à 10 cm., aura comme amplitude d'accommodation :

$$\dfrac{1}{R} + \dfrac{1}{P} = 2 + \dfrac{1}{0,10} = 2 + 10 = 12 \text{ dioptries.}$$

Pour mesurer l'amplitude d'accommodation on peut encore, après avoir corrigé l'amétropie s'il y a lieu, chercher la plus grande distance à laquelle le sujet peut lire des caractères fins, et lui placer devant l'œil des *verres concaves* de plus en plus forts : il accommodera pour corriger l'action divergente de ces verres, et il continuera à lire ; le numéro du verre le plus fort avec lequel il pourra lire indiquera son amplitude d'accommodation. Ce procédé, souvent employé, est défectueux, parce que l'effet des verres concaves, notamment en diminuant les dimensions des images rétiniennes, modifie les conditions normales de la vision.

II. **Variations de l'accommodation**. — L'accommodation varie normalement suivant l'âge, par suite des modifications que subit la structure du cristallin ; elle varie aussi dans certains états pathologiques, par suite de troubles neuro-moteurs atteignant le muscle ciliaire.

A. *Variations suivant l'âge ; Presbytie.* — *L'élasticité du cristallin* diminue avec l'âge des sujets, et par ce fait le *pouvoir d'accommodation* devient de plus en plus faible. Voici la moyenne de *l'amplitude d'accommodation* aux différents âges :

A 10 ans, l'amplitude d'accommodation est de 14 dioptries
   20 —     —     10 —
   30 —     —     7 —
   45 —     —     3,5 —
   50 —     —     2,5 —
   60 —     —     1 —
   75 —     —     0 —

Or, la distance à laquelle on a besoin de voir nettement les objets rapprochés, pour le travail, est d'environ 30 à 35 cm.; l'amplitude d'accommodation doit donc être au moins de 3 D (chez un emmétrope), et encore avec ce minimum la fatigue survient rapidement, surtout à la lecture, parce qu'on est obligé d'accommoder continuellement au maximum, pour voir nettement à la distance normale ; le sujet a donc tendance à éloigner les livres, les journaux, etc., à partir du moment où il ne dispose plus que de 3 dioptries, soit en général vers 45 à 47 ans : on dit alors qu'il est *presbyte*.

On corrige la presbytie, c'est-à-dire l'insuffisance d'accommodation, par l'emploi de verres convexes qui suppléent au défaut de convergence du dioptre oculaire.

B. *Variations pathologiques de l'accommodation.* — L'accommodation se faisant par l'action du muscle ciliaire, il est évident qu'elle sera influencée par les affections qui peuvent atteindre ce muscle ou son innervation.

Il peut y avoir : *paralysie du muscle ciliaire* (par paralysie du nerf moteur-oculaire-commun en totalité, ou de certaines branches), entraînant la **Paralysie de l'accommodation;** — ou une simple *parésie musculaire*, avec **parésie**, c'est-à-dire diminution, de l'accommodation, par trouble nerveux ou faiblesse générale.

Diagnostic de la paralysie de l'accommodation. — *a*) Le sujet se plaint de *ne plus voir nettement les petits objets rapprochés*, les lettres par exemple ; s'il *n'est pas à l'âge de la presbytie* on pensera à la paralysie de l'accommodation, qui sera confirmée par l'essai des *verres convexes :* ces verres amélioreront la vision de près en suppléant à l'accommodation paralysée, et ils indiqueront s'il y a *paralysie complète* (un verre de 4 D est alors nécessaire pour voir à 25 cm.) ou simple *parésie* (un verre plus faible suffit et donne le degré de la diminution de l'accommodation).

Si le sujet est *à l'âge de la presbytie*, on mesurera son accommodation, et s'il y a une différence entre l'accommodation normale à son âge et celle qu'il présente, cette différence indiquera la paralysie ou le degré de la parésie.

*b*) Le sujet voit les objets *plus petits* qu'ils ne sont en réalité : c'est la *micropsie ;* elle s'explique ainsi : le sujet fait des efforts considérables pour accommoder, comme si les objets étaient beaucoup plus près de lui, et comme ils restent éloignés et ont une image rétinienne plus petite que s'ils se trouvaient à la distance correspondant normalement à l'effort d'accommodation fait par le sujet, celui-ci les voit plus petits qu'ils ne sont en réalité.

*c*) Souvent enfin on constate *d'autres symptômes* concomitants de la *paralysie de la 3ᵉ paire*, qui peut être totale ou partielle, et en particulier la *paralysie de la convergence ;* parfois la paralysie de l'accommodation est associée à la *mydriase paralytique :* c'est l'*ophtalmoplégie interne*.

*d*) Il faut remarquer que si l'emmétrope est gêné par la paralysie de l'accommodation pour voir de près seulement, l'hypermétrope est gêné dans la vision à toute distance, puisqu'il ne peut voir nettement à aucune distance qu'en accommodant, et par contre le myope, qui accommode peu ou n'accommode pas, ne ressent pas de gêne de cette paralysie.

Plus rarement que la paralysie, on peut observer de la *contracture* ou *spasme du muscle ciliaire*, qui entraîne le **Spasme de l'accommodation**, c'est-à-dire une augmentation permanente de la réfringence du dioptre oculaire, obligeant celui qui en est atteint à rapprocher les objets pour les voir nettement; ce spasme existe surtout chez les myopes : regardant toujours de près, ils convergent constamment, et cette convergence entraine l'accommodation, à laquelle elle est liée.

Il détermine parfois de la *macropsie :* les objets sont vus plus grands qu'ils ne sont en réalité; c'est là encore une erreur d'interprétation due à l'absence de la sensation d'effort pour accommoder, alors que les objets, étant très rapprochés, font sur la rétine une image très étendue.

Le *diagnostic* du spasme de l'accommodation se fait surtout en instillant de l'*atropine*, qui détermine alors, en paralysant l'accommodation, une diminution notable de la réfringence et permet de voir nettement à une plus grande distance.

# LIVRE II

## LA SENSIBILITÉ VISUELLE;
## L'ETAT DES VOIES OPTIQUES


### CHAPITRE PREMIER

#### L'ACUITÉ VISUELLE


**I. Définitions.** — *L'acuité visuelle est la faculté que possède l'œil de distinguer deux points plus ou moins rapprochés l'un de l'autre et situés dans le même plan, perpendiculaire à l'axe visuel.*

Ces deux points sont vus par l'œil sous un certain angle, dit ANGLE VISUEL, formé par les lignes droites qui, partant de ces points, vont se croiser au centre optique de l'œil; l'acuité visuelle est représentée par la grandeur de cet angle, et lui est inversement proportionnelle : plus les deux points que peut différencier un œil sont rapprochés l'un de l'autre, plus l'angle visuel sous lequel il les voit est petit, et plus l'acuité visuelle de cet œil est élevé; cet angle minimum s'appelle le *minimum separabile.*

On considère que dans la pratique le plus petit angle visuel donné par deux points que l'œil peut distinguer est généralement de *une minute* (1'); on dit que l'acuité visuelle correspondant à cet angle est égale à 1, c'est donc l'UNITÉ D'ACUITÉ VISUELLE. Si l'angle visuel minimum pour un œil est de 2', l'acuité visuelle de cet œil est moitié moindre que l'unité, ou égale à 1/2, et ainsi de suite.

## II. Mesure de l'acuité visuelle. -- A. Echelles d'acuité visuelle ou échelles optométriques. — Partant des principes que nous venons d'énoncer, on a établi différents procédés permettant de mesurer l'acuité visuelle : ils sont basés sur la lecture de *lettres de grandeurs déterminées*, et qui sont vues, *à une distance donnée*, sous un *angle visuel connu*.

En général, on se sert de tableaux ou *échelles d'acuité*, formées de lettres noires de différentes grandeurs, à traits pleins et uniformes, imprimées sur fond blanc, et disposées par séries de caractères de mêmes dimensions. Ces dimensions sont établies en partant de certains caractères qui sont vus à 5 m. sous un angle visuel de 5', leurs traits ayant une épaisseur égale à 1/5 de l'épaisseur totale de la lettre, et correspondant par conséquent à un angle visuel de 1', unité d'acuité. L'œil qui lira ces lettres à 5 m. aura une acuité égale à 1, ce qu'on écrit : V == 1. — On a pris la distance de 5 m. parce que c'est la plus petite distance permettant de voir nettement, sans accommodation appréciable, avec un œil emmétrope.

Les autres lettres ont des dimensions calculées pour qu'elles soient vues distinctement, toujours sous un angle de 5', mais à des distances différentes (v. fig. 69, p. 253).

L'échelle d'acuité porte, au regard ou au-dessus de chaque ligne, d'une part la distance correspondante, celle à laquelle l'œil normal doit lire les lettres de cette ligne, et d'autre part l'acuité d'un œil qui ne les lit qu'à 5 m. Ainsi, pour la ligne qui doit être lue à 5 mètres, se trouvent, d'une part, l'indication : *5 m.*, — de l'autre, le chiffre *1*, indiquant que l'œil qui lit ces lettres *à 5 m.* a une acuité *égale à 1*. Des lettres de dimensions doubles doivent être lues à 10 m. ; si ce sont les plus petites qu'on lise à 5 m., l'acuité visuelle est de 5/10, soit

1/2 ; pour cette ligne on aura donc, d'une part : *10 m.*, — de l'autre *1/2*, ou *0,5*.

Dans la plupart des échelles d'acuité, les plus grandes lettres doivent être lues à 5o m., et elles correspondent par suite, si ce sont les seules qu'on lise à 5 m., à une acuité de 5/5o ou 1/10. Les plus petites sont généralement celles qui sont lues à 5 m. avec une acuité normale. Mais dans certaines échelles on a ajouté des lettres encore plus petites, pour mesurer des acuités *supérieures à la normale*.

*Pour les illettrés* les lettres sont remplacées par des figures simples : carrés dont il manque un côté, ou anneaux incomplets : le sujet doit indiquer quel côté du carré manque, ou bien de quel côté se trouve l'ouverture de l'anneau.

**B. Technique.** — Pour mesurer l'acuité visuelle d'un sujet, il faut d'abord fixer l'échelle à hauteur d'homme, dans un endroit *bien éclairé*, en général en face d'une fenêtre, et en évitant autant que possible qu'il arrive de la lumière par les côtés, ce qui pourrait déterminer des reflets gênants. Le sujet doit pouvoir se placer à 5 m. devant l'échelle, le dos au jour. La lumière du jour pourra d'ailleurs être remplacée avantageusement par un *éclairage artificiel*, disposé près de l'échelle, à condition qu'il soit assez fort, bien blanc, qu'il donne une lumière fixe, et qu'il soit muni d'écrans, pour que la lumière ne frappe pas le sujet. On a ainsi un éclairage toujours identique et indépendant de l'heure et de l'état du ciel ; on est donc sûr d'opérer toujours dans les mêmes conditions, ce qui est important, surtout lorsqu'on doit comparer l'acuité visuelle d'un même sujet à différentes époques.

On examinera séparément chaque œil, l'autre étant couvert par la main ou par un carton, un verre dépoli, un écran quelconque, qui le masque *sans le comprimer*.

1° On demande au sujet de lire des lettres, qu'on lui montre à l'aide d'une règle, d'un doigt, en commençant par les plus grosses, et on note son acuité, indiquée en face des plus petites lettres qu'il peut lire à 5 m.

2° *S'il ne lit pas les lettres correspondant à l'acuité normale* et qu'on ne connaisse pas sa réfraction, il faut chercher, à l'aide des verres ou par un autre procédé, *s'il a une amétropie.* - Un moyen simple de cònstater si l'affaiblissement de la vision est dû à une amétropie consiste à faire lire à travers le *trou sténopéique,* que l'on peut faire avec un carton mince quelconque : la vision se trouve améliorée, par suite de la diminution des cercles de diffusion, s'il y a une amétropie.

En cas d'amétropie, on la corrige d'abord, et on mesure l'acuité après correction. On note cette acuité en indiquant, à la suite, le verre correcteur ; si, après correction avec un verre concave de 3 dioptries, le sujet a une acuité de 1/2, on écrit : $V = 1/2$ avec — 3.

3° *S'il ne lit pas à 5 m. les plus grosses lettres* de l'échelle, qui doivent pouvoir être lues à 50 m., on le fait avancer, et la distance $d$ à laquelle il les lit donne son acuité :

$$V = \frac{d}{50} ; \text{ si } d = 2 \text{ m. } 5, V = \frac{2,5}{50} = \frac{1}{20} ;$$

4° *S'il ne les lit à aucune distance* (toujours après correction s'il y a lieu), on essaie de lui faire *compter les doigts,* et on note la distance à laquelle il y parvient.

S'il ne distingue pas les doigts, il peut apercevoir *l'ombre des objets* se déplaçant devant lui ; sinon on cherche enfin s'il *perçoit la lumière,* en plaçant devant son œil une lumière qu'on couvre et découvre rapidement. S'il ne perçoit même pas la lumière, $V = 0$.

**III. Sémiologie.** — Si l'acuité visuelle, après correction, est inférieure à 1, cette insuffisance peut être due à une lésion de l'œil : soit un trouble de la cornée, du cristallin ou des milieux transparents, soit une lésion des membranes profondes ou des voies optiques ou des centres visuels. La diminution de l'acuité sera souvent ainsi une indication utile et même précieuse, apparaissant parfois avant tout autre symptôme subjectif ou même objectif d'une *lésion profonde*, telle que le glaucome chronique simple, des choroïdites et rétinites et certaines névrites ; elle mettra alors sur la voie de l'examen à pratiquer, et d'autre part ses modifications permettront dans bien des cas de suivre l'évolution de la lésion, et elles seront souvent un élément important pour le pronostic.

Les lésions de l'œil qui influent sur l'acuité visuelle peuvent produire une simple *diminution* de cette acuité visuelle, ou la *suppression* complète de la vision (*amaurose*). D'autre part la diminution de l'acuité visuelle peut varier avec l'éclairage et être plus sensible quand la lumière diminue (le soir ou dans un endroit peu éclairé),et ce symptôme prend le nom d'*Héméralopie ;* ou au contraire elle est plus sensible par une forte lumière, et la vision est meilleure dans un endroit peu éclairé ; c'est la *Nyctalopie.*

Nous allons étudier la sémiologie de ces différents symptômes, en dehors des troubles de la chambre antérieure, des exsudats pupillaires et des opacités cornéennes, faciles à éliminer par un examen externe.

1º *Diminution de l'acuité visuelle.* — *a*) L'acuité visuelle diminue *lentement,* et *sans lésions visibles* à l'ophtalmoscope, dans les *amétropies fortes,* surtout insuffisamment corrigées. Cette diminution peut être très sensible dans le *strabisme* ou les *paralysies motrices* de l'œil, où un œil reste inutilisé (*amblyopie ex anopsia*); il en est de même dans les cas d'*anisométropie* accentuée.

*b*) Il y a une diminution *brusque* et considérable de l'acuité visuelle dans la *thrombose de la veine centrale*, et en cas d'hémorragie dans la région maculaire, déterminant un scotome central (Voir au chapitre suivant).

*c*) Cette diminution est *progressive* et *rapide* dans la

*névrite rétro-bulbaire,* où elle constitue un symptôme important par suite de l'absence, au début, de lésions visibles à l'examen ophtalmoscopique. Elle est également rapide dans les cas de *trouble diffus du vitré* par exsudation séreuse abondante.

*d)* Elle est au contraire *lente* dans de nombreuses affections : dans la *cataracte,* elle est proportionnée à l'épaisseur et à l'étendue des opacité cristalliniennes ; — les lésions chorio-rétiniennes entraînent une diminution de l'acuité visuelle qui progresse avec les altérations ophtalmoscopiques ; il en est ainsi dans la *chorio-rétinite disséminée,* dans la *choroïdite myopique.* Elle est variable, mais souvent faible et lente dans la *rétinite albuminurique,* où elle passe même parfois inaperçue.

Plus ou moins prononcée dans les *neuro-rétinites,* elle est généralement peu marquée dans la première période de la *névrite intra-oculaire,* puis elle s'accentue dans la période d'atrophie de la papille, pour aboutir à l'amaurose. Elle est lente dans les lésions névritiques d'*origine centrale* (tabes, tumeurs cérébrales, etc.), où elle peut s'améliorer, mais aboutit souvent à l'amaurose avec l'atrophie optique.

Le *glaucome chronique* détermine une diminution de l'acuité visuelle, lente mais sensible de bonne heure, souvent avant d'autres symptômes.

2° *Suppression de la vision* ou **Amaurose.** — *a)* Elle se produit *brusquement* lors d'*embolie de l'artère centrale,* et sans cause immédiate apparente, et elle est alors définitive. Elle est brusque aussi dans les *hémorragies totales du vitré* ; — dans la *névrite toxique* à forme aiguë, où elle n'est généralement que passagère ; — dans les *traumatismes du nerf optique* portant sur la portion intra bulbaire (après le point de pénétration des vaisseaux centraux), et dans la *section du nerf optique.*

*b*) Elle est parfois *rapide* dans la *névrite rétro-bulbaire*, malgré le peu d'importance des lésions ophtalmoscopiques.

*c*) Elle se produit *lentement* dans l'*atrophie post-névritique*, et est alors définitive.

*d*) Notons encore l'amaurose *hystérique*, qui est bilatérale ou unilatérale, et qui se reconnaît à la conservation des *réflexes pupillaires*, et à l'existence d'autres signes de l'hystérie ; les réflexes pupillaires sont bien conservés aussi dans la cécité d'*origine corticale*, mais celle-ci est rare, et elle coïncide avec d'autres symptômes de névrose ou d'affections organiques du système nerveux. L'amaurose hystérique unilatérale a ceci de remarquable que la *vision binoculaire* persiste.

3º **Héméralopie.** — C'est un trouble visuel qui consiste dans une diminution considérable de l'acuité visuelle au crépuscule ou dans un endroit peu éclairé, si bien que dans ces conditions la vision est presque abolie, alors même qu'elle est presque normale à une bonne lumière. Un individu atteint d'héméralopie et qui a une vue normale en plein jour n'y voit plus assez pour se conduire à l'approche de la nuit ou dans un lieu un peu sombre.

*a*) Ce symptôme peut être dû à un *trouble de transparence* de la périphérie de la cornée ou du cristallin : dans les zones où existe le trouble, la réfraction est modifiée, mais cette modification ne gêne la vision que si la pupille est dilatée et permet l'action des parties périphériques de la cornée et du cristallin sur les rayons visuels.

*b*) Pour une raison analogue l'héméralopie s'observe lorsqu'il y a des lésions périphériques des membranes profondes : dans la *chorio-rétinite disséminée* au début, et surtout dans la *rétinite pigmentaire*, affection le plus souvent congénitale, qui est caractérisée par une atrophie de la rétine débutant par la périphérie.

*c*) Parfois l'héméralopie existe sans cause appréciable ; peut-être s'agit-il alors d'une diminution de l'impressionnabilité de la rétine par la lumière; au-dessous d'une certaine intensité lumineuse, elle n'est plus impressionnée : on a donné à cet état le nom d'*héméralopie essentielle*.

4° **Nyctalopie.** — C'est le contraire de l'héméralopie : la vision est meilleure à une lumière faible qu'à une lumière vive.

*a)* Ce phénomène peut être dû à un trouble de transparence du centre de la cornée (*taie centrale*) ou du cristallin (*cataracte centrale*) : à une faible lumière, la pupille se dilate et permet de voir autour des opacités. C'est pour cela que les individus atteints de cataracte incomplète recherchent l'ombre et baissent la tête quand ils sont au grand jour ;

*b)* On explique de la même façon la nyctalopie dans les cas de diminution de l'acuité visuelle par lésion de la *région maculaire*, et de scotome central par *névrite toxique*.

# CHAPITRE II

## LE CHAMP VISUEL

**I. Définition**. — On désigne par l'expression de *champ visuel, l'étendue de l'espace perçue par l'œil fixant un point*.

Alors que la mesure de l'*acuité visuelle* donne la finesse de la vision au niveau de la macula, pôle postérieur de l'œil, et point le plus sensible de la rétine, le *champ visuel* donne l'étendue de la surface rétinienne sensible aux rayons lumineux. Dans le premier cas, on ne s'occupe que du point *fixé* par l'œil, dans l'autre de toute la portion de l'espace située autour de ce point et *perçue indirectement* et d'une façon plus ou moins consciente.

La rétine ayant la forme d'un segment de sphère creuse, le champ de la vision s'étend également suivant une vaste surface de forme sphérique : nous percevons en même temps, non seulement les objets qui sont situés en face de nous, mais encore ce qui se trouve à droite, à gauche, en haut, en bas. Notre vision est néanmoins limitée, d'abord par l'existence de l'iris, et surtout par les saillies osseuses périorbitaires et le nez.

Enfin, en dehors de la macula, la vision est beaucoup moins nette qu'en cette région, et il est facile de remarquer que, lorsque nous fixons un point, nous apercevons bien en même temps une partie de l'espace environnant, mais d'une façon plus imprécise.

Malgré son imperfection, cette vision, appelée *vision péri-*

*phérique*, nous est très utile pour nous guider, ainsi qu'on peut le constater par le fait suivant : dans certains cas pathologiques, le champ visuel se trouve limité, *rétréci*, la partie centrale de la rétine ou région maculaire restant seule impressionnée par les rayons lumineux ; et l'on voit les individus atteints de ce trouble fonctionnel marcher avec hésitation, en zigzags ; si on les fait passer dans un couloir étroit, ils se heurtent à chaque instant au mur, et ils ne peuvent descendre un escalier que lentement et en baissant la tête : c'est qu'ils voient comme s'ils regardaient à travers un long tube étroit.

L'existence de la vision périphérique est donc très importante, et le trouble fonctionnel que constitue sa limitation n'est pas à dédaigner, indépendamment de sa valeur au point de vue du diagnostic et du pronostic de la lésion causale. Il est donc utile de savoir en mesurer l'étendue, et nous allons voir comment on procède pour cela.

**II. Mesure du champ visuel.** — Mesurer le champ visuel, c'est mesurer l'étendue de l'espace perçue par l'œil, c'est-à-dire fixer *les limites de la vision périphérique*. Cette épreuve nous fera connaître l'étendue de la surface rétinienne sensible à la lumière, notion importante pour le diagnostic des affections des organes de réception (œil), de transmission (voies optiques) et de perception (centres visuels).

Plusieurs procédés sont employés pour mesurer le champ visuel : on peut opérer, ou bien *sans instrument* spécial, ou bien avec un appareil à surface plane (*campimètre*), ou avec un appareil à surface courbe (*périmètre*).

**A. Mesure du champ visuel sans instruments.** — A défaut d'appareils spéciaux, ou quand, pour une raison quelconque, vous ne pouvez pas les employer, vous pouvez néanmoins mesurer grossièrement le champ visuel : pour cela, le sujet tournant le dos à la lumière, vous lui faites fixer un point

situé en face de l'œil à examiner ; et le mieux c'est de vous
placer devant lui et de lui faire fixer un point de votre visage
ou le bout d'un doigt tenu en face de son œil : vous vous ren-
drez compte facilement de cette façon si le regard reste toujours dirigé vers le même point. L'autre œil étant masqué,
devant celui que vous examinez, et qui reste fixe, vous amenez
à une certaine distance en avant (3o cm. environ),et en allant
de la périphérie vers le centre (représenté par le point fixé),
un doigt ou un objet quelconque, blanc et bien éclairé, par
exemple un petit carré de papier tenu au bout d'une tige sombre ; vous notez à quelle distance cet objet commence à être
vu, et vous répétez cette épreuve dans les principales directions : en dehors, en dedans, en haut, en bas, etc.

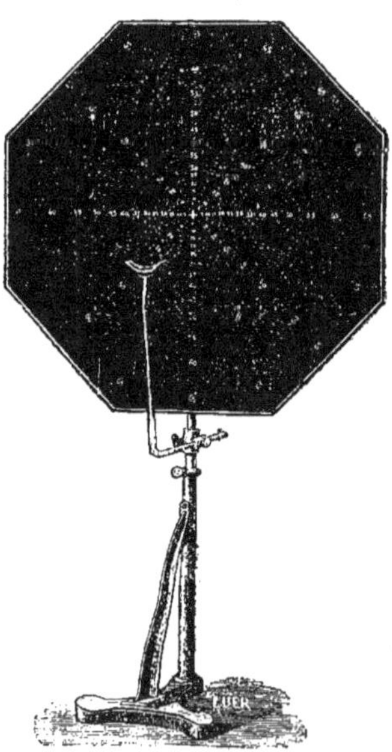

Fig. 78. — CAMPIMÈTRE.

Bien que les renseignements
ainsi obtenus ne soient pas très
précis, on peut néanmoins se
rendre compte par ce procédé
d'un rétrécissement du champ
visuel un peu accentué.

**B.Campimétrie,ou mesure
du champ visuel avec un appareil à surface plane.** —
L'appareil généralement employé, et qui peut être remplacé
par un tableau noir quelconque, se compose d'un petit tableau polygonal noir monté sur
un pied métallique; du centre,
marqué par une croix blanche,
partent des rayons tracés dans
les principales directions ; en
face se trouve une mentonnière

mobile, reliée à l'appareil et sur laquelle le sujet appuie le menton ; elle est disposée de telle sorte que l'œil examiné se trouve exactement en face de la croix blanche centrale, et à 0 m. 16. L'observé ainsi placé fixe la croix (*point de fixation*), l'autre œil étant masqué ; on amène au-devant du tableau, en suivant chaque rayon successivement et en allant de la périphérie vers le centre, un petit index blanc ; on note sur le tableau les points de chaque rayon où cet index commence à être aperçu ; on réunit ensuite ces points par une ligne qui circonscrit *le champ visuel projeté sur le plan*.

Ce procédé a l'avantage de la simplicité et de la rapidité. Mais il présente plusieurs inconvénients : le principal c'est que des angles visuels égaux interceptent sur la surface plane des espaces inégaux et de plus en plus grands quand on va du centre vers la périphérie ; et par suite une même étendue de surface rétinienne devenue insensible correspond à des zones d'étendue variable sur le campimètre, suivant la région de la rétine où elle se trouve. En outre, à la périphérie, et surtout en dehors et en bas, une partie du champ visuel se trouve en dehors du campimètre, malgré le rapprochement.

C. **Périmétrie, ou mesure du champ visuel avec un appareil à surface courbe.** — On évite les inconvénients du campimètre avec un appareil à surface courbe, qui répond à la forme de la rétine.

On s'est servi d'abord d'hémisphères creux au centre desquels on plaçait l'œil examiné. Mais on les a remplacés par des appareils plus simples, les PÉRIMÈTRES A ARC, dont la partie essentielle est un arc de cercle, d'une demie ou d'un quart de circonférence, plus ou moins large, et de 30 cm. de rayon ; il est fixé en son milieu au sommet d'une colonne verticale, par un pivot horizontal autour duquel il peut tourner, de façon à engendrer, dans ce mouvement, une surface hémisphérique. L'appareil comporte généralement une mentonnière fixée sur une tige verticale, et qu'on peut monter ou abaisser, ce qui permet de placer l'œil examiné au centre de l'arc: celui-ci porte des divisions sur sa face extérieure et un index blanc, fixe, au centre de sa face intérieure. Dans certains modèles un *index mobile* est placé dans un petit cadre qui glisse sur l'arc;

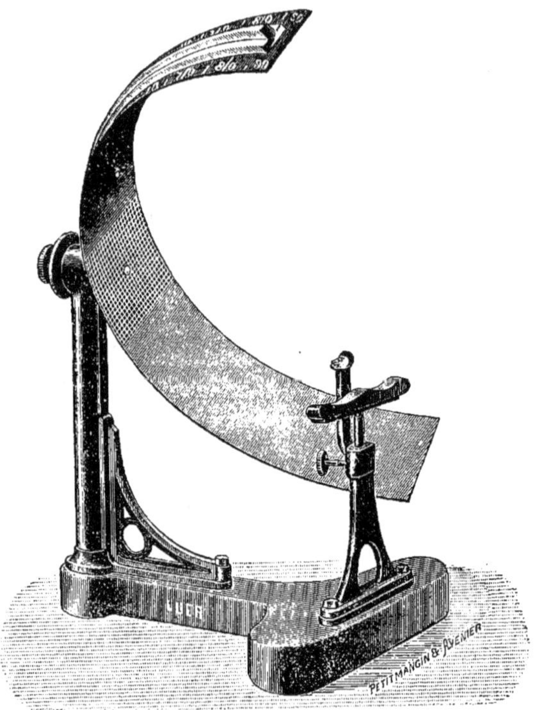

Fig. 79. — PÉRIMÈTRE DU D^r LANDOLT.

dans d'autres il est indépendant de l'appareil, et c'est un petit carré blanc de papier ou de carton, qu'on fixe à l'extrémité d'une tige sombre, et qu'on promène en dedans de l'arc.

Pour mesurer le champ visuel on fait asseoir le sujet devant l'appareil, la tête reposant sur la mentonnière de façon à ce que l'œil soit au centre de l'arc, l'autre œil étant masqué. On lui fait fixer l'index blanc central, et on lui recommande de rester immobile en continuant à fixer ce point. On fait alors avancer l'index mobile le long de l'arc, de la périphérie vers le centre, en notant devant quel degré de l'arc il commence à être aperçu; on continue à le faire avancer jusqu'au centre, de façon à noter si, dans l'intervalle, il cesse d'être vu. On procède de la même manière dans les principaux méridiens.

Après avoir opéré avec un index blanc, il est bon, et souvent très utile de recommencer avec des index de couleur, qui donnent un champ visuel différent, et en particulier le bleu, le rouge et le vert; les index colorés doivent être très petits. ·

On note les résultats de l'épreuve sur des Schémas, formés de cercles concentriques correspondant aux degrés de l'arc, et de diamètres répondant aux principaux méridiens. Le champ visuel normal est généralement indiqué sur ces schémas, pour permettre la comparaison immédiate (fig. 80).

Remarquons qu'il faut avoir soin de noter le point précis où l'index *commence à être aperçu* faiblement, et ne pas attendre qu'il soit vu très nettement, car la vision est faible à la périphérie de la rétine, et devient de plus en plus nette à mesure qu'on approche du centre, de la vision maculaire.

Les différents points marqués ainsi sur le schéma, et qui indiquent les *limites* de la vision dans les principaux méridiens, sont réunis par une ligne qui circonscrit le *champ visuel transporté sur une surface plane.*

Si l'index, après avoir été perçu vers la périphérie, a cessé de l'être, dans plusieurs méridiens, en un point plus rapproché du centre, on réunit entre eux ces points internes, et si une deuxième fois l'index a été perçu de nouveau après être resté un instant invisible, on aura une 3e ligne de points plus internes, ces deux dernières lignes limitant entre elles une zone obscure, ou *scotome.*

### III. Le champ visuel normal et ses variations pathologiques. — A. Le champ visuel normal. — Le

champ visuel normal, reporté sur une surface plane, a une forme grossièrement ovalaire, à grand axe et à grosse extrémité dirigés en dehors et un peu en bas. Son étendue est différente, avons-nous dit, pour le blanc et pour les différentes couleurs.

Les limites moyennes du *champ visuel normal* sont :

|                    | Blanc | Bleu | Rouge | Vert |
|--------------------|-------|------|-------|------|
| En dehors          | 0°    | 75°  | 65°   | 50°  |
| En bas             | 70°   | 60°  | 55°   | 35°  |
| En dedans          | 60°   | 55°  | 45°   | 35°  |
| En haut            | 55°   | 50°  | 40°   | 30°  |

Les variations suivant les directions s'expliquent, nous l'avons vu, par l'existence des saillies du rebord orbitaire, la supérieure

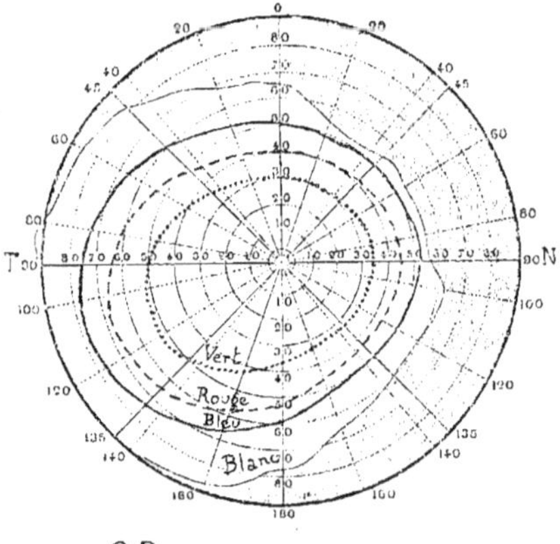


Fig. 80. — Limites du champ visuel normal, pour le blanc et pour les couleurs.
*N*, côté nasal. — *T*, côté temporal.

étant la plus prononcée, et par la forte saillie du nez. On peut d'ailleurs diminuer l'action limitative de ces obstacles en faisant tourner légèrement la face, du côté opposé à l'œil observé

quand on mesure la partie nasale du champ visuel, et un peu
en haut quand on mesure dans cette direction.

Vers 15° en dehors, et un peu au-dessous du méridien horizontal, il existe une petite zone obscure de quelques degrés de
diamètre, c'est un scotome physiologique, la *tache aveugle*
ou *tache de Mariotte :* elle correspond à la papille. Elle peut
être plus étendue dans les myopies fortes avec staphylome
postérieur.

B. **Modifications pathologiques du champ visuel.
Séméiologie.** — Les modifications pathologiques du champ
visuel consistent soit en un *rétrécissement* périphérique, soit
en lacunes dans son étendue, ou *scotomes.*

1° *Rétrécissements du champ visuel.*— Dans les rétrécissements, les limites du champ visuel se rapprochent du centre ;
tantôt le rétrécissement porte d'une façon à peu près égale
sur toute la périphérie : il est alors *concentrique ;* — tantôt
il est plus accentué sur une partie que sur les autres, il n'est
*pas concentrique.*

*a)* **Rétrécissements concentriques:** on les rencontre dans
deux sortes d'affections bien différentes : soit dans les lésions
de la rétine et du nerf optique, soit dans des névroses.

Dans la *rétinite pigmentaire* il y a un rétrécissement très
prononcé du champ visuel.

Il est fréquent dans les affections du nerf optique : dans la
*névrite optique,* surtout dans la forme d'origine inflammatoire, où il est souvent très accusé ; — et dans les *atrophies
papillaires* de diverses origines, où l'évolution du rétrécissement correspond à celle de l'affection causale. Il est toutefois plus rapide dans l'*atrophie grise tabétique* que dans
l'*atrophie blanche cérébrale ;* mais ce qui distingue surtout
le rétrécissement dans ces deux variétés d'atrophie, c'est que
dans l'atrophie blanche il porte à la fois sur le blanc et sur les
couleurs, tandis que dans l'atrophie grise il est beaucoup plus

précoce pour les couleurs, dont certaines mêmes, telles que le vert, peuvent cesser rapidement d'être perçues. Dans les névrites et atrophies optiques, le rétrécissement est *irrégulièrement* concentrique.

Le rétrécissement *régulièrement* concentrique du champ

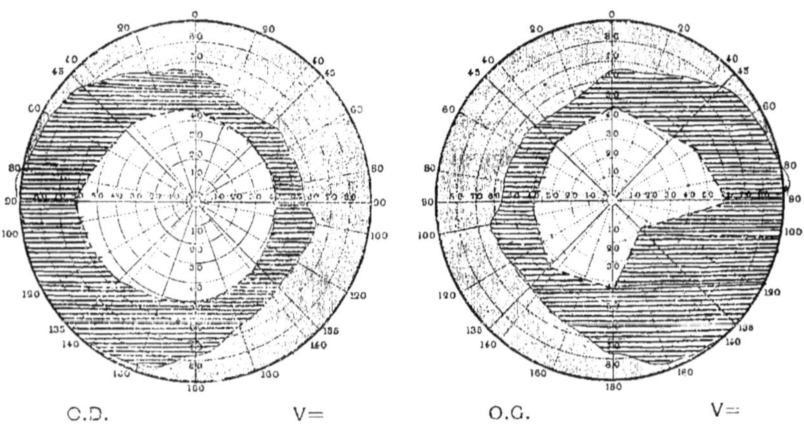

O.D.        V=

O.G.        V=

Fig. 81. — Rétrécissement concentrique, régulier.      Fig. 82. — Rétrécissement irrégulier.

visuel est un des symptômes de l'*hystérie;* il y est d'ailleurs très variable, et même dans une seule séance; en outre, il est souvent plus marqué pour le blanc que pour les couleurs; en particulier, le champ visuel pour le bleu est souvent plus étendu que celui du blanc. On le constate aussi dans des *névroses traumatiques,* où il est également sujet à des variations brusques.

*b)* Le **rétrécissement non concentrique** s'observe surtout dans le *glaucome,* où il porte surtout sur la portion interne; — on le constate encore dans les *décollements* étendus de la rétine.

2º **Scotomes.** — Ce sont des lacunes dans le champ visuel, des zones obscures. Nous verrons ailleurs les *scotomes posi-*

*tifs :* ce sont des taches ou des points noirs que *voit* le malade ; le *scotome négatif,* au contraire, qui nous occupe ici. est une zone du champ visuel au niveau de laquelle le sujet n'a pas de perceptions visuelles.

On peut rechercher les scotomes par le périmètre, comme nous l'avons indiqué ; mais c'est un peu long et parfois malaisé, pour dessiner le scotome, surtout s'il est petit. On y parvient plus rapidement et plus facilement avec le campimètre ou un tableau noir qui en tient lieu, et un morceau de craie.

Les scotomes peuvent être divisés, d'après leur situation, en 3 catégories : scotomes *centraux, paracentraux* et *périphériques.*

*a)* **Scotomes centraux** : ce sont ceux qui occupent, comme

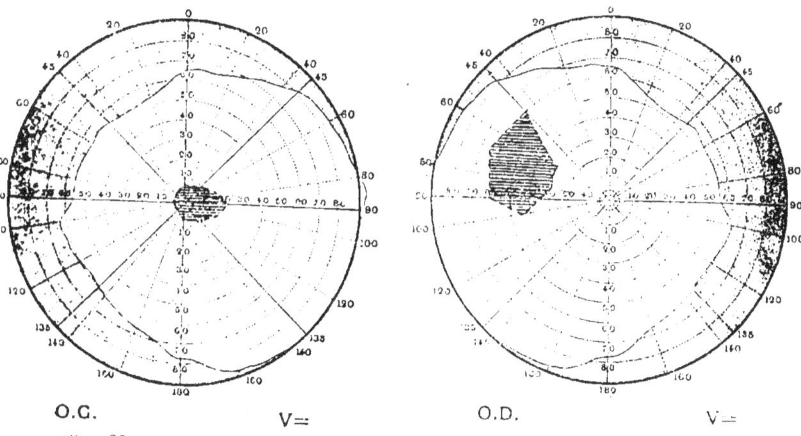

<table>
<tr><td>O.G.</td><td>V=</td><td>O.D.</td><td>V=</td></tr>
</table>

Fig. 83. — Scotome central.          Fig. 84. — Scotome excentrique.

leur nom l'indique, le centre du champ visuel ; ils correspondent à la vision maculaire. et par suite ils diminuent notablement l'acuité visuelle, entraînant la suppression de la vision nette.

Pichon. — Ophtalmologie.                         19

Ils sont dus soit à des lésions des *membranes profondes* siégeant au niveau de la macula (plaques de *chorio-rétinile*, *hémorragies*, *thrombose* de la veine centrale), soit à des lésions des fibres maculaires du *nerf optique* (*névrite nico-tino-alcoolique, périnévrite héréditaire*).

*b*) **Scotomes paracentraux** ou **excentriques :** suivant

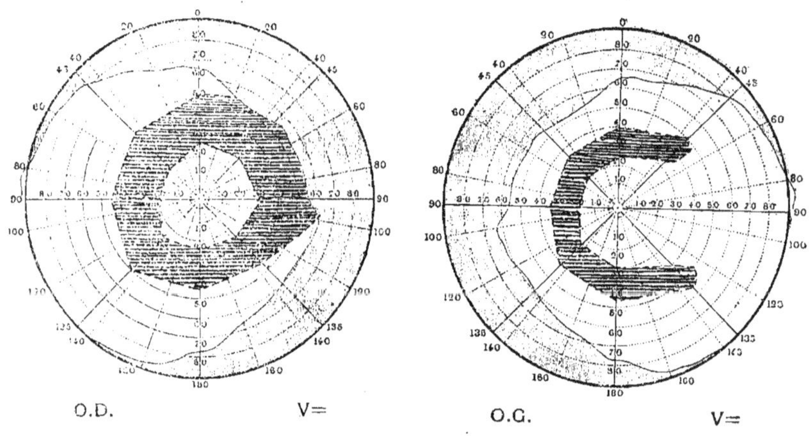

O.D.      V=
O.G.      V=

Fig. 85. — Scotome annulaire.      Fig. 86. — Scotome en croissant.

leur forme et leur nombre on peut les diviser en scotomes *zonulaires* (annulaires, en croissant) et scotomes *disséminés*. Ils peuvent produire quelques troubles dans la vision, mais ils ne sont réellement gênants que s'ils sont situés très près du centre, ou étendus, ou nombreux.

On les observe dans les *chorio-rétiniles,* les *hémorragies* rétiniennes, la rétinite pigmentaire avancée et certains *décollements* de la rétine.

*c*) **Scotomes périphériques :** ce sont des lacunes dans la périphérie du champ visuel, occupant des segments angulaires ou de formes diverses (fig. 90).

Ils sont dus à des *lésions limitées* des membranes profon-des ou à des *troubles vasculaires* (embolies), limités à certai-nes branches; dans les *décollements* rétiniens périphériques de peu d'étendue, il y a un scotome dont l'évolution indique la progression du décollement.

# LE CHAMP VISUEL BINOCULAIRE. LES HÉMIANOPSIES

## I. — ANATOMIE DES VOIES OPTIQUES

On constate, dans certains cas, des altérations simultanées du champ visuel des deux côtés. La *suppression de la moitié du champ visuel de chaque côté* constitue l'*hémianopsie*.

Pour comprendre ces altérations il est indispensable de rappeler succinctement la disposition des voies optiques.

Examinons donc le schéma du trajet des fibres optiques (fig. 87) : de chaque œil partent deux groupes de fibres, provenant de chaque moitié de la rétine, et constituant par leur réunion le *nerf optique,* dans lequel elles restent distinctes ; les unes, les *fibres temporales*, vont former la portion latérale du *chiasma*, puis continuent leur trajet du même côté dans la *bandelette optique*, et, après avoir traversé les *centres ganglionnaires*, vont finalement aboutir au lobe occipital, toujours du même côté : ce sont les *fibres directes;* — les autres, les *fibres nasales*, s'entrecroisent au niveau du chiasma avec les fibres analogues venues de l'autre nerf optique, et se joignent ensuite aux fibres directes de l'autre côté, avec lesquelles elles forment une bandelette optique : ce sont les *fibres croisées*.

Ainsi on trouve, dans chaque *bandelette optique*, des fibres directes ou temporales et des fibres croisées ou nasales; et d'autre part chaque bandelette se trouve formée par les fibres

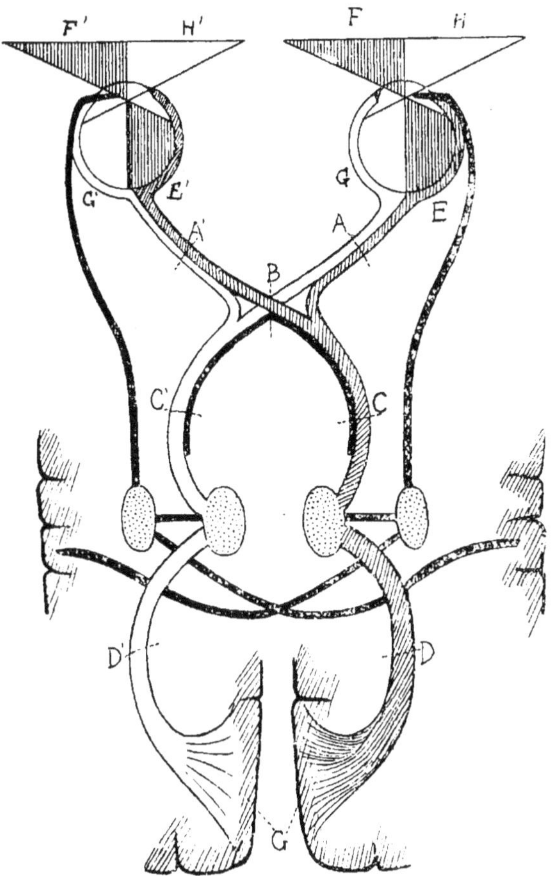


Fig. 87. — Schema de la voie optique (d'après Testut).

A A', nerfs optiques, avec leurs deux faisceaux, direct et croisé. — B, chiasma. — C, C', bandelettes optiques, aboutissant aux centres ganglionnaires optiques. — D', D', radiations optiques. — E, E', portion droite de la rétine. — F, F', partie correspondante du champ visuel. — G, G', portion gauche de la rétine, — H, H', partie correspondante du champ visuel.

Pour la voie motrice irienne, indiquée en gros traits pleins, voir la figure 29.

provenant de la moitié des deux yeux située du même côté qu'elle, les bandelettes gauches par les fibres provenant des moitiés gauches, et les bandelettes droites par celles des moitiés droites.

On voit que les impressions lumineuses fournies par la moitié droite du champ visuel, et qui sont reçues par la moitié gauche de la rétine de chaque œil, sont transmises, à partir du chiasma, par les voies optiques du côté gauche, et perçues par le cerveau gauche ; de même les impressions lumineuses provenant de la moitié gauche du champ visuel sont reçues, transmises et perçues à droite :

Donc *le cerveau gauche voit la moitié droite du champ visuel, et le cerveau droit la moitié gauche.*

## II . — LES HÉMIANOPSIES

**A. Variétés ; pathogénie.** — 1° Si nous supposons maintenant une lésion destructive portant sur la partie des voies optiques *droites, postérieure au chiasma,* ou sur le *centre cortical visuel* du même côté, nous déduirons des notions précédentes qu'il y aura abolition de la perception des impressions lumineuses reçues par la moitié *droite* de chaque rétine, et par suite suppression de la moitié *gauche* du champ visuel binoculaire. — Si la lésion était à gauche, c'est la moitié droite du champ visuel qui serait supprimée.

Dans ces deux cas il y a **hémianopsie latérale**, et comme ce sont les deux moitiés de même côté de chaque œil et de chaque champ visuel qui sont intéressées, il y a *hémianopsie latérale* **homonyme, droite ou gauche,** suivant que c'est le côté droit ou gauche du champ visuel qui est supprimé.

2° Supposons par contre une lésion portant sur *le milieu du chiasma* et interceptant par conséquent la transmission des impressions visuelles par les *fibres croisées* ou *nasales :*

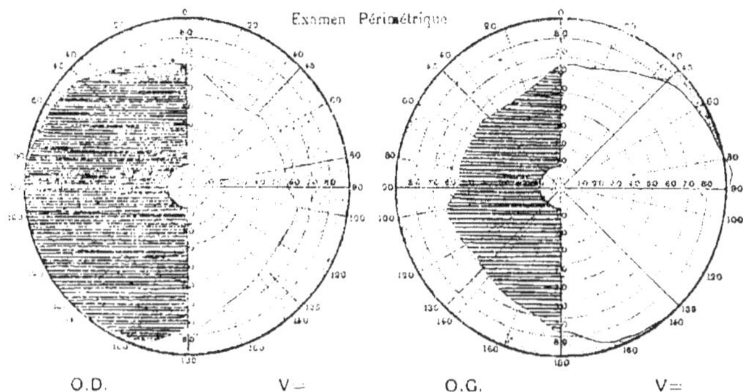



Fig. 88. — HÉMIANOPSIE LATÉRALE HOMONYME DROITE.

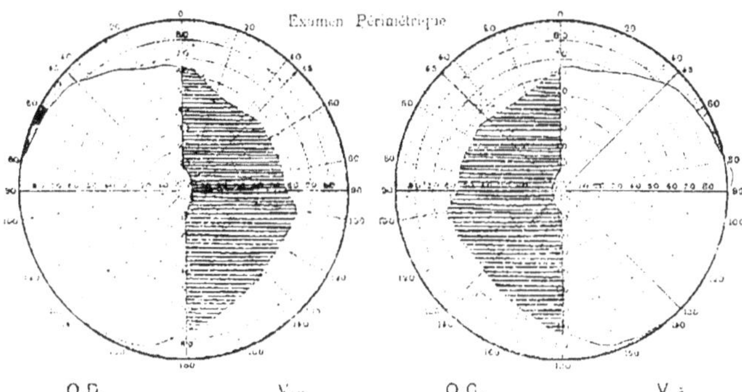



Fig. 89. — HÉMIANOPSIE HÉTÉRONYME NASALE.

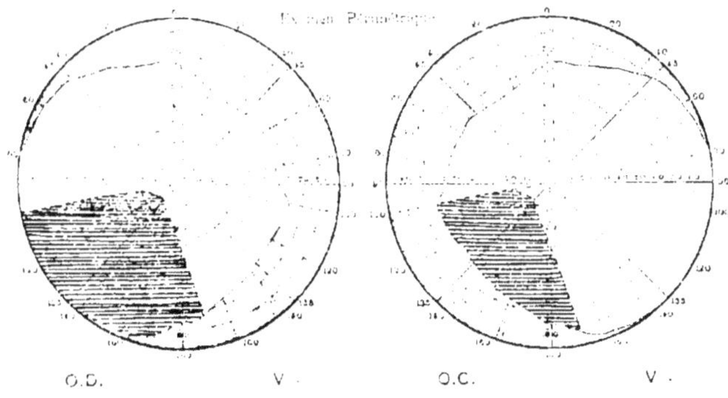



Fig. 90. — HÉMIANOPSIE HOMONYME EN SECTEURS (scotomes périphériques).

il est facile de se rendre compte que les impressions lumineuses reçues par la moitié *nasale* de chaque rétine ne seront pas perçues et par suite la moitié *temporale* du champ visuel binoculaire sera supprimée. Comme ce symptôme porte sur la moitié droite d'un œil et sur la moitié gauche de l'autre, on lui donne le nom d'**hémianopsie hétéronyme** ; et comme, dans le cas actuel, c'est la moitié temporale de chaque champ visuel qui est supprimée, ou a une *hémianopsie hétéronyme* **temporale**.

En résumé : l'*hémianopsie* est la cécité dans une moitié latérale de chaque rétine, constatée par la suppression d'une moitié du champ visuel des deux yeux. Elle est due à une interruption des voies optiques par une lésion siégeant en un point de leur trajet, depuis le chiasma jusqu'à l'écorce cérébrale (cunéus).

L'*hémianopsie homonyme* est la suppression de la moitié, du même côté, du champ visuel des deux yeux (moitié droite ou moitié gauche) : elle est due à une lésion *rétro-chiasmatique* des voies optiques.

L'*hémianopsie hétéronyme* est la suppression de la moitié droite du champ visuel d'un côté et de la moitié gauche de l'autre : elle est due à une lésion du *chiasma*. L'hémianopsie hétéronyme *temporale* ou suppression de la moitié externe ou temporale de chaque champ visuel est due à une lésion siégeant *au milieu du chiasma*. L'hémianopsie hétéronyme *nasale*, dont nous n'avons pas parlé parce qu'elle est très rare, serait due à une lésion portant à la fois sur *les deux côtés* du chiasma.

Dans l'hémianopsie le schéma du champ visuel n'est pas exactement divisé par le milieu; il peut y avoir empiètement d'un côté ou de l'autre; il peut même n'y avoir qu'un scotome limité, ayant la même forme dans les deux yeux : c'est l'*hémianopsie en secteur*.

B. *Troubles visuels.* — L'hémianopsie hétéronyme ne détermine aucun trouble visuel.

L'hémianopsie homonyme, la plus fréquente, peut entraîner certains troubles plus ou moins gênants pour le malade : quand il regarde un objet assez volumineux, il n'en voit pas nettement la moitié située du côté correspondant à son hémianopsie ; mais ce trouble est atténué par ce fait que *la vision maculaire est conservée.*

D'autre part, le malade ne voit pas les objets situés en côté, dans la moitié obscure du champ visuel, et, par suite, il se heurte aux gens, aux meubles ; il remédie à cette limitation du champ visuel en inclinant la tête.

Enfin, un objet qui se meut devant lui apparaît brusquement quand il pénètre dans la zone visuelle conservée, et disparaît de même quand il passe de celle-ci dans la zone obscure.

C'est là un des signes auxquels on a recours pour déceler rapidement l'hémianopsie homonyme : on fait fixer un objet au patient et on fait passer devant lui un autre objet, qui lui apparaît ou qui disparaît brusquement, suivant qu'il passe d'une zone du champ visuel dans l'autre. En outre, une lumière projetée latéralement dans la moitié aveugle de la rétine n'est pas perçue.

C. *Autres symptômes.* — En même temps que le symptôme d'hémianopsie, il en existe généralement d'autres qui en confirment l'origine et permettent, dans certains cas, de localiser d'une façon plus précise les lésions causales ; ce sont des troubles nerveux dus à des lésions des nerfs crâniens. Nous n'y insisterons pas, leur étude étant du ressort de la pathologie nerveuse générale.

Nous indiquerons seulement que dans les cas d'*hémianopsie homonyme*, l'examen du réflexe pupillaire permet de fixer le siège de la lésion en avant ou en arrière des tubercules quadrijumeaux. Nous savons, en effet, que les voies optiques sont en rapport avec le noyau du moteur-oculaire-commun par des fibres d'union qui vont de ce noyau au centre ganglionnaire optique, et c'est par là que s'établit le réflexe pupillaire. Si donc une lésion siège sur la bandelette optique gauche, non seulement il y aura hémianopsie homonyme droite, mais encore si on éclaire la moitié gauche de la rétine, la pupille ne se contractera pas, l'arc réflexe étant interrompu, tandis qu'elle se contractera si la lésion siège en arrière des tubercules quadrijumeaux, l'arc réflexe étant alors respecté : cette épreuve constitue la *réaction pupillaire de Vernicke.*

# CHAPITRE IV

## LES ALTÉRATIONS DU SENS CHROMATIQUE
## OU SENS DES COULEURS

**I. Variétés.** — Le sens des couleurs peut être altéré de différentes façons :

1° Il peut y avoir *diminution du champ visuel pour les couleurs ;* nous avons déjà étudié cette altération à propos du champ visuel en général, nous n'y reviendrons pas.

2° Il peut y avoir aussi *diminution de l'acuité chromatique,* trouble auquel on donne le nom de **dyschromatopsie** : il consiste en une insuffisance de la perception des couleurs, qui ne sont distinguées que difficilement et plus lentement qu'à l'état normal.

3° Il peut y avoir enfin *cécité pour les couleurs* ou **achromatopsie** : les couleurs ne sont plus perçues. L'achromatopsie est *totale* si aucune couleur n'est perçue ; le cas est rare ; tous les objets apparaissent gris sur fond gris ; — dans l'*achromatopsie partielle,* au contraire, une ou plusieurs couleurs seulement ne sont pas perçues : c'est à ce trouble qu'on a donné le nom de **daltonisme,** qui toutefois est plus spécialement réservé au cas le plus fréquent, la *cécité pour le rouge,* ou *anérythropsie ;* un autre cas, assez fréquent relativement, est la *cécité pour le vert* ou *achloropsie.*

Ces deux derniers troubles, dyschromatopsie et achromatopsie, ont une très grande importance, surtout dans certaines carrières des chemins de fer et de la marine, où les signaux colorés doivent être nettement et rapidement distingués à une grande distance. Il importe donc de savoir diagnostiquer ces altérations du sens chromatique; on les découvre par les mêmes procédés. Nous allons indiquer le plus simple et le plus couramment employé, le *procédé des laines colorées, de Holmgren.*

**II. Examen du sens chromatique : procédé des laines colorées ou de Holmgren.** — On se sert d'une collection d'écheveaux de laine de différentes couleurs et de nuances graduées. On les place sur une table bien éclairée; on prend un échantillon de nuance claire qu'on met de côté en demandant au sujet de prendre tous les écheveaux de même couleur et de nuances diverses : s'il a le sens chromatique normal, il prendra sans hésiter tous les écheveaux de même couleur, plus clairs ou plus foncés; — s'il hésite, il a un affaiblissement du sens chromatique ou *dyschromatopsie;* et si l'on diminue alors la lumière, il confondra les couleurs les plus différentes, mais de même nuance; — s'il prend des écheveaux de couleurs différentes, il a de l'*achromatopsie partielle.*

Donnons des exemples des cas les plus fréquents :

1° On montre un échantillon *vert clair :* le sujet atteint de *dyschromatopsie* choisira des écheveaux de même intensité, mais de teintes différentes, après avoir plus ou moins hésité, suivant que l'éclairage est plus ou moins vif : il prendra du rose clair, du gris clair, du jaune clair ;

2° On lui montre alors un échantillon *pourpre : l'anérythrope,* aveugle pour le rouge, sortira des écheveaux bleus ou violets ; l'*achlorope,* aveugle pour le vert, prendra des écheveaux verts, gris;

3° On présente alors un échantillon *rouge carmin :* l'aveugle pour le rouge sort des échantillons verts, marron foncé; l'aveugle pour le vert, des échantillons verts et marron clair.

On remplace quelquefois les écheveaux de laine par des cartons colorés, qui sont moins commodes.

Les altérations du sens chromatique sont *congénitales* ou *acquises ;* celles-ci s'observent dans les affections de la rétine ou des voies optiques.

On a construit différents appareils pour l'examen de la perception des couleurs ; nous citerons en particulier le chromatoscope de Le Méhauté, utilisé dans la marine.

# LIVRE III
## LES SENSATIONS VISUELLES ANORMALES

Les *sensations visuelles anormales* sont de deux espèces :
elles consistent soit dans des sensations visuelles qui ne correspondent pas à des corps ou phénomènes extérieurs, ce sont
les *phénomènes entoptiques,* soit dans la *perception faussée*
d'objets extérieurs réels.


## CHAPITRE PREMIER
### LES PHÉNOMÈNES ENTOPTIQUES

Nous rangerons dans cette catégorie : les *mouches volantes,*
les *taches fixes* ou *scotomes positifs,* les *photopsies,* les
*brouillards,* la *vision colorée* .

I. *Mouches volantes, ou Myodésopsie.* — On donne ce
nom à un phénomène visuel qui consiste en ce fait que les
sujets voient de petits corps de formes diverses, mobiles dans
le champ visuel, cette sensation étant produite non par des
corps extérieurs, mais par un état particulier des milieux
transparents.

Elles se produisent soit dans des conditions physiologiques,

soit dans des états pathologiques, et ont des caractères spéciaux dans l'un et l'autre cas.

1° **Mouches volantes physiologiques.** — Elles se présentent sous la forme de points ou grains isolés, ou de chape-
lets, ou de filaments réunis en touffes ou isolés. Elles sont
ténues, très claires, transparentes même, leurs contours, très
fins, étant seuls visibles.

Elles sont passagères, n'apparaissant que par la fixation, et
surtout quand le sujet regarde une surface claire, uniforme,
comme une feuille de papier blanc; elles se montrent en des
points variables d'une fois à l'autre. Elles sont très mobiles,
se déplaçant rapidement et passant facilement d'une extrémité
à l'autre du champ visuel, au moindre mouvement de l'œil et
parfois sans mouvement. Enfin leur apparition est fugace et
très irrégulière, nécessitant la plupart du temps l'attention
du sujet, et ne se montrant pas quand il n'y pense pas.

Elles ne correspondent à aucune lésion ; elles sont peut-
être dues à des vestiges de vaissseaux ou à des cellules du
vitré. En général elles se produisent chez des sujets nerveux
ou affaiblis, et sont exagérées par la neurasthénie, pouvant
même devenir presque constantes sous l'influence de l'obses-
sion qu'elles déterminent.

2° **Mouches volantes pathologiques.** — Elles s'observent
lors d'altérations du vitré, ou *hyalites séreuses*, qui déterminent, outre la liquéfaction du vitré, ou synchisis, la transformation d'éléments constitutifs de ce milieu, ou une infiltration
d'éléments nouveaux, qui produisent des opacités, ou *corps
flottants du vitré ;* ces altérations sont dues, comme nous
l'avons vu, à des lésions ou inflammations des membranes
profondes (cyclite, rétinites, chroroïdites).

Ces *mouches volantes,* dues aux *corps flottants,* sont plus
prononcées, plus nettes, plus opaques aussi que les précédentes, et de couleur grise ou noirâtre ; elles sont également plus
constantes, permanentes ; elles sont enfin moins mobiles sous

l'influence des mouvements, leur déplacement étant limité à un petit espace.

Nous avons vu que les corps flottants peuvent généralement être constatés objectivement par l'éclairage ophtalmoscopique.

II. *Taches fixes : scotomes subjectifs, ou positifs.* — Dans cette catégorie de phénomènes entoptiques, les taches, au lieu d'être mobiles, sont *fixes* dans le champ visuel : elles se déplacent avec les mouvements de l'œil, mais conservent leur position dans cet œil. D'autre part, elles sont *opaques* et gênent considérablement la vision dans la région qui leur correspond, sans aller le plus souvent jusqu'à déterminer un scotome *objectif*, ou *négatif*, celui-ci consistant en une zone obscure dans le champ visuel, et ayant pour caractère différentiel de n'être pas perçu par le malade.

Les scotomes subjectifs, ou positifs, sont *noirs, colorés* ou *scintillants.*

1º Le **scotome noir** est persistant; il est dû à des causes diverses : *opacité du cristallin,* — *hémorragie du vitré,* — lésions des *membranes profondes :* chorio-rétinite disséminée, lésions superficielles de la rétine (hémorragies, plaques d'infiltration cellulaire),décollement de la rétine (où le scotome est étendu, comme un voile, sur toute la région correspondant au décollement).

2º Le **scotome coloré** est plus ou moins persistant : le malade voit une tache colorée, le plus souvent jaune, orangée. Il se trouve dans certaines *névroses*, mais est souvent dû à des lésions de *chorio-rétinite* avec dégénérescence : central il devient très gênant, et est dû alors à une lésion maculaire.

Il ne faut pas le confondre avec les taches de couleur complémentaire, que perçoivent surtout les sujets affaiblis, après avoir fixé un objet fortement coloré, taches appelées *images secondaires*, et qui sont essentiellement fugaces.

3° Le **scotome scintillant**, appelé aussi *transitoire*, parce qu'il dure au plus quelques heures, est une tache brillante le plus souvent, et qui s'observe dans la *migraine ophtalmique*, dans certains cas de *choroïdite maculaire*, et parfois même dans des *lésions cérébrales* syphilitiques.

III. *Photopsies*. — Ce sont des sensations lumineuses rapides, instantanées, qui ne correspondent pas à un phénomène lumineux extérieur, mais sont dues à une excitation des fibres nerveuses visuelles.

1° Les unes se produisent à l'état *physiologique*, et sont dues à un choc, à une excitation mécanique : ce sont les *phosphènes* ; c'est le phénomène indiqué par l'expression vulgaire : voir trente-six chandelles ;

2° Les autres sont *pathologiques*, et dues à une irritation inflammatoire. Elles ont des formes variées, en éclairs, en flammes, en boules, etc.— Elles sont produites le plus souvent par des *lésions des membranes profondes*, qui irritent les éléments nerveux terminaux : rétinites, choroïdites, décollement rétinien. Elles peuvent être dues aussi à des tumeurs ou lésions *rétro-bulbaires* et *cérébrales* qui irritent les filets nerveux ou les fibres centrales.

IV. *Brouillards*.— Certains malades se plaignent de voir *à travers un brouillard* qui occupe toute l'étendue ou une partie seulement du champ visuel.

1° Et d'abord il ne faut pas s'en tenir à l'indication, donnée par le sujet, qu'il a « comme un brouillard devant les yeux ». Souvent, en effet, cette impression existe chez des *amétropes* ou des *presbytes non corrigés*, surtout après une lecture prolongée, et elle s'accompagne alors de symptômes de fatigue oculaire, ou asthénopie : elle est produite par les cercles de diffusion qui se forment sur la rétine. Chez ces sujets, il y a, non un brouillard vrai, mais un *trouble* produit par la vision indistincte des objets : ils voient les objets *brouillés*, flous, confondus les uns avec les autres, ils voient *trouble*, parfois même ils voient nettement *double*, dans l'*asthénopie musculaire* par myopie. Mais si l'on corrige leur vice de réfraction, le trouble et par suite le faux brouillard disparaissent ;

2º Nous n'aurons en vue ici que les vrais *brouillards* à travers lesquels les malades aperçoivent les objets : ceux-ci n'apparaissent pas nets, mais ils sont distincts les uns des autres.

Il y a un brouillard généralisé, gris, dans le *glaucome*, au moment des petits accès prodromiques et des crises aiguës ; — un léger brouillard, inconstant d'ailleurs, dans la *rétinite albuminurique* au début ; — le *décollement de la rétine* détermine au début un brouillard occupant tout le champ visuel, et qui se limite bientôt à la partie correspondant au décollement (formant alors un scotome positif).

A ce phénomène peuvent être rattachés les *cercles d'irisation* colorés que les malades voient autour des lumières, dans certains cas de *cyclite* et surtout dans les accès prodromiques du *glaucome* et dans le glaucome aigu.


V. *Vision colorée*. — Dans ce phénomène on voit tous les objets colorés, et de la même teinte, généralement rouge (*érythropsie*). Ce trouble se produit parfois chez des individus sains qui, après avoir fixé pendant un certain temps une surface claire, comme un ciel blanc très lumineux, une grande étendue de neige, etc., passent ensuite dans un endroit peu éclairé. — On le constate aussi, d'autre part, chez des opérés de cataracte, et dans certains cas pathologiques mal déterminés.

Il semble qu'il y ait production exagérée de pourpre visuel, qui se trouve perçu et qui communique sa teinte aux objets.

# CHAPITRE II
## LES ERREURS DE PERCEPTION

Nous décrirons sous ce titre : 1º les *erreurs visuelles* relatives aux *qualités géométriques* des objets (forme, dimensions) ; — 2º les *troubles de la projection :* erreurs de localisation, dédoublement (diplopie), ou multiplication (polyopie) des objets.

**I. Erreurs sur les qualités géométriques des objets. —** A. DIMENSIONS. — 1º Lorsque les objets sont vus *plus petits* qu'ils ne sont en réalité, il y a **micropsie.** On la constate dans la *paralysie de l'accommodation,* où elle n'est qu'une erreur d'interprétation due à la sensation de l'effort pour accommoder, effort qui reste inutilisé (voir : Accommodation) ; — on trouve encore la micropsie dans les *chorio-rétinites,* par suite de l'œdème et de la distension des cellules visuelles dans la région maculaire ;

2º Il y a au contraire **macropsie,** quand les objets sont vus *plus grands* qu'ils ne sont en réalité ; ce symptôme existe dans le *spasme de l'accommodation,* et là encore c'est une erreur d'interprétation, due cette fois à l'absence de la sensation d'effort pour accommoder.

B. FORMES. — La **métamorphopsie** est la *déformation* des objets par la vision, surtout sensible pour les lignes droites qui deviennent courbes. — Cette déformation peut être produite par des *altérations de courbure* de la cornée (kératocome, lésions cicatricielles de la partie centrale de la cornée), — par des *troubles de réfraction* du noyau du cristallin, — ou par des lésions des membranes profondes, telles que les *chorio-rétinites* maculaire ou périmaculaire, qui déterminent un soulèvement de la rétine.

**II. Troubles de la projection visuelle.** — Deux cas différents peuvent se présenter : ou bien il y a *erreur de localisation* d'un objet dans l'espace ou bien le malade voit deux ou plusieurs objets là où il n'y en a qu'un (*diplopie* et *polyopie*).

A. *Fausse localisation.* — C'est un trouble de la vision monoculaire. Dans certaines *paralysies motrices* de l'œil, le malade projette l'image visuelle d'un objet en un point qui ne correspond pas à la situation réelle de cet objet. On constate ce trouble en plaçant le malade, l'œil sain recouvert, devant un tableau, avec une planchette horizontale, échancrée en avant, appuyée d'une part sur ses épaules, et fixée d'autre part perpendiculairement au tableau ; on trace une ligne verticale sur celui-ci, au-dessus de la planchette, et on demande au sujet d'indiquer du doigt, sous la planchette, le point où aboutit la ligne à sa partie inférieure ; le malade, qui ne voit pas son doigt ni la partie du tableau située sous la planchette, donne une indication fausse.

Ce phénomène se produit au début des troubles de la motilité oculaire, et l'erreur se fait dans le sens du mouvement intéressé s'il y a paralysie, en sens inverse s'il y a contracture.

B. *Diplopie.* — C'est la vision simultanée de *deux images d'un même objet.* — Elle présente des degrés, depuis le simple *trouble*, dans lequel les deux images sont en partie superposées, ou l'une très confuse, jusqu'à la *diplopie* réelle et nette, avec les deux images plus ou moins écartées. Enfin il arrive généralement un moment, lorsque ce trouble visuel est

ancien, où l'une des images se trouve *neutralisée*, la diplopie n'apparaissant plus alors que lorsqu'on la recherche
méthodiquement ; parfois même le sujet ne s'est jamais rendu
compte qu'il avait de la diplopie ; il n'en éprouvait aucune
gêne.

La diplopie est *binoculaire* ou *monoculaire*, suivant qu'elle
nécessite la vision binoculaire pour se produire, ou qu'elle
existe avec un seul œil, l'autre étant couvert.

Pour la déceler ou la rendre plus nette, et étudier les caractères des images, on place le malade dans une chambre noire
et on lui fait regarder une lumière, placée à quelques mètres,
d'abord avec chaque œil séparément, pour savoir s'il existe
de la diplopie monoculaire ; puis avec les deux yeux, après
en avoir couvert un avec un verre rouge : de cette façon une
diplopie binoculaire, même avec les deux images très rappro-
chées, apparaît plus nettement, une des images étant rouge
et l'autre blanche.

Nous ne nous occuperons pas ici de la *diplopie binoculaire*
qui sera étudiée plus loin, à propos des paralysies oculo-
motrices.

Dans la *diplopie monoculaire*, le trouble n'est généralement pas très sensible, le malade neutralisant la *fausse image*,
qui est plus faible.

Cette diplopie est produite par des lésions qui déterminent
des variations partielles de la réfraction oculaire : des lésions
cicatricielles de la cornée, des opacifications partielles du cristallin, ou la subluxation de cette lentille.

C. **Polyopie.** — C'est la vision simultanée de *plusieurs
images d'un objet.*

Le malade atteint de polyopie ne se plaint généralement
que d'un trouble de la vue qui le gêne plus ou moins, et c'est
en recherchant la nature de ce trouble par l'épreuve de la
lumière en chambre noire, qu'on trouve la polyopie ; une des

images est beaucoup plus nette que les autres, et celles-ci sont en partie neutralisées par le malade.

On constate ce trouble, d'abord dans certains cas de conjonctivites, où il est déterminé par des flocons muqueux déposés à la surface de la cornée ; il n'a alors aucune importance. — Le plus souvent il faudra en rechercher la cause dans un *vice de réfraction :* myopie, hypermétropie, et surtout astigmatisme irrégulier.

A défaut de ces causes, faciles à constater, un examen général pourra permettre de trouver des signes de *lésions nerveuses* d'origine *centrale*, dont l'interprétation méthodique fera admettre des *troubles d'innervation* intra-oculaire, produisant la contraction irrégulière du muscle ciliaire, et par suite des modifications partielles de la courbure du cristallin. — Enfin, en l'absence de symptômes caractéristiques de troubles fonctionnels ou de lésions nerveuses, il faudra penser à *l'hystérie*.

# LIVRE IV

# LES TROUBLES DE LA MOTILITÉ OCULAIRE

## CHAPITRE PREMIER

### LA VISION BINOCULAIRE. — LE STRABISME

**I. Vision binoculaire.** — A l'état normal, un objet situé dans le champ visuel de nos deux yeux donne, sur les rétines, deux images qui se fusionnent, parce qu'elles sont formées sur deux points symétriques de ces membranes : ces points symétriques s'appellent des *points correspondants* ou *identiques*. En particulier, un objet que nous regardons, se trouvant sur le prolongement des axes visuels, forme sur les maculas, pôles postérieurs des yeux, deux images nettes qui se fusionnent.

D'autre part, l'écartement des yeux fait voir d'une façon un peu différente par chaque œil les objets que nous regardons, et c'est la fusion de ces deux images différentes qui donne la *sensation de relief*.

La fusion des images rétiniennes d'un même objet constitue la *vision binoculaire*.

Cette fusion des images exige certaines conditions :

1° Il faut d'abord que *les axes visuels se croisent toujours au point de fixation*, celui-ci faisant alors son image sur les deux maculas ; de cette façon, les points symétriques ou correspondants des deux rétines concordent ;

2° Il faut aussi, pour la fusion binoculaire, que *les images rétiniennes* d'une même surface soient *de dimensions identiques ou à peu près égales ;* or, dans les anisométropies fortes, c'est-à-dire avec une grande différence de réfraction des deux yeux, la grandeur des images diffère sensiblement, et par suite la vision binoculaire manque souvent dans ces cas, l'image de l'œil le plus amétrope étant neutralisée. — De même, dans la correction totale d'une anisométropie forte, les verres employés donnent des images de dimensions différentes, qui ne peuvent pas fusionner ; c'est pourquoi il est souvent préférable, en présence de deux yeux amétropes, mais à des degrés très différents, d'employer pour les deux la correction du moins amétrope.

Revenons à la première condition nécessaire pour la vision binoculaire. A l'état normal, les axes visuels se croisent toujours au point de fixation ; en effet, quelle que soit la situation de ce point par rapport aux yeux, ceux-ci se placent toujours de façon à y faire croiser leurs axes visuels ; en d'autres termes, les mouvements des yeux sont des mouvements conjugués, qui entraînent les deux yeux ensemble, de façon à faire croiser leurs axes visuels au point de fixation.

Pour rechercher la vision binoculaire, on peut se servir d'un *stéréoscope,* dans lequel on fait voir deux lettres différentes qui, en se fusionnant, doivent en donner une troisième : par exemple F et L donnent E. — On peut se servir encore du *diploscope* de Rémy. — Mais un procédé simple et à la portée de tous est celui dit *de la lecture contrôlée :* on fait lire au sujet une page d'impression, en interposant entre le livre et le lecteur, et perpendiculairement à la direction des lignes, une règle de 1 à 2 cm. de largeur : s'il lit sans hésitation et sans déplacer la tête, c'est qu'il a la vision binoculaire, car si un des yeux ne concourt pas à la lecture, la règle cache certains mots et le patient ne peut les voir qu'en déplaçant la tête.

**II. Strabisme, Paralysie oculo-motrice et Diplopie.** — Lorsque les axes visuels ne se croisent pas au point de fixation, un œil est dévié par rapport à l'autre, et cette déviation prend le nom de *strabisme*. Dans ce cas, les images rétiniennes d'un objet qu'on regarde ne se forment pas en des points correspondants des deux rétines : ce- deux images ne fusionnent donc pas, et il y a *diplopie* binoculaire.

Donc, en principe, strabisme et diplopie devraient être inséparables. le strabisme entraînant la diplopie. Dans la réalité, il n'en est pas toujours ainsi, il peut y avoir strabisme sans diplopie; cela dépend de la nature de ce strabisme. lequel présente deux variétés bien distinctes : il peut être dû à une *paralysie* d'un ou de plusieurs muscles moteurs de l'œil, c'est alors le *strabisme paralytique ;* — une autre variété est due à un défaut de concordance, à une *rupture d'équilibre* dans l'action de ces mêmes muscles, sans qu'il y ait paralysie, c'est le *strabisme fonctionnel.*

En général, on réserve le nom de *strabisme* à ce dernier cas. décrivant les troubles qui se rapportent à l'autre sous la dénomination de *paralysies des muscles moteurs de l'œil.*

Disons tout de suite que, ce qui distingue ces deux états, c'est que, dans le strabisme proprement dit. ou *strabisme fonctionnel,* il n'y a pas de diplopie, et par contre la déviation strabique existe dans toutes les positions des yeux. mais *les mouvements ne sont pas limités ;* tandis que la *paralysie* est caractérisée par la *diplopie.* mais le strabisme n'y est pas toujours apparent. et il ne se montre souvent que dans certaines positions des yeux, lorsque le regard doit se porter dans le sens de l'action du muscle paralysé ; car. et c'est là une différence capitale, *les mouvements sont limités* dans ce sens.

**III. Strabisme.** — Nous étudierons sous ce nom le strabisme dit *fonctionnel.* Ainsi que nous l'avons déjà vu, le strabisme consiste dans une déviation d'un œil par rapport à

l'autre : les axes visuels ne se croisent pas au point de fixation ; par suite un seul œil fixe, tandis que l'autre est tourné
dans une autre direction, il est dévié : le sujet *louche*.


**A. Variétés.** — 1º Suivant *le sens* de la déviation strabique, on distingue d'abord les strabismes *à direction horizontale*, les plus fréquents, et les strabismes *à direction
verticale*, beaucoup plus rares ; ils se subdivisent à leur tour,
et l'on a ainsi les 4 variétés suivantes :

Strabisme divergent ou externe (déviation en dehors),
        —     convergent ou interne (déviation en dedans),
        —     sursumvergent ou supérieur (déviation en haut),
        —     deorsumvergent ou inférieur (déviation en bas) ;

2º On distingue encore diverses variétés de strabisme,
par rapport surtout *à son ancienneté :* il peut en effet être
d'abord *latent*, n'apparaissant que si on le recherche par des
épreuves ; —puis *intermittent*, ne se montrant qu'à l'occasion
de fatigues oculaires ; — puis *alternant*, la déviation portant
tantôt sur un œil, tantôt sur l'autre ; — à la longue, enfin, il
devient *fixe,* portant toujours sur le même côté.


**B. Diagnostic et mesure du strabisme.** — Il est en
général facile de constater l'existence du strabisme, et de
reconnaître l'œil dévié. Néanmoins, cette déviation n'est pas
toujours très apparente, surtout dans les débuts du strabisme.
D'autre part il n'y a pas de trouble de la vision ; à priori, il
devrait y avoir de la diplopie ; mais l'image que forme, sur la
rétine de l'œil dévié, un objet fixé par l'autre œil, est rapidement neutralisée, d'autant plus facilement d'ailleurs qu'il y a
en même temps un vice de réfraction (qui est souvent même la
cause du strabisme), et que l'acuité visuelle de l'œil dévié est
souvent inférieure à celle de l'autre. En outre, l'œil dévié ne
fixant pas et restant inutilisé, le cerveau fait bientôt abstrac-

tion des images faibles que reçoit cet œil et qui ne fusionnent
pas avec celles de l'autre.

Pour mettre le strabisme en évidence et mesurer la déviation strabique on peut employer différents procédés. Nous
indiquerons le plus simple, qui est suffisant pour permettre
de se rendre compte des modifications du strabisme.

On dit à l'observé de fixer un point en face de lui, et on
masque l'œil strabique, mais de façon à pouvoir l'observer : s'il
n'occupait pas sa position de déviation maxima, il se dévie alors :
on a ainsi la *déviation primaire*, c'est-à-dire la déviation de
l'œil strabique. Si maintenant on découvre complètement celui-
ci en masquant l'œil sain, et en demandant à l'observé de
continuer à fixer le même point, l'œil strabique se redresse
et fixe ce point, tandis que l'œil sain se dévie à son tour : c'est
la *déviation secondaire*.

On peut mesurer ces différentes déviations, soit en mar-

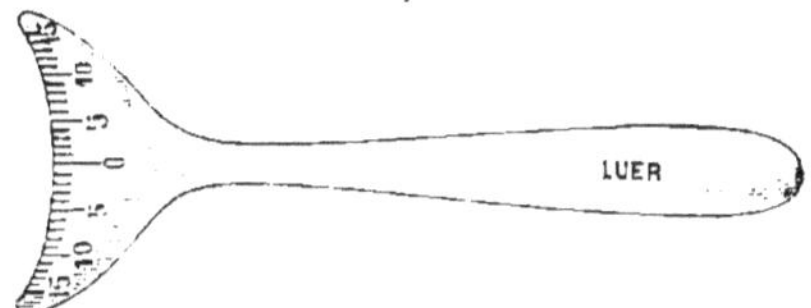


Fig. 91. — STRABOMÈTRE.

quant sur la paupière inférieure le point d'intersection d'une
ligne verticale tangente à un côté de la circonférence cornéenne, et dans les deux positions correspondant aux deux déviations que nous venons de voir ; — soit en se servant d'un
*strabomètre*, ou d'une monture de lunette spéciale, portant
des divisions à l'aide desquelles on repère chaque fois le
centre de la pupille ou le bord de la cornée.

On constate ainsi que dans le strabisme fonctionnel, qui nous
occupe, *la déviation secondaire est égale à la déviation
primaire*; les deux yeux ont toujours la même position res-

pective, quand l'un se déplace l'autre l'accompagne et se déplace d'un angle égal, d'où le nom de *strabisme concomitant ;* les mouvements d'excursion des deux yeux sont égaux, et seulement déplacés pour un œil.

Nous verrons qu'il n'en est pas de même dans la *paralysie* des muscles moteurs de l'œil, qui produit la diplopie, et à laquelle on donne à tort le nom de *strabisme paralytique.*

Le strabisme étant constaté, il faudra en rechercher la cause, qui est généralement un vice de réfraction. (Voir l'Etude clinique de la Myopie et de l'Hypermétropie, dans la 4e partie.)

# CHAPITRE II

## LES PARALYSIES DES MUSCLES MOTEURS DU GLOBE OCULAIRE. — DIPLOPIE

La *diplopie*, qui consiste à percevoir en même temps deux images d'un même objet, c'est-à-dire à *voir double*, est le symptôme qui caractérise les paralysies des muscles moteurs du globe. C'est, nous l'avons vu, une diplopie *binoculaire*, parce qu'elle nécessite l'usage des deux yeux, et elle disparaît quand on ferme un œil.

Avant d'étudier la paralysie des muscles moteurs de l'œil, rappelons quels sont ces muscles. D'après leur action, ils peuvent être divisés de la façon suivante :

*Muscles moteurs du globe oculaire.*

Adducteurs
- Adducteur pur : *droit interne.*
- Adducteur et surtout élévateur : *droit supérieur.*
- Adducteur et surtout abaisseur : *droit inférieur.*

Abducteurs
- Abducteur pur : *droit externe.*
- Abducteur et surtout élévateur : *petit oblique.*
- Abducteur et surtout abaisseur : *grand oblique.*

Les deux derniers, les muscles obliques, sont en réalité des muscles *rotateurs.*

**I. Diagnostic de la paralysie.** — Le diagnostic complet de la paralysie comportera, non seulement la recherche de la diplopie, mais le diagnostic du muscle atteint, et de l'œil auquel il appartient.

La paralysie se manifeste d'abord par des *symptômes subjectifs*, accusés par le malade, et qui permettent pour le moins de soupçonner la paralysie et la diplopie, et souvent même de les affirmer. Il y a encore l'*attitude du malade*, qui est caractéristique. Il y a enfin et surtout la recherche méthodique de la *diplopie* et l'étude de ses caractères, par un procédé qui permet de la mettre en évidence, et même de la déceler quand elle n'est pas sensible pour le malade.

A. — Le diagnostic de la paralysie oculo-motrice repose d'abord sur des **troubles visuels**; parfois le malade se plaint de voir les objets *doubles*, quand il regarde dans certaines directions; mais le plus souvent il accuse seulement un *trouble* de la vue, il ne distingue pas nettement les objets. D'ailleurs, lorsque la paralysie persiste, la diplopie a tendance à diminuer et le trouble finit même par disparaître; le malade arrive en effet peu à peu à faire abstraction de l'image vue par l'œil atteint, il la *neutralise*, et la diplopie ne se montre plus que si on emploie un procédé pour la déceler.

Ce trouble de la vision n'est pas seulement gênant, il entraîne parfois des malaises, maux de tête, vertiges; ces symptômes, lorsqu'ils sont intenses, peuvent être aussi l'indice d'une syphilis cérébrale, cause de la paralysie.

B. — Souvent on est mis sur la voie du diagnostic par l'**attitude du malade**, spéciale et caractéristique : dans certains cas, en effet, quand la diplopie est assez prononcée, le malade essaie de corriger, en partie du moins, son trouble visuel, par la position de la tête : il supplée ainsi, plus ou moins inconsciemment, à l'insuffisance ou au défaut d'action du muscle paralysé : ainsi, dans une paralysie du muscle élévateur (droit supérieur), il penchera la tête en arrière; dans une paralysie de l'abduction ou de l'adduction, il tournera la tête du côté paralysé; dans une paralysie de la rotation (muscles obliques) il inclinera la tête sur l'épaule, du côté de l'action abolie.

## II. Recherche de la diplopie et de ses caractères.

— Enfin pour le diagnostic complet de la diplopie et du muscle paralysé, on emploie un procédé qui permet de provoquer nettement l'apparition des deux images, et d'en étudier les caractères.

### A. Epreuve de la bougie et du verre rouge.

— On opère de préférence dans une chambre noire, avec une bougie et un verre rouge ; et si c'est possible on tracera, sur un des murs de la chambre ou sur un grand tableau, des lignes verticales et horizontales formant des carrés, de o m. 20 de côté par exemple.

On fait asseoir l'observé à 3 m. environ en face du mur choisi, en lui faisant autant que possible appuyer la tête pour qu'il reste bien immobile ; on lui fait tenir un verre rouge devant un œil, en lui recommandant de regarder avec les deux yeux, et de ne plus bouger la tête, le regard fixé devant lui. On tient alors la bougie allumée près du mur, à la hauteur des yeux du sujet, bien en face de lui, et on lui demande *combien* il voit de lumières ; puis, s'il en voit deux, *de quelle couleur* elles sont, et *comment elles sont situées* l'une par rapport à l'autre. On porte ensuite lentement la bougie vers la droite, en demandant au sujet d'indiquer, au fur et à mesure qu'on avance, *ce qu'il voit*, et, s'il aperçoit deux lumières, *ce qu'elles deviennent*, si elles se rapprochent ou si elles s'éloignent l'une de l'autre ; on procède de même à gauche, puis vers le haut et vers le bas, et obliquement en allant vers les angles.

On note les renseignements ainsi obtenus. Si l'on opère devant un mur ou un tableau divisés comme nous l'avons indiqué, on y reporte au fur et à mesure les indications données ; les renseignements sont ainsi plus précis, la distance des images pouvant être mesurée, et leur position indiquée exactement ; et cela permettra une comparaison plus facile entre deux examens d'un même malade, à des époques différentes.

On déduira des résultats obtenus l'existence ou non de la diplopie, et, si elle existe, le muscle paralysé ; on s'appuiera pour cela sur certaines notions qui ont été déterminées et que nous allons indiquer.

**B. Caractères de la diplopie.** — Dans la diplopie, la position respective des deux images varie suivant *le muscle paralysé*, et suivant la *situation de l'objet* dans le champ du regard. D'après ces principes on a distingué deux variétés de diplopie, et on a établi les règles qui régissent les relations entre le muscle paralysé et les positions respectives des images, suivant la situation de l'objet.

Mais d'abord on peut distinguer les images elles-mêmes d'après leurs *caractères propres;* elles n'ont pas la même netteté : la plus nette, celle qui est vue par l'œil sain, a reçu le nom d'*image vraie,* et l'autre celui de *fausse image,* bien que toutes les deux soient vraies ; mais la première se fait sur la macula, et l'autre sur un point de la périphérie de la rétine plus ou moins éloigné de la macula.

La diplopie est dite *homonyme* quand les images sont du même côté que l'œil qui les voit : le verre rouge étant sur l'œil droit il y aura une image rouge à droite, et une image blanche à gauche.

La diplopie est *croisée* quand les images sont du côté opposé à l'œil qui les voit: dans le cas précédent, il y aurait une image rouge à gauche.

RÈGLES. — 1º *La paralysie des abducteurs donne une diplopie homonyme;*

*La paralysie des adducteurs donne une diplopie croisée;*

2º *Les images s'écartent dans le sens de l'action du muscle paralysé :* à droite s'il porte l'œil à droite, à gauche s'il porte l'œil à gauche, en haut pour les élévateurs, en bas pour les abaisseurs ; et *l'image la plus éloignée du milieu cor-*

*respond à l'œil atteint*, pour les muscles à action verticale.

Appliquons donc ces règles au diagnostic du muscle paralysé :

1º Nous reportant à la division des muscles d'après leur action, nous déduirons de la 1<sup>re</sup> règle qu'une *diplopie homonyme* indique une paralysie d'un *droit externe* ou d'un *oblique*, muscles abducteurs, — et une *diplopie croisée*, une paralysie d'un *droit interne*, ou d'un *droit supérieur*, ou d'un *droit inférieur*, muscles adducteurs ;

2º La 2<sup>e</sup> règle nous permet ensuite d'établir les conclusions suivantes : a) *les images s'écartent à droite* dans la paralysie du *droit externe droit* et celle du *droit interne gauche*, muscles qui inclinent respectivement à droite l'œil droit et l'œil gauche ; mais nous savons que, dans le 1<sup>er</sup> cas (droit externe droit), il y a diplopie homonyme, et dans le 2<sup>e</sup> (droit interne gauche) diplopie croisée ;

b) *Les images s'écartent à gauche* dans la paralysie du *droit externe gauche* et celle du *droit interne droit*, muscles qui inclinent les yeux à gauche ; mais là encore dans le premier cas il y a diplopie homonyme, et dans le deuxième diplopie croisée :

c) *Les images s'écartent vers le haut* dans la paralysie des *droits supérieurs, droit* et *gauche*, et celle des *petits obliques*, muscles élévateurs ; mais pour les premiers, qui sont adducteurs, la diplopie est *croisée*, et pour les petits obliques, qui sont abducteurs, elle est *homonyme ;* d'autre part l'image la plus haute indiquera l'œil atteint ;

d) Enfin *les images s'écartent vers le bas* dans la paralysie des *droits inférieurs* et des *grands obliques ;* mais la diplopie est *croisée* dans le 1<sup>er</sup> cas (adducteurs) et *homonyme* dans le 2<sup>e</sup> (abducteurs) ; l'image la plus basse indique l'œil atteint ;

3º On pourrait tenir compte de l'inclinaison que prend l'image vue par l'œil atteint, dans la paralysie des élévateurs et des abaisseurs, surtout dans celle des obliques qui sont rotateurs.

Mais cette inclinaison est rarement interprétée d'une façon précise et même exacte par le malade, et les renseignements obtenus à ce sujet peuvent rarement servir. D'ailleurs les autres indications suffisent pour permettre le diagnostic du muscle paralysé.

Nous résumons dans le tableau ci-contre les éléments de ce diagnostic, d'après les règles que nous avons données.

Comme moyen mnémotechnique, pour la sémiologie de la diplopie homonyme ou croisée, on a indiqué les mots *croisade* et *abdomen :* diplopie croisée, adducteur (crois-ade), — abducteur, diplopie homonyme (abd-omen).

# PARALYSIES DES MUSCLES MOTEURS DU GLOBE OCULAIRE
## Caractères de la diplopie.

| | Écartement des images | | IMAGE LA PLUS | Muscle paralysé : |
|---|---|---|---|---|
| | DANS LE SENS | AUGMENTE | ÉLOIGNÉE DU MILIEU | |
| **Diplopie homonyme** *(M. abducteur)* | horizontal *(droit externe)* | vers la droite...... | .................... | *droit externe droit.* |
| | | vers la gauche..... | .................... | *droit externe gauche.* |
| | | | LA PLUS ÉLEVÉE : | |
| | vertical *(m. obliques)* | vers le haut *(petit oblique)* | à droite............. | *petit oblique droit.* |
| | | | à gauche........... | *petit oblique gauche.* |
| | | | LA PLUS BASSE : | |
| | | vers le bas *(grand oblique)* | à droite............. | *grand oblique droit.* |
| | | | à gauche........... | *grand oblique gauche.* |
| **Diplopie croisée** *(M. adducteur)* | horizontal *(droit interne)* | vers la droite...... | .................... | *droit interne gauche.* |
| | | vers la gauche..... | .................... | *droit interne droit.* |
| | | | LA PLUS ÉLEVÉE : | |
| | vertical *(droits supérieur et inférieur)* | vers le haut *(droit supérieur)* | à droite............. | *droit supérieur droit.* |
| | | | à gauche........... | *droit supérieur gauche.* |
| | | | LA PLUS BASSE : | |
| | | vers le bas *(droit inférieur)* | à droite............. | *droit inférieur droit.* |
| | | | à gauche........... | *droit inférieur gauche.* |

# LIVRE V

## LES TROUBLES DE LA SENSIBILITÉ GÉNÉRALE OU TROUBLES SENSITIFS

Les *troubles de la sensibilité générale*, ou *troubles sensitifs*, dans les affections oculaires, ont une réelle importance, soit parce qu'ils peuvent fournir des indications, parfois précieuses, au sujet des lésions existantes, soit parce qu'ils nécessitent souvent une thérapeutique spéciale, symptomatique, variable suivant leur nature et leur intensité.

Nous les distinguerons en 3 catégories, d'après leur siège : 1) les troubles sensitifs du globe ; 2) les douleurs orbitaires et péri-orbitaires, ou névralgiques ; 3) les troubles sensitifs des paupières.

I. **Troubles sensitifs du globe oculaire.** — Ils sont *spontanés*, — ou *provoqués :* par les mouvements de l'œil, par la pression, ou par la lumière.

A. *Troubles sensitifs spontanés.* — 1° Il peut y avoir des **troubles sensitifs légers**, localisés au globe et consistant en *démangeaisons*, sensation de corps étranger, de gravier, *cuisson légère.*

On les observe : dans les cas de *corps étrangers* de la conjonctive et de la cornée, minimes et superficiels ; dans l'*hyperémie* de la conjonctive, et les *conjonctivites* légères.

Une sensation de *tension*, pénible, se trouve dans l'*asthénopie* ou *fatigue oculaire*, due à un mauvais fonctionnement de la musculature interne de l'œil ou à un vice de réfraction, et cette sensation peut aller jusqu'à la brûlure s'il y a surmenage oculaire dans ces conditions défectueuses ;

2° Enfin il y a souvent de véritables **douleurs**, qui offrent des caractères particuliers suivant les affections qui les occasionnent.

*a)* Les douleurs oculaires sont *plus ou moins vives* dans les *conjonctivites* purulentes, les conjonctivites phlycténulaire et granuleuse, les corps étrangers et les brûlures de la conjonctive; — dans les *kératites, superficielles* surtout, les corps étrangers et brûlures de la cornée; les douleurs sont rares dans les kératites interstitielles; — elles existent avec une intensité variable dans l'*iritis*, — dans l'*irritation sympathique* où elles sont quelquefois très vives.

*b)* Les douleurs oculaires deviennent *gravatives*, s'accompagnent d'une tension très pénible, dans la *panophtalmie;* — et cette sensation de tension est aussi très accentuée dans le *glaucome* aigu, dans les accès prodromiques du glaucome, l'hypertension oculaire déterminant alors la compression des nerfs ciliaires entre la choroïde et la sclérotique inextensible, et provoquant des douleurs vives ; elles sont, au contraire, modérées dans le glaucome chronique.

Les choroïdites non suppuratives et les rétinites ne sont pas douloureuses; elles déterminent à peine une légère sensibilité et sont souvent complètement insensibles.

B. *Douleurs provoquées.*    I⁰ PAR LES MOUVEMENTS DE L'ŒIL. Les mouvements du globe provoquent de légères douleurs dans les conjonctivites ; elles sont plus vives avec les *corps étrangers* de la conjonctive. — Ces mouvements sont très douloureux dans la *sclérite,* parce que l'inflammation s'étend aux gaines et tendons musculaires; — de même ils exagèrent les douleurs dans la *ténonite*.

Non seulement les mouvements du globe, mais les *efforts*

*d'accommodation* sont douloureux, dans l'*iritis* et l'*irido-cyclite.*

2° DOULEURS A LA PRESSION. —La pression du globe éveille la douleur ou l'exagère dans la *sclérite* et l'*épisclérite*, et dans la *cyclite* (pression un peu en dehors du limbe sclérocornéen);

3° DOULEUR PROVOQUÉE PAR LA LUMIÈRE. — Le trouble sensitif de l'œil déterminé par la lumière a reçu le nom de **photophobie**. Elle est plus ou moins prononcée suivant les affections où elle s'observe, et aussi suivant l'état nerveux des malades;

*a)* La photophobie existe avec plus ou moins d'intensité, dans les *inflammations de la conjonctive ;* elle devient presque caractéristique dans la *conjonctivite phlycténulaire*, où elle détermine du blépharospasme, une véritable contracture des paupières qu'on parvient difficilement à écarter chez les jeunes enfants. Toutefois lorsque, dans les lésions impétigineuses de l'œil, il y a une photophobie très prononcée, c'est que la cornée est atteinte en même temps que la conjonctive, et il faut parfois l'examiner avec soin pour apercevoir la lésion cornéenne;

*b)* La photophobie existe en effet, à des degrés divers, dans toutes les *affections de la cornée :* peu marquée dans la kératite interstitielle, elle l'est davantage dans les *corps étrangers* et devient intense dans les *kératites* ulcéreuses, et épithéliales. Comme les douleurs spontanées, elle est souvent plus accusée dans les lésions superficielles que dans les ulcères profonds ;

*c)* On la trouve quelquefois dans l'*irritation sympathique,* où elle peut être un des principaux signes du début de cette affection. — Elle existe parfois aussi, mais légère, dans quelques affections des *membranes profondes*, par suite de la congestion rétinienne, — et dans l'*asthénopie* ou fatigue oculaire, si le surmenage de l'organe se prolonge.

Dans la *cataracte* il y a une fausse photophobie : le malade fuit la lumière et recherche la pénombre, marchant la tête baissée, parce qu'il y voit mieux à un faible éclairage (nyctalopie).

**II. Douleurs orbitaires et péri-orbitaires.** — Ce sont des douleurs névralgiques ou par irradiation.

Dans les *conjonctivites purulentes*, la douleur, très vive, s'irradie au front et jusque vers la nuque ; — il y a des céphalées violentes dans la *kératite neuro-paralytique ;* — dans l'*iritis*, les malades accusent des douleurs péri-orbitaires qui peuvent s'irradier à toute la surface du crâne jusqu'à la nuque ; elles s'exagèrent la nuit ainsi que dans la position horizontale.

Dans l'*irritation sympathique*, ce sont parfois des douleurs irradiées, très vives, qui marquent le début de l'inflammation sympathique.

Dans la *panophtalmie*, les douleurs sont vives et entraînent l'insomnie ; elles cessent quand le pus trouve une issue ; — le *phlegmon* de l'orbite et la *ténonite* provoquent des douleurs irradiées intenses ; dans la *thrombo-phlébite* orbitaire, elles sont surtout accusées dans la région de la tempe ; — dans l'*ostéo-périostite* ce sont des douleurs orbitaires spontanées, sourdes ou vives, augmentées par la pression.

Les accès de *glaucome* déterminent des douleurs névralgiques dans la sphère du trijumeau, nerf d'origine des nerfs ciliaires qui sont comprimés ; — le *zona ophtalmique* s'accompagne aussi de douleurs névralgiques. — Signalons enfin les céphalées parfois intenses de l'*asthénopie* oculaire.


**III. Troubles de la sensibilité des paupières.** — 1o Il y a du *prurit* dans l'érythéme palpébral, les blépharites et la phtiriase ; — de la démangeaison et une sensation de *cuisson* dans l'eczéma des paupières ;

Des *douleurs*, localisées dans l'orgelet, diffuses dans les cas de corps étrangers des paupières ;

Des douleurs très vives dans la dacryocystite aiguë ; — des douleurs également violentes dans le zona ophtalmique.

2º Dans cette dernière affection il y a en même temps anesthésie ou hypoesthésie *à la pression;* — au contraire, la pression des paupières est sensible dans les conjonctivites catarrhales et devient douloureuse dans les conjonctivites purulentes.

# TROISIÈME PARTIE
## LA THÉRAPEUTIQUE OCULAIRE

---

## LIVRE PREMIER
### LE TRAITEMENT GÉNÉRAL DANS LES MALADIES DES YEUX

Le traitement des maladies des yeux comprend le *traitement local* et le *traitement général*.

Nous ne dirons que quelques mots du traitement général des affections oculaires. Il doit presque toujours compléter le traitement local, et c'est même lui parfois qui doit occuper la première place dans les prescriptions du médecin.

En effet, les maladies de l'œil et de ses annexes ne sont souvent qu'une localisation ou une conséquence plus ou moins directe d'une affection générale, diathèse, infection, intoxication, etc. ; dans ce cas, c'est, avant tout, le traitement de l'affection causale qu'il faut instituer, et les lésions ou troubles oculaires ne pourront guérir ou s'améliorer qu'autant qu'on traitera leur cause. D'autres fois une affection oculaire aura une répercussion sur l'état général, et, en même temps qu'on soignera la maladie locale, il ne faudra pas négliger de traiter également les troubles généraux consécutifs.

Le *traitement général* comprendra les différentes *médications* indiquées pour les affections ou troubles fonctionnels qui seront la cause ou la conséquence de la maladie oculaire traitée.

En particulier, les lésions oculaires d'origine syphilitique étant fréquentes, et toujours sérieuses, on aura souvent l'occasion d'appliquer le traitement antisyphilitique : il devra être précoce et énergique, et, par conséquent, on aura recours de préférence aux injections mercurielles, très efficaces contre les lésions oculaires.

L'arséno-benzol pourra rendre aussi des services ; et tout en se montrant prudent, jusqu'à ce que la technique, les indications, et surtout les contre-indications de ce précieux médicament soient définitivement fixées, on ne devra pas être arrêté par la crainte d'accidents oculaires ; car ceux qu'on a attribués au « 6o6 » ne sont, le plus souvent, ainsi que l'a montré le D^r Coutela, que des accidents syphilitiques, qui sont survenus « malgré le traitement ».

Contre les lésions tuberculeuses, rhumatismales, etc., on appliquera de même le traitement général de ces diathèses.

Les lésions impétigineuses ou scrofuleuses des paupières, de la conjonctive et de la cornée nécessiteront le traitement anti-scrofuleux.

Souvent encore les lésions vasculaires et les troubles circulatoires sont sous la dépendance de l'artério-sclérose, ou d'un état cardiaque ou rénal qu'il faudra combattre.

Ces quelques exemples suffiront pour montrer l'importance que doit prendre le traitement général dans les affections oculaires, qui ne sont souvent, nous le répétons, qu'une manifestation ou une complication d'un état général, ou d'une affection d'un autre organe, ou d'un trouble d'une fonction de l'organisme.

D'autre part, il faudra toujours veiller à l'application des règles de l'*hygiène générale*, en même temps que de celles de l'*hygiène oculaire* ; les malades devront en particulier éviter ou combattre toutes les causes de fatigue oculaire, et se préserver contre les causes d'irritation ou d'infection des tissus de l'œil et des annexes, causes d'origine externe ou interne.

Enfin souvent on devra avoir recours à certaines médications générales pour combattre des troubles ou états locaux : les analgésiques seront utilisés contre les douleurs et migraines d'origine oculaire, les hypnotiques seront parfois indiqués ; les laxatifs feront une dérivation utile contre la congestion locale, etc.

En un mot, le traitement général, hygiénique et médicamenteux, sera presque toujours associé au traitement local.

# LIVRE II

# LE TRAITEMENT LOCAL DES MALADIES DES YEUX

## CHAPITRE PREMIER

### LES MÉDICAMENTS ET AGENTS PHYSIQUES USUELS

Les différents *produits médicamenteux* employés locale
ment dans la thérapeutique oculaire peuvent être divisés en
un certain nombre de groupes : les anesthésiques, les analgésiques locaux, les antiseptiques, les astringents, les caustiques, et les médicaments agissant sur la musculature interne
de l'œil : mydriatiques et myotiques. Nous n'étudierons que
les principaux produits de chaque groupe, ceux qui ont fait
leurs preuves, qui sont admis par tous, et qui peuvent être
couramment employés dans la pratique.

A l'étude de ces agents médicamenteux, nous joindrons
celle des *agents physiques* habituellement utilisés, et qui ne
nécessitent aucun outillage spécial, la chaleur et le froid.

## I. — LES ANESTHÉSIQUES LOCAUX

Dans ce groupe nous étudierons d'abord le principal anesthésique employé en oculistique, la *cocaïne*, puis nous dirons

quelques mots de ses succédanés, la *stovaïne* et la *novocaïne*.

1° **La Cocaïne**. — *Son action sur l'œil*. — *a*) Anesthésie. — L'instillation de quelques gouttes d'une solution, même
faible, de cocaïne, produit d'abord une impression immédiate
désagréable : le malade éprouve un picotement, de la cuisson
même, et il a en même temps une contraction spasmodique des
paupières; puis après quelques instants les paupières s'ouvrent
mais clignotent quelque temps encore, et il y a du larmoiement. Au bout de quelques minutes, ces phénomènes disparaissent, les paupières s'écartent largement et restent ou-
vertes.

L'anesthésie est alors obtenue, et elle intéresse la cornée et
la conjonctive bulbaire et palpébrale. Elle est absolue sur un
œil sain, mais elle est atténuée et peut même être nulle quand
il y a une forte hyperémie conjonctivale. Elle diminue au bout
de 15 à 20 minutes pour disparaître assez rapidement. Avec
une solution chaude, l'anesthésie serait plus rapide, plus profonde et plus durable.

L'iris participe à l'anesthésie par la cocaïne, mais elle y est
moins profonde que dans les membranes externes.

*b*) Mydriase. — A cette action anesthésique de la cocaïne
s'en ajoute une autre sur la musculature de l'iris : 10 à 20 minutes après l'instillation, il se produit une dilatation de la
pupille, qui atteint bientôt son maximum et qui persiste pendant plusieurs heures; elle diminue ensuite et disparaît après
un temps variable, de 12 à 14 heures au plus. Cette dilatation est moins étendue que celle produite par l'atropine, et que
nous étudierons plus loin.

L'accommodation est conservée et simplement diminuée.

La cocaïne ne paraît avoir aucune action sur le tonus oculaire.

*c*) Irritation. — A côté des effets physiologiques produits par les solutions de cocaïne, il faut citer leur action irritative sur les tissus : elles déterminent souvent, en effet, une *desquamation de la cornée*, et cette membrane devient terne ; c'est là un inconvénient qu'il faut connaître.

*Mode d'emploi.* — *a*) On utilise généralement les *solutions aqueuses* de cocaïne, de 1 à 4 p. 100, dans l'eau distillée, qu'on emploie en instillations.

*b*) D'après Scrini, les *solutions huileuses* auraient l'avantage de supprimer les phénomènes réflexes, le blépharospasme en particulier, qui peut avoir des inconvénients sérieux en certains cas de plaies ou ulcères cornéens ; d'autre part, ces solutions ne détermineraient pas d'altérations de la cornée ; enfin leur action serait plus rapide, plus profonde et plus longue. En voici la formule :

> Cocaïne pure...................... 0 gr. 20
> Huile d'olive stérilisée............. 10 gr.

(Cette solution doit être préparée à chaud.)

*c*) La cocaïne peut être ajoutée à un certain nombre de *pommades*, pour annuler l'action douloureuse d'autres produits.

*Indications.* — *a*) *Interventions chirurgicales.* — Comme en chirurgie générale, la cocaïne est utilisée avec le plus grand profit dans la plupart des interventions sur les membranes externes de l'œil, dans l'opération de la cataracte, etc.

*b*) *Indications médicales.* — Les instillations de cocaïne trouvent leur emploi dans les conjonctivites, les kératites, l'iritis, soit pour son action isolée, soit pour faciliter l'usage d'autres médicaments dont l'application est douloureuse.

*c*) *Contre-indications.* — En dehors de l'inconvénient, peu important d'ailleurs, de l'action irritative de la cocaïne sur la cornée, il est prudent de se méfier de ce médicament dans les cas d'hypertonie intra-oculaire.

## 2° Les succédanés de la cocaïne : stovaïne et

**novocaïne**. — Si, en chirurgie générale, la cocaïne est avantageusement remplacée par ses succédanés récemment introduits dans la thérapeutique, il n'en est pas de même en oculistique, où elle conserve encore le premier rang.

La **stovaïne** peut être employée en instillations (solution aqueuse à 1 p. 25), mais elle provoque les mêmes phénomènes réflexes que la cocaïne, ses instillations sont même plus douloureuses, et leur effet est moins complet et moins durable ; en outre elle offre l'inconvénient d'être vaso-dilatatrice. — Son seul avantage est d'être moins toxique, ce qui n'est guère appréciable avec les doses auxquelles on emploie les anesthésiques en instillations.

La **novocaïne** est encore moins toxique ; elle peut remplacer la cocaïne pour les instillations, mais sans grand avantage, et il faut savoir que ses combinaisons avec l'adrénaline auraient des effets fâcheux sur les tissus de l'œil.

## II. — LES ANALGÉSIQUES LOCAUX

Nous n'étudierons dans cette classe que la *dionine*.

**Dionine**. — *Action*. — La dionine, ou chlorhydrate d'éthylmorphine, possède, outre une action générale *sédative* et *hypnotique*, un pouvoir *analgésique* local : elle ne supprime pas la sensibilité, comme la cocaïne, mais la douleur.

Appliquée en poudre, ou instillée en solution concentrée dans le cul-de-sac conjonctival, elle détermine une sensation de cuisson bientôt suivie d'analgésie, et en même temps elle provoque une hyperémie intense, du larmoiement et une exsudation séreuse, ou chémosis.

C'est un vaso-dilatateur puissant, qui produit une suractivité des phénomènes de sécrétion et d'excrétion oculaires ; il favorise par suite activement la résorption des exsudats et infiltrations de nature diverse.

Cette action est encore augmentée par l'application consécutive de la chaleur ; elle varie d'ailleurs suivant l'état local et l'état général des malades, étant surtout marquée chez ceux qui présentent des troubles circulatoires ; en outre, plus la réaction produite est vive, plus l'action thérapeutique est intense.

La dionine fait disparaître momentanément les douleurs les plus violentes. L'analgésie ainsi produite dure de 2 à 3 heures.

*Mode d'emploi.* — On emploie le plus souvent les *solutions aqueuses* (2 à 10 p. 100), où la dionine peut être associée à d'autres substances actives.

On fait une instillation quotidienne suivie de l'application d'une compresse chaude.

On se sert encore de *pommades* et même de *poudre* en nature, appliquée directement dans le cul-de-sac conjonctival inférieur.

*Indications.* — La dionine est indiquée dans toutes les affections douloureuses où la cocaïne est insuffisante : le glaucome, les iritis irido-cyclites ; les ulcères, infiltrations et abcès de la cornée : toutes les affections du segment antérieur déterminant une réaction vive.

Contre-indications. — Par suite de son action vaso-dilatatrice, la dionine est contre-indiquée dans les conjonctivites ; il faudra même s'en abstenir dans les plaies pénétrantes de l'œil.

Enfin son action étant variable suivant les individus, il est prudent de toujours commencer par des solutions faibles.


### III. — LES ANTISEPTIQUES


Les principaux antiseptiques employés en thérapeutique oculaire sont d'abord les mercuriaux : bichlorure, oxycyanure, cyanure, biiodure, protochlorure et bioxyde de mercure ; puis l'acide borique, l'iodoforme, le bleu de méthylène, le permanganate de potasse, l'eau oxygénée, la résorcine et la teinture d'iode.

Nous étudierons d'abord les antiseptiques employés en solutions, puis ceux qui sont utilisés en pommades ou en poudre.

**1° Bichlorure, cyanure, oxycyanure et biiodure de mercure.** — On emploie le *bichlorure de mercure* en solution à 1 p. 5.000 ; mais les solutions de ce sel, même diluées, sont irritantes pour l'œil, et même caustiques ; aussi est-il préférable de le remplacer par d'autres sels de mercure qui n'ont pas les mêmes inconvénients, étant beaucoup mieux tolérés, le **cyanure** ou l'*oxycyanure*, à 1 p. 5.000, et le **biiodure** à 1 p. 10.000.

Ces solutions sont employées en *irrigations* et *lotions ;* elles exercent une action antiseptique et détersive.

*Indications.* — Elles sont indiquées pour réaliser l'*asepsie* de l'œil dans les traumatismes et dans les infections, en particulier dans les blépharites, les conjonctivites et les kératites ulcéreuses.

**2° Acide borique.** — On emploie la *poudre* d'acide borique, et surtout l'*eau boriquée* à 30 ou 40 p. 1.000, en irrigations et lotions, comme détersif et antiseptique léger.

*Indications.* — L'eau boriquée est employée dans les blépharites, les conjonctivites et les kératites.

L'acide borique en poudre finement pulvérisée sert pour le massage de la conjonctive palpébrale, dans la conjonctivite granuleuse.

**3° Bleu de méthylène.** — C'est un très bon *antiseptique*, qui offre le double avantage, d'une part, d'être très diffusible et de pénétrer profondément dans les tissus malades, et d'autre part de se fixer de préférence sur les tissus excoriés ; en outre c'est un puissant *sédatif*.

On l'emploie en *solution* de 1 à 10 p. 1000, pour instillations, 2 à 3 fois par jour. Les solutions doivent être conservées dans des flacons colorés ; elles s'altèrent assez vite.

*Indications.* — Les instillations de bleu de méthylène peuvent être employées dans les kératites, surtout ulcéreuses, et les plaies de la cornée ; elles seraient utiles comme moyen prophylactique des complications oculaires de la variole.

4° **Permanganate de potasse.** — On emploie la solution à 1 p. 4.000 en irrigations, dans la conjonctivite granuleuse et les conjonctivites purulentes, surtout gonococciques.

5° **Iodoforme.** — On l'utilise en *pommades*, à la dose de 1 à 5 p. 100 :

<pre>
Iodoforme..............    0 gr. 10 à 0 gr. 50
Vaseline neutre........    10 gr.
</pre>

Il est préférable de dissoudre préalablement l'iodoforme dans une petite quantité d'éther que l'on fait évaporer ensuite.

*Indications.* — Les plaies et ulcères de la cornée.

6° **Calomel.** — Le calomel ou protochlorure de mercure s'emploie en *poudre* ou sous forme de *pommade* à 1 p. 100 :

<pre>
Calomel.......................    0 gr. 10
Vaseline neutre...............    10 gr.
</pre>

*Indications.* — Le calomel en *poudre* est employé avec massage contre les taies de la cornée. — Sous formes de *pommade*, il sert en applications contre la blépharite ciliaire, la conjonctivite granuleuse, les kératites phlycténulaire et interstielle, et les taies de la cornée.

7° **Bioxyde de mercure.** — Le bioxyde de mercure, ou *oxyde jaune*, ou *précipité jaune*, s'emploie en pommade à 1 p. 100 :

Oxyde jaune.....................    0 gr. 05
Vaseline neutre ................    5 gr.

On recommande généralement de ne pas prescrire de pommades mercurielles quand le malade prend de l'iodure de potassium, celui-ci, s'éliminant en partie par les larmes, pourrait produire, avec le mercure, en présence du chlorure de sodium des larmes, un iodure double de Hg. et de K. caustisque et susceptible de déterminer des escharres de la conjonctive et de la cornée.

*Indications.* — On fait des applications quotidiennes de pommade à l'oxyde jaune contre la blépharite croûteuse, l'orgelet à répétition, la conjonctivite granuleuse, la conjonctivite phlycténulaire ou impétigineuse.

8° **Résorcine.** — Cet antiseptique, souvent employé dans la thérapeutique des maladies cutanées, est également utilisé en oculistique sous forme de pommades composées. avec l'oxyde de zinc. Voici la formule de l'Hôtel-Dieu :

Résorcine.....................    0 gr. 10
Oxyde de zinc.................    1 gr.
Vaseline......................   10 gr.

*Indications.* — L'eczéma des paupières et la blépharite eczémateuse.

## IV. — LES ASTRINGENTS

Ce sont des *excitants* et des *vaso-constricteurs*, qui diminuent les sécrétions pathologiques. Ils sont très utiles, mais doivent être employés avec prudence, car ils deviennent facilement irritants et caustiques et ne sont pas sans inconvénients pour les tissus délicats de l'œil.

Les principaux sont le *sulfate de zinc*, l'*oxyde de zinc* et l'*alun*.

1º **Sulfate de zinc**. — *Mode d'emploi*. — On l'emploie en *solutions aqueuses :* soit en solutions *étendues* (1 p. 500 à 1 p. 300), dont on fait des lotions 2 ou 3 fois par jour, — soit en *collyres* à 1 p. 100 dont on instille 2 à 3 gouttes par jour.. —On peut prescrire enfin des *compresses* imbibées de solution à 1 p. 100.

Les instillations de sulfate de zinc peuvent être précédées d'une instillation de cocaïne, ou bien faites avec une solution où entre de l'eau de laurier-cerise :

| | |
|---|---|
| Sulfate de zinc......... | 0 gr. 10 à 0 gr. 20 |
| Eau de laurier-cerise... | 0 gr. 25 à 0 gr. 50 |
| Eau distillée........... | 10 gr. |

*Indications*. — Les lotions et instillations de sulfate de zinc sont utiles dans les conjonctivites catarrhales subaiguës, dans les conjonctivites aiguës muco-purulentes ou purulentes, après la période aiguë ; enfin elles peuvent rendre des services dans les conjonctivites catarrhales chroniques.

2º **Oxyde de zinc**. — L'oxyde de zinc, en pommade à 5 à 10 p. 100, avec ou sans résorcine, ou acide borique, ou ichtyol, s'emploie dans les blépharites eczémateuses et le zona ophtalmique.

3º **Alun**. — On utilise l'alun en *crayons* ou en *collyre* à 1 p. 100, pour badigeonner la conjonctive palpébrale dans les conjonctivites granuleuse et folliculaire.

### V. — LES CAUSTIQUES

Nous étudierons le *nitrate d'argent*, ses succédanés : *protargol* et *collargol*, et le *sulfate de cuivre*.

1º **Nitrate d'argent**. — *Action*. — C'est un caustique

et en même temps un agent bactéricide, à l'égard des microbes de la suppuration, mais surtout du gonocoque.

Appliqué en solution dans une conjonctivite purulente, il exagère d'abord les phénomènes congestifs et détermine une vive irritation, avec production d'escarre si la solution est concentrée et appliquée directement sur la muqueuse; bientôt les phénomènes inflammatoires s'amendent, l'escarre tombe, et il se produit finalement une amélioration sensible de tous les symptômes.

*Mode d'emploi.* — On se sert de *collyres*, de 1 p. 200 à 1 p. 5o, en badigeonnages de la muqueuse ou en instillations. Quand on emploie le badigeonnage, on peut neutraliser l'excès de caustique par un lavage à l'eau salée.

*Indications.* — Le nitrate d'argent, remède spécifique des conjonctivites gonococciques, rend également de grands services dans toutes les conjonctivites purulentes d'autre origine.

2° **Succédanés du nitrate d'argent : A. Protargol.** — C'est un caustique moins énergique, mais aussi moins irritant que le nitrate d'argent, et déterminant une réaction beaucoup moins vive; en outre, il ne précipite pas en présence des albumines, et il pénètre plus profondément les tissus.

On l'emploie en *collyre* (de 2 à 5 p. 100), dont on instille 2 gouttes 2 fois par jour. On ne doit se servir que de solutions fraîches, conservées à l'abri de la lumière.

Il est surtout *indiqué* dans les conjonctivites catarrhales et les dacryocystites, et comme prophylactique de la conjonctivite gonococcique.

B. **Collargol.** — Il s'emploie avantageusement, en *pommade* à 15 p. 100, dans les inflammations des paupières, et en *solution* à 5 p. 100 (dont on instille 2 à 3 gouttes par jour), dans les conjonctivites, catarrhales et purulentes, et les kératites suppurées.

**C. Sulfate de cuivre.** — On emploie les *crayons* ou le *glycérolé* à 1 ou 2 p. 100, contre les granulations du trachome.

***Inconvénients des caustiques.*** — Il faut bien savoir que les *collyres caustiques* ne sont pas sans inconvénients ; ils déterminent de l'irritation et de la douleur, et produisent des escarres, et il est difficile de mesurer leur action. Pour supprimer ou au moins atténuer la douleur, il est souvent utile de faire précéder leur application d'une instillation de cocaïne.

## VI. — **LES MYDRIATIQUES**

On appelle ainsi les médicaments qui produisent la mydriase, c'est-à-dire la dilatation de la pupille.

Le plus fréquemment employé est l'*atropine* ; nous dirons également quelques mots de ses principaux succédanés, l'*homatropine,* et la *scopolamine,* ainsi que de la *cocaine* comme mydriatique.

1° **Atropine.** — *Action.* — L'atropine *fait dilater la pupille,* et *paralyse l'accommodation.* Elle agit probablement en paralysant les fibres du nerf moteur-oculaire-commun qui innervent le sphincter irien et le muscle ciliaire, et peut-être aussi en excitant le grand sympathique, qui innerve les fibres musculaires dilatatrices de l'iris, car la mydriase produite par l'atropine est plus accentuée que celle qui est due à la simple paralysie du moteur-oculaire-commun.

L'action mydriatique de l'atropine, en solution même très étendue, instillée dans l'œil, se fait sentir au bout de 15 à 20 minutes, et atteint son effet maximum en une à 2 heures ; la mydriase persiste 3 à 4 jours, puis décroît et disparaît **vers** le 8e jour.

L'atropine agit à des doses infinitésimales. L'ésérine fait disparaître, mais seulement pour un moment, la mydriase atropinique.

L'atropine enfin est un *vaso-constricteur*, et elle exerce par suite une action antiphlogistique.

**Inconvénients.** — Les actions produites par l'atropine sur l'iris et le muscle ciliaire entraînent indirectement des effets qu'il faut bien connaître. D'abord la rétraction de l'iris détermine l'obstruction de l'angle de filtration, c'est-à-dire de la principale voie d'excrétion des liquides intra-oculaires, et il en résulte une *augmentation de la tension oculaire*, qui se produit à la longue, mais quelquefois aussi dès le début de l'emploi du médicament.

D'autre part l'atropine, en paralysant l'accommodation, *trouble la vue* des hypermétropes, et celle des emmétropes pour la vision de près, indépendamment du trouble produit par la dilatation de la pupille (impossibilité de limiter la quantité de lumière qui traverse le diaphragme irien, et par suite éblouissement dans certains cas).

Signalons enfin les ACCIDENTS que peuvent produire les instillations d'atropine : il y a d'abord les accidents généraux, véritables phénomènes d'*intoxication :* sécheresse de la gorge, enrouement, vertiges, délire, etc. ; — et les accidents locaux : phénomènes d'*irritation* du côté de l'œil et de ses annexes, et en particulier la conjonctivite atropinique.

**Mode d'emploi.** — On se sert du *sulfate*, ou mieux du *salicylate d'atropine*, qui est plus stable, en *collyres* aqueux pour instillations, et en *pommades* à 0,5 ou 1 p. 100 au maximum. Nous indiquerons plus loin, à propos de la technique des instillations, les précautions à prendre pour prévenir les accidents d'intoxication dus à l'atropine.

**Indications.** — *a)* Les instillations d'atropine sont parfois utiles pour faciliter *l'examen ophtalmoscopique* du fond de l'œil ; de même on est quelquefois obligé d'y avoir recours *pour mesurer la réfraction*, surtout chez les enfants, et, d'une façon générale, chaque fois qu'on ne peut pas obtenir naturellement le relâchement de l'accommodation nécessaire pour mesurer la réfraction exacte.

*b*) L'atropine est indiquée dans les *iritis*, comme antiphlogistique, et pour prévenir la formation des synéchies, ou détruire celles qui ont commencé à se former. — On utilise encore ses propriétés antiphlogistiques dans les *kératites*, superficielles et interstitielles ; on l'emploie également dans les *ulcères* de la cornée, pour prévenir la synéchie antérieure.

*c*) L'action de la *pommade* est plus durable que celle des instillations, et elle peut agir là où le collyre se montre insuffisant : dans la kératite interstitielle le collyre est sans effet, tandis qu'on obtient la dilatation de la pupille par la pommade à o,4 p. 100. Dans l'iritis très douloureuse, on emploie une pommade mixte, avec o gr. 01 à 0,02 de chlorhydrate de morphine p. 10 :

| | |
|---|---|
| Sulfate neutre d'atropine | 0 gr.05 |
| Chlorhydrate de morphine | 0,01 à 0,02 |
| Vaseline neutre | 10 gr. |

*d*) Il faut se méfier de l'atropine en cas d'*hypertension*, et ne jamais oublier de mesurer le tonus oculaire avant de l'employer, surtout chez les gens âgés, et quand on renouvelle ses applications ; en particulier dans l'iritis, il est indispensable de s'assurer, chaque fois, de l'état de la tension intra-oculaire ; à la moindre hypertension, cesser l'emploi de l'atropine, ou même lui substituer un myotique.

2° **Homatropine.** — C'est un mydriatique, qui diffère de l'atropine par son action plus rapide, mais plus faible et plus courte : elle cesse en général au bout de 24 heures. Elle agit peu sur l'accommodation.

Ces caractères rendent l'homatropine utile surtout quand il

s'agit d'obtenir une mydriase rapide et passagère ; on pourra donc s'en servir pour les *examens ophtalmoscopiques*. Elle sera moins efficace que l'atropine pour paralyser l'accommodation dans l'examen de la réfraction.

On emploie une solution aqueuse à 1 p. 100.

3° **Scopolamine**. — C'est un mydriatique dont l'action est énergique, rapide et durable : elle agit en 8 à 10 minutes, et son action persiste 5 à 6 jours.

D'autre part, elle est *antiphlogistique*, comme l'atropine, mais n'a pas, comme celle-ci, d'action irritante sur la conjonctive, et ne provoque pas de phénomènes d'intoxication ; elle n'aurait même pas, pour certains auteurs, l'inconvénient de déterminer de l'hypertonie.

On emploie une solution aqueuse à 0 gr. 20 p. 100.

La scopolamine a les mêmes indications que l'atropine, et elle agirait même dans des cas où celle-ci serait sans effet.

4° **Cocaïne**. — Nous avons déjà indiqué l'action de la cocaïne sur la pupille qu'elle dilate : cette action est rapide, passagère, mais moins énergique que celle de l'atropine. La cocaïne n'agit pas, ou agit peu sur l'accommodation.

Elle est utile pour les *examens ophtalmoscopiques*.

## VII. — LES MYOTIQUES

Ce sont les médicaments qui servent à produire le rétrécissement de la pupille, ou myosis.

Nous n'en citerons que deux : l'*éserine* et son succédané, la *pilocarpine*.

1° **Esérine**. — *Action*. — L'instillation d'une solution d'éserine détermine rapidement, au bout de 5 à 10 minutes, le *rétrécissement de la pupille ;* l'effet maximum est atteint en 3o à 4o minutes ; puis après quelques heures le myosis diminue, et il disparaît au bout de 5 à 6 heures.

L'ésérine produit en même temps du *spasme de l'accommodation*, et enfin elle *abaisserait la tension* intra-oculaire.

En augmentant et maintenant les points de contact de la face postérieure de l'iris avec la cristalloïde antérieure, elle favoriserait, dans l'iritis, la formation des synéchies postérieures.

*Indications*. — L'ésérine est indiquée dans le *glaucome* aigu et chronique, et chaque fois qu'il y a de l'hypertonie. — On peut en faire alterner l'emploi avec celui de l'atropine, dans l'*iritis*, pour combattre les synéchies.

Elle peut également être utile dans les *ulcères perforants* de la cornée, quand la perforation est imminente et qu'il faut prévenir la hernie de l'iris.

*Mode d'emploi*. — On emploie de préférence le *salicylate d'ésérine*, en *collyres aqueux* pour instillations, ou en *pommades*, à la dose de 0,20 à 1 p. 100 au maximum. Les solutions s'altèrent rapidement et se colorent en rose puis en rouge; elles sont alors irritantes. Les solutions fraîches elles-mêmes provoquent de l'injection vasculaire de la conjonctive.

D'après Scrini, les *solutions huileuses* ne sont pas irritantes et ne s'altèrent pas ; les instillations doivent être faites plusieurs fois par jour ; voici la formule de ces solutions :

Esérine...................... 0 gr. 40
Huile d'olive stérilisée.......... 10 gr.

Il faut faire dissoudre l'ésérine dans un peu d'éther, puis faire le mélange de cette solution avec l'huile et chauffer à 45° au bain-marie, jusqu'à évaporation de l'éther.

2° **Pilocarpine**. — Elle a la même action, quoique moins énergique, que l'ésérine ; mais elle est moins irritante que celle-ci.

Elle a les mêmes *indications* que l'ésérine.

On emploie le *nitrate de pilocarpine*, en solution aqueuse ou huileuse à 2 p. 100, et de la même façon que les collyres à l'ésérine.

On peut utiliser avec avantage un collyre mixte :

| | |
|---|---|
| Nitrate de pilocarpine......... | 0 gr.10 à 0 gr.20 |
| Salicylate d'ésérine........... | 0 gr.02 à 0 gr.03 |
| Eau distillée................ | 10 gr. |

## VIII. — LES AGENTS PHYSIQUES USUELS

1° **La chaleur humide**. — Dans le traitement local des affections oculaires. on utilise couramment et avec avantages la *chaleur humide*, sous forme d'irrigations ou de lotions chaudes, de cataplasmes, de compresses et pansements humides, et de douches.

**Action**. — La chaleur humide est un *vaso-dilatateur* puissant qui stimule les échanges nutritifs ; elle est *antiphlogistique* et a un pouvoir sédatif considérable. Elle agit sur la marche de l'inflammation en activant la diapédèse et la phagocytose. et en favorisant la résorption des produits inflammatoires.

**Indications**. — On peut conclure de ses effets que la chaleur humide est indiquée dans les *affections inflammatoires à évolution lente*, avec infiltrations et exsudations qui se résorbent difficilement, et dans les *affections atoniques* où la nutrition des tissus est ralentie.

On y aura recours. sans préjudice de l'emploi des agents médicamenteux (et même parfois pour favoriser l'action de ceux-ci), dans les *conjonctivites* catarrhales, purulentes. granuleuses. à la période aiguë, et surtout dans la conjonctivite phlycténulaire ; — dans les *kératites*, où elle favorise la vascularisation réparatrice. dans les ulcères à hypopion. — Elle diminue souvent la douleur des conjonctivites, mais surtout celle des kératites et des iritis, qui est généralement très vive.

Dans les *iritis* la chaleur est très utile. On l'emploiera encore dans les *blépharites* généralisées, avec tuméfaction marginale, et contre les orgelets.

2° **Le froid humide.** — *Action.* — Le froid, obtenu par des compresses humides évaporantes; fraîches ou froides, a une action énergique sur les tissus de l'œil; il resserre les capillaires et par suite *ralentit la nutrition* et *restreint* la *diapédèse ;* il en résulte une diminution des exsudats et un dégonflement des tissus enflammés; et par la *décongestion* qu'il produit, le froid entraîne une *diminution de la douleur.*

*Indications.* — L'application du froid sur les yeux est donc indiquée pour combattre *l'irritation et la douleur* et *prévenir la suppuration ;* on en cessera d'ailleurs l'emploi dès qu'il ne produira plus de soulagement, car alors il pourrait devenir nuisible.

Il est *contre-indiqué* quand il y a de la *suppuration*, ou chez les personnes *affaiblies*, anémiées, dont les tissus souffrent déjà d'une nutrition défectueuse, et présentent une vitalité amoindrie : le froid y formerait facilement des escharres.

Les principales affections dans lesquelles on peut tirer avantage de l'application du froid sont les *conjonctivites catarrhales* aiguës, les conjonctivites purulentes au début, avec œdème des paupières et chémosis; les *brûlures* dans la période inflammatoire, et les *traumatismes* de l'œil et de ses annexes.

# CHAPITRE II

## LES MÉDICATIONS LOCALES
### PROCÉDÉS D'APPLICATION DES MÉDICAMENTS
### ET AGENTS PHYSIQUES

Avant de parler des médications locales employées dans le traitement des affections de l'œil et de ses annexes, nous devons indiquer, une fois pour toutes, la nécessité absolue qu'il y a d'apporter toujours, dans l'application de ces médications, le plus grand souci de l'*asepsie*, tant en ce qui concerne les mains de l'opérateur que le matériel et les produits médicamenteux dont il se sert. La moindre faute d'asepsie peut être dangereuse, elle peut même être la cause des plus grands désastres ; il faut bien savoir, en effet, que l'infection des membranes et des milieux de l'œil, très facile à l'état normal, l'est surtout quand il y a déjà une irritation locale, et plus encore quand il existe une altération des couches superficielles, en particulier pour la cornée ; et cette infection, quand elle s'étend, devient extrêmement redoutable par sa propagation possible à la loge postérieure de l'orbite et de là aux méninges et aux sinus craniens.

I. **Irrigations et lotions.** —Les **irrigations** ou grands lavages de l'œil se pratiquent avec un *appareil laveur ;* celui-ci peut être un appareil à suspension, en verre, avec tuyau en caoutchouc, ou un bock laveur, ou un simple récipient en verre, avec caoutchouc formant siphon. On y adapte une *canule* simple, ordinaire, en verre, à extrémité fine, ou un *releveur creux* s'introduisant sous les paupières et faisant fonction de canule, par exemple le releveur-injecteur du Dʳ Lagrange.

On peut remplacer les laveurs avec tube en caoutchouc par un *ballon* en verre à 2 tubulures, dont l'une, à ouverture plus large, sert pour introduire le liquide et pour l'entrée de l'air, et dont l'autre, recourbée et fine, sert pour l'écoulement du liquide entre les paupières.

Les lotions se font plus simplement, au moyen de tampons

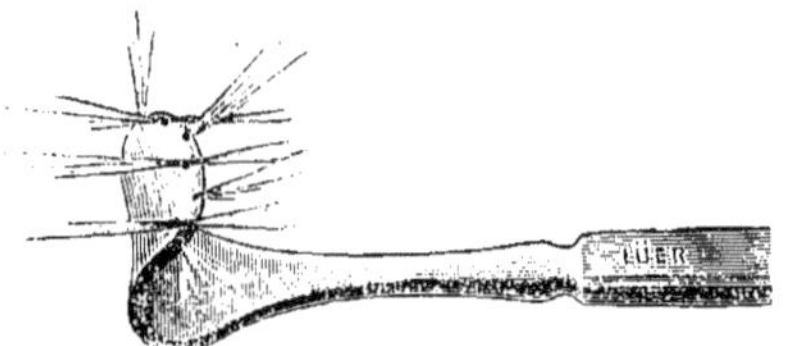


Fig. 92. — Releveur-injecteur du Dʳ Lagrange.

d'ouate, imbibés de liquide, qu'on exprime au-dessus de l'œil.

Technique. — Pour procéder à un lavage, irrigation ou lotion, on renverse en arrière la tête du malade s'il est assis ; la position couchée est d'ailleurs préférable ; on place, quand on le peut, des écarteurs ou un blépharostat pour écarter les paupières, sinon on les écarte avec les doigts ; il faut aussi, dans le premier cas, avoir soin de les soulever afin que le liquide pénètre bien dans les culs-de-sac.

Quand on se sert d'instruments pour écarter les paupières et les soulever, il faut bien veiller, en les introduisant, à ne pas toucher la cornée ; la moindre érosion serait en effet une porte d'entrée à l'infection, et à la kératite.

On fait couler le liquide dans l'angle interne de l'œil, et il s'écoule dans un bassin réniforme qu'on a placé sous l'oreille du même côté. Il sera utile parfois, surtout quand on n'emploiera pas les écarteurs irrigateurs, de retourner la paupière supérieure pour bien nettoyer la conjonctive palpébrale.

On emploie comme LIQUIDE de *l'eau bouillie* ou une *solution faiblement antiseptique,* en ayant soin de n'employer qu'un liquide non caustique ; une des solutions les plus fréquemment employées est le cyanure de mercure à 1 p. 5000.

Si l'on veut simplement nettoyer la conjonctive et ses culs-de-sac, les débarrasser des produits de sécrétion, et réaliser l'asepsie de l'œil, ou même une action prophylactique, on se sert d'une solution antiseptique *tiède,* et non froide.

Si au contraire on veut surtout utiliser l'action de la chaleur, on prendra de l'eau bouillie ou une solution faiblement antiseptique, mais à la température de 45° environ.

## II. Instillations de collyres. — Les *collyres* doivent être aseptiques et conservés dans des flacons également aseptiques, et de faible contenance, de façon à ce qu'on renouvelle fréquemment la solution.

MATÉRIEL. — On peut se servir, pour les instillations, d'un *compte-gouttes* qu'on stérilise dans l'eau bouillante ou à l'autoclave, et qui sera maintenu à l'abri des poussières, dans un tube ou une éprouvette aseptiques et bouchés. Mais il est préférable de verser les collyres dans des *flacons* dont le bouchon, en verre, se prolonge à la partie inférieure par un compte-gouttes qui plonge dans le liquide; ces flacons valent mieux que les flacons compte-gouttes ordinaires dont le liquide passe sur les bords et peut entraîner des poussières. On fabrique encore de petits *ballons* à deux tubulures, pour éviter même l'ouverture du récipient une fois que le liquide y est introduit (fig. 93 et 94).

Pour maintenir les *collyres aseptiques,* certains oculistes recommandent d'y ajouter des antiseptiques, et en particulier du formol à 1 p. 1.000 ou 1 p. 2.000.

TECHNIQUE. — Pour faire une instillation, on renverse d'abord la tête du malade en arrière, et on abaisse la paupière inférieure en engageant le malade à regarder en haut ; on peut alors faire tomber les gouttes du liquide à instiller dans l'angle interne de l'œil, en faisant pencher la tête en dehors, et au besoin en comprimant même avec un doigt le sac lacrymal. Mais pour certains collyres, et en particulier l'atropine, il faut instiller le liquide dans l'angle externe, pour éviter plus sûre-

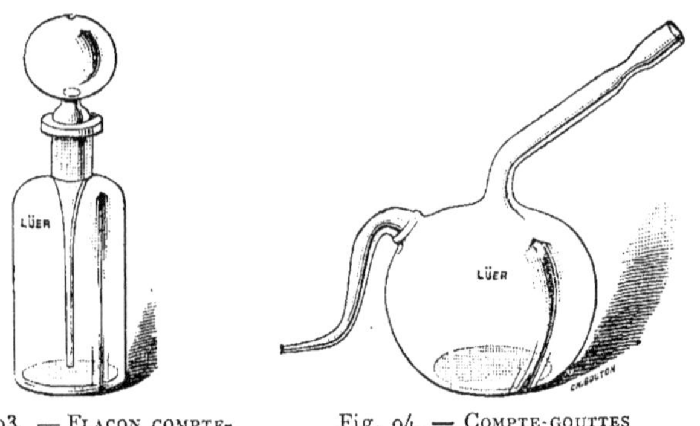


Fig. 93. — Flacon compte-
gouttes

Fig. 94. — Compte-gouttes
du Dr Morax.

ment son passage par les voies lacrymales, qui peut entraîner les accidents dont nous avons parlé.

Quand on instille un mydriatique pour un examen ophtal-moscopique, il faut laisser le malade dans un endroit sombre jusqu'à ce que le collyre ait produit son effet.

Les irrigations chaudes préalables facilitent l'imprégnation de la muqueuse par les collyres, et favorisent leur action. En outre cette action est augmentée, pour certains collyres, par l'application consécutive de compresses chaudes.

III. **Cautérisations chimiques**. — Les cautérisa-tions chimiques de la conjonctive, utiles surtout dans la *con-jonctivite purulente* et la conjonctivite *granuleuse*, peuvent

être pratiquées soit avec une *solution* du médicament caustique, soit avec un *crayon* de la même substance.

Quel que soit le procédé employé, il faut d'abord nettoyer
la muqueuse et les culs-de-sac par un lavage ; puis on **fait**
une instillation de cocaïne ; on retourne ensuite les paupières
qu'on maintient dans cette position (voir : Examen de la conjonctive), et on *badigeonne* toute l'étendue de la muqueuse
palpébrale, avec le crayon, ou avec une petite lamelle de coton
enroulée à l'extrémité d'un stylet ou d'une baguette de verre,
et trempée dans la solution, puis exprimée en partie sur le bord
du récipient. Enfin, si c'est le nitrate d'argent qu'on a utilisé,
on peut, pour préserver la cornée, neutraliser l'excès de caustique par une irrigation d'eau bouillie ou salée.

Il ne faut *renouveler* une cautérisation que lorsque l'escarre produite par la précédente est tombée, sinon on risquerait de provoquer des phénomènes inflammatoires violents.

Quand on n'a besoin que d'une *cautérisation faible*, on se
contente, au lieu de faire un badigeonnage, d'*instiller* quelques gouttes de solution caustique, et cette instillation peut
d'ailleurs être faite également après le badigeonnage.

Quand on emploie les *crayons*, il faut veiller à ce qu'ils ne
servent qu'à un malade, car ils peuvent devenir des agents de
propagation de graves affections. Il vaut mieux d'ailleurs reje-
ter les crayons, dont l'action est irrégulière et difficile à limiter
et à mesurer, et qui amènent en certains endroits des escarres
profondes.


**IV. Cautérisation ignée**. — Elle est employée pour
produire une révulsion, pour détruire des tissus nécrosés et
pour limiter l'extension d'un processus ulcératif.

On utilise, pour pratiquer la cautérisation ignée, le thermo-
cautère, le galvano-cautère, ou simplement un crochet à strabisme rougi, ou même un stylet.

Quand on se sert du thermo-cautère, on prend des pointes

fines spéciales pour les yeux, et il faut avoir soin de ne chauffer qu'au rouge, pour éviter l'effet nuisible du rayonnement sur les tissus voisins.

On pratique la cautérisation ignée surtout contre les *ulcères serpigineux*, et il est nécessaire d'empiéter sur les parties voisines qui sont infiltrées; cette cautérisation est également utile dans les *ulcères atoniques*.

Quand on cautérise ainsi la cornée, il faut procéder avec rapidité et délicatesse pour éviter de perforer la membrane.

## V. Applications de poudres et de pommades.

— On se sert rarement de *poudres* médicamenteuses en nature dans la thérapeutique locale des maladies des yeux; elles ne sont guère utiles que pour les taies de la cornée, et leur emploi est alors généralement accompagné du *massage*, dont nous parlerons plus loin.

Dans la préparation des *pommades*, les médicaments solides doivent être très finement pulvérisés, et il est bon de le recommander sur l'ordonnance; elles sont irritantes, en effet, si le produit présente des grumeaux. Il est indispensable aussi que la vaseline employée soit bien neutre et stérilisée.

Les pommades sont appliquées dans les affections du bord libre des paupières (*blépharites*) ou dans les affections de la *conjonctive* et surtout de la *cornée*.

Quand on veut appliquer une pommade sur le *bord des paupières*, il est nécessaire de bien le nettoyer au préalable, et de détacher les croûtes qui le recouvrent et agglutinent les cils, et qui empêcheraient le contact et l'action de la pommade. — On en met généralement gros comme un grain de chénevis ou comme un petit pois, et le plus souvent il suffit d'une application quotidienne, faite le soir.

Quand on veut agir sur la *conjonctive* ou sur la *cornée*, on introduit gros comme un petit pois de la pommade dans le cul-de-sac conjonctival inférieur, on ferme les paupières, et on dit au malade de tourner l'œil dans tous les sens, pour répartir la pommade.

**VI. Massage médicamenteux**. — On le pratique soit contre une affection conjonctivale, soit contre une taie de la cornée.

1" *Massage de la conjonctive*. — On l'utilise dans la *conjonctivite granuleuse*. — On instille d'abord quelques gouttes de solution anesthésique à la cocaïne, puis on retourne la paupière supérieure comme il a été déjà expliqué, et on la fixe avec le pouce ; on prend alors une boulette de coton, fortement saupoudrée d'acide borique, pur ou mélangé à l'iodoforme (parties égales) ou au sulfate de cuivre (1 partie de sulfate de cuivre pour 10 d'acide borique), et on frotte énergiquement la paupière jusqu'à ce qu'elle saigne ; on fait ensuite un lavage des culs-de-sac avec la solution de cyanure de Hg. — Cette petite opération peut être renouvelée tous les jours ou tous les 2 ou 3 jours, suivant les cas.

2° *Massage de la cornée*. — On l'emploie contre les *taies anciennes superficielles*. — Là encore on instille d'abord quelques gouttes de cocaïne ; on projette ensuite de la poudre de calomel sur l'œil, les paupières étant écartées, ou bien on introduit gros comme un petit pois de pommade au calomel ou à l'iodoforme dans le cul-de-sac inférieur, et on pratique des frictions légères sur la cornée au travers de la paupière supérieure, pendant quelques minutes.

Ce massage médicamenteux agit à la fois mécaniquement et chimiquement.

**VII. Brossage**. — Plus énergique est le *brossage*, employé surtout contre la *conjonctivite granuleuse* à granulations volumineuses, ou quand la conjonctive est fortement infiltrée et épaissie.

Comme il est très douloureux on le pratique sous l'*anesthé-*

*sie générale.*— Il est quelquefois nécessaire en outre d'agrandir la fente palpébrale d'un coup de ciseau donné à l'angle externe.

Voici comment on pratique le brossage : on saisit d'abord la paupière supérieure entre les mors d'une pince, sans trop serrer, et on la retourne en l'enroulant, de façon à faire saillir le cul-de-sac ; on pratique alors, avec un bistouri ou un scarificateur spécial, des *scarifications* longitudinales, parallèles au bord palpébral, et intéressant l'épaisseur de la muqueuse ; puis, avec une *brosse à dents* à crins durs, trempée dans une solution de bichlorure de Hg. à 1 p. 5oo, on *brosse* énergiquement toute la surface de la conjonctive palpébrale sans détruire les lambeaux intermédiaires aux lignes de scarifications ; on recommence plusieurs fois ce brossage, en trempant chaque fois la brosse dans la solution antiseptique. On traite ainsi chaque paupière successivement. On applique ensuite sur les yeux des *compresses humides froides*, pour atténuer la réaction qui suit le brossage.

On renouvelle les pansements humides les jours suivants, en

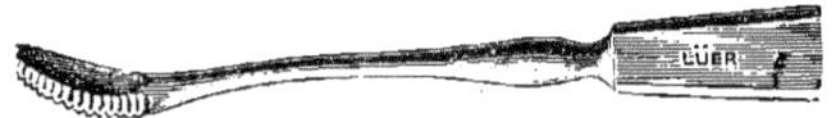

Fig. 95. — Herse-curette du Dr Lagrange.

ayant soin de faire des lavages pour prévenir la formation du symblépharon.

On peut remplacer la brosse par une *curette* tranchante ou la *herse-curette* du Dr Lagrange, très commode à cause de sa forme spéciale.

## VIII. Compresses humides. Douches. — Les *compresses humides* sont formées par plusieurs compresses de gaze superposées, ou des galettes de coton hydrophile.

Elles agissent différemment suivant qu'elles sont employées *chaudes* ou *froides ;* nous ne reviendrons pas sur cette question, qui a été traitée plus haut, à propos de l'action de la *cha-*

*leur* et du *froid*. — Elles peuvent aussi être *médicamenteuses*.

Les *compresses froides* sont trempées dans l'eau bouillie, à la température de la chambre, ou plus ou moins refroidie par de la glace ; elles sont maintenues sur l'œil par une simple bande en tissu léger, de façon à ce que l'évaporation s'opère facilement, amenant ainsi un refroidissement ; de temps en temps on les humecte sur l'œil en exprimant au-dessus un tampon imbibé de l'eau dont on se sert ; il vaut mieux agir ainsi que de les enlever pour les retremper dans l'eau.

Les *compresses chaudes* sont trempées dans de l'eau bouillie, à 45° environ, et non pas, comme on le dit quelquefois, la plus chaude qu'on peut supporter ; elles sont recouvertes par une lamelle de ouate et une toile imperméable, pour en maintenir la température ; on renouvelle ces compresses toutes les 5 minutes.

Les compresses chaudes peuvent être remplacées par le populaire *cataplasme*, préparé aseptiquement.

Les compresses humides doivent être appliquées plusieurs fois par jour, pendant une durée variable de 15 minutes à 1 heure.

Il est bon d'enduire les paupières de vaseline pour prévenir les effets irritants des compresses humides, chaudes ou froides, sur la peau.

Les *douches locales* constituent un moyen très efficace d'utilisation de la chaleur ; elles se donnent à l'aide de vaporisateurs spéciaux comportant une tige horizontale mobile pour appuyer le front. On prescrit une douche de 15 minutes tous les jours ou tous les deux jours (fig. 96).

**IX. Modes de protection : Bandages.**— Un grand nombre d'affections oculaires nécessitent la protection de l'œil contre les causes d'irritation externes (poussières, lumière vive, etc.), ou pour éviter le danger de contamination d'un œil à l'autre. On emploie dans ce but soit des bandages, soit des verres protecteurs.

Il y a deux espèces de *bandages*, dont les indications res-

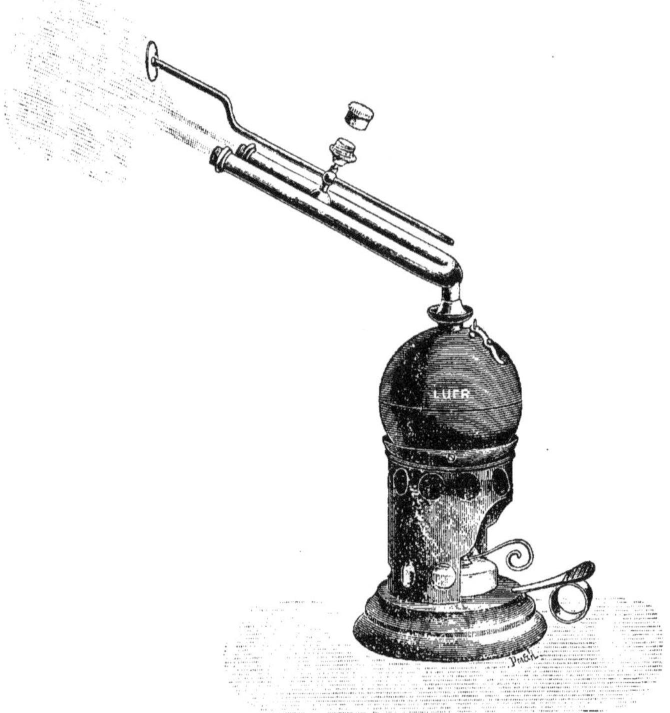

Fig. 96. — Vaporisateur de Laurenzo.

pectives sont très nettes, le *bandage occlusif* et le *bandage flottant*.

1° Le *bandage occlusif* doit être formé par un *bandeau* souple non compressif ; s'il y a un peu d'hypersécrétion, il est bon d'interposer entre l'œil et le bandeau une mince rondelle de coton absorbant, surtout du côté de l'angle interne de l'œil.

Ce bandeau ne doit jamais être employé dans les conjonctivites à sécrétion muco-purulente ou purulente, parce qu'il empêche l'écoulement de cette sécrétion, ni dans les kératites, parce qu'il détermine la compression de la cornée par la paupière qui se contracte violemment, et augmente l'irritation de cette membrane.

2° Le *bandeau flottant* est formé par une compresse simple ou double, fixée sur le front par une bande souple, et tombant librement devant l'œil ; elle doit avoir une largeur suffisante pour couvrir largement l'œil.

Le bandeau flottant est indiqué dans les conjonctivites et les kératites.

3° Les bandeaux peuvent être remplacés par des *lunettes protectrices* à verres colorés, forme coquille, ou même munis sur leur pourtour d'une garniture opaque, en étoffe remplaçable ou en ébonite, remplissant parfaitement l'aire de l'orbite, et isolant l'œil.

**X. Pansements.** — Les pansements de l'œil ont pour but de réaliser et de maintenir l'asepsie de l'organe et de la région.

Il faut d'abord nettoyer les paupières et le bord ciliaire, avec un tampon de coton imbibé de la solution de cyanure de Hg à 1 p. 5.000 ou même plus forte ; puis on fait une irrigation ou une lotion de la conjonctive avec cette solution à 1 p. 5.000, on applique ensuite sur les paupières fermées une lamelle de gaze aseptique, et par-dessus celle-ci une rondelle de ouate hydrophile ; on fixe le tout par une bande souple de crêpe ou de flanelle.

Quand on veut faire un *pansement compressif* (pour un emphysème des paupières, un hématome ou un œdème, en dehors de toute inflammation avec sécrétion), il faut, après avoir appliqué la lamelle de gaze sur les paupières, placer une petite boulette de coton dans l'angle interne, et ensuite la ou les rondelles de coton recouvrant l'œil. La compression, qui s'exerce avec les bandes souples, doit toujours être suffisamment élastique.

# QUATRIÈME PARTIE

## LES PRINCIPALES AFFECTIONS DE L'ŒIL ET ANOMALIES DE LA RÉFRACTION

### DIAGNOSTIC ET TRAITEMENT

---

## CHAPITRE PREMIER

### LES CONJONCTIVITES

#### HYPERÉMIE CONJONCTIVALE CHRONIQUE OU CATARRHE SEC DE LA CONJONCTIVE

C'est une *hyperémie inflammatoire simple;* elle consiste en une injection vasculaire de la conjonctive, sans sécrétion anormale, ou avec légère hypersécrétion.

**Symptômes.** — 1° *Symptômes subjectifs :* démangeaisons, sensation de gravier, photophobie légère, quelquefois larmoiement;

2° *Signes objectifs :* rougeur de la conjonctive, surtout marquée vers les angles; plus tard aspect velouté de la conjonctive palpébrale vers les culs-de-sac.

**Etiologie.** — Causes d'irritation externes (corps étrangers, poussières, etc.), ou réflexes (troubles visuels, blépharite, affection des voies lacrymales, etc.) (V. page 32.)

Traitement. — *a*) Traiter la cause ;

*b*) Verres protecteurs ;

*c*) Compresses froides le matin. — Instillations quotidiennes de sulfate de zinc, ou pommade à l'oxyde jaune ;

*d*) Si les paupières sont collées le matin, les enduire le soir de pommade à l'oxyde de zinc.


## CONJONCTIVITES CATARRHALES MUQUEUSES
## OU MUCO-PURULENTES

**Symptômes.** — 1° *Symptômes subjectifs :* variables suivant l'intensité de l'inflammation : démangeaisons, cuissons, sensation de corps étrangers ; sensibilité des paupières ; douleurs oculaires et péri-orbitaires ; photophobie.

2° *Signes objectifs :* injection vasculaire conjonctivale plus ou moins intense, parfois chémosis léger ; hypersécrétion avec filaments blanchâtres, ou sécrétion muco-purulente plus ou moins abondante ; paupières collées au réveil, avec agglutination des cils par la sécrétion desséchée ; quelquefois légère infiltration des paupières. (V. pages 21 et 33.)

*Complications cornéennes :* infiltration superficielle ou petit ulcère (ulcère catarrhal).

*Durée* moyenne de la conjonctivite aiguë, 15 à 20 jours.

**Traitement.** — 1° **Conjonctivite subaiguë**, à sécrétion muqueuse, avec filaments :

*a*) Lotions antiseptiques, 2 ou 3 fois par jour, avec la solution de cyanure de Hg ou une autre solution légèrement antiseptique ;

*b*) Instillations quotidiennes de sulfate de zinc à 1 ou 2 p. 100 ;

*c*) Verres protecteurs, ou bandeau flottant, mais jamais de bandeau occlusif.

2° **Conjonctivite aiguë**, avec sécrétion muco-purulente :

*a*) Irrigation antiseptique tous les jours ou tous les 2 jours, le matin, suivie de :

*b*) Instillation de nitrate d'argent à 2 p. 100, ou, en cas d'inflammation intense, badigeonnage de la conjonctive palpébrale au nitrate d'argent à 0,5o ou 1 p. 100 ;

*c*) Lotions antiseptiques fréquentes dans la journée, puis essuyer les bords des paupières avec un tampon sec.

Si la réaction inflammatoire est vive, et qu'il n'y ait pas d'infiltration cornéenne, compresses humides froides 1 ou 2 fois par jour;

*d*) Le soir, enduire le bord des paupières d'une pommade à l'oxyde de zinc ;

*e*) *Après la période aiguë*, et quand la sécrétion a changé d'aspect, remplacer le nitrate d'argent par des instillations de sulfate de zinc.


## CONJONCTIVITE PURULENTE GONOCOCCIQUE
## OU BLENNORRAGIQUE

**Symptômes.** — 1ʳᵉ *période*, INFILTRATION : dure quelques jours ; — gonflement et rougeur des paupières qui restent fermées, blépharospasme ; — rougeur et infiltration de la conjonctive, chémosis ; — écoulement d'un liquide sanieux ; — vives douleurs ; adénite pré-auriculaire.

2ᵉ *période*, PYORRHÉE : dure 10 à 20 jours ; — écoulement purulent fusant entre les paupières, qui se dégonflent et s'écartent peu à peu ; — la conjonctive s'affaisse.

3ᵉ *période*, BLENNORRHÉE CHRONIQUE : dure 2 mois à 2 mois et demi ; — rougeur, épaississement et aspect villeux de la conjonctive, surtout de la conjonctive palpébrale.

**Complications.** — Lésions de la cornée: infiltration superficielle, abcès, ulcération, perforation pouvant amener la panophtalmie.

**Traitement.** — 1ᵒ TRAITEMENT PROPHYLACTIQUE : *a*) *Chez* *l'adulte*, prévenir la propagation par contact des doigts ou d'objets souillés de pus blennorragique ;

*b) Chez l'enfant :* antisepsie rigoureuse du vagin avant l'accouchement ; aussitôt après la naissance, instillation de nitrate d'argent à 1 p. 200, ou de protargol à 2 p. 100.

2° TRAITEMENT CURATIF. — *1re période :* compresses humides froides et même glacées, plusieurs fois par jour ; — sangsues ; — grandes irrigations au permanganate de potasse à 1 p. 3.000. — Préserver l'œil sain par un bandeau occlusif.

On peut débrider les paupières en incisant la commissure externe, quand le gonflement ne permet pas de les écarter.

*2e période :* a) 2 fois par jour, badigeonnage de la conjonctive palpébrale au nitrate d'argent, ou instillation de collyre au nitrate d'argent à 2 p. 100. S'il y a des lésions cornéennes, remplacer le nitrate d'argent par des instillations répétées de protargol (plusieurs fois par jour) ;

*b)* Grandes irrigations au permanganate de potasse.

Nettoyer fréquemment les paupières avec du coton imbibé de solution antiseptique.

*3e période :* Instillations de nitrate d'argent à 1 p. 100, 1 fois par jour.— Irrigations ; — réduire peu à peu les instillations.

3° COMPLICATIONS CORNÉENNES. — *a).* Dès que la cornée est atteinte, éviter que le nitrate d'argent l'atteigne ; employer alors le crayon, et neutraliser ensuite l'excès de caustique à l'eau salée ; ou mieux remplacer le nitrate d'argent par du protargol ;

*b)* Pommade à l'iodoforme à 2 ou 3 p. 100. — Instillation de myotique (ésérine ou pilocarpine) ;

*c)* Dès que la suppuration cornéenne s'annonce, remplacer les compresses froides par des compresses chaudes.

Ne pas oublier le *traitement général.*

## CONJONCTIVITE PHLYCTÉNULAIRE
## OU IMPÉTIGINEUSE

Affection fréquente chez les enfants débiles, anémiés, scrofuleux ; ils présentent généralement en même temps d'autres lésions d'eczéma ou d'impétigo, ou des adénites.

**Symptômes.** — Petite *phlyctène* rouge, siégeant sur la conjonctive bulbaire ou sur la cornée, et à laquelle aboutit un faisceau vasculaire ; elle s'aplatit et est remplacée par une petite ulcération grisâtre qui disparaît sans laisser de traces. Il y en a quelquefois plusieurs qui peuvent siéger sur le pourtour du limbe. — Parfois sécrétion muco-purulente.

*Symptômes subjectifs :* variables, généralement très prononcés, surtout quand la cornée est atteinte : larmoiement, photophobie intense, pouvant entraîner du blépharospasme.

*Évolution* généralement rapide, mais récidives fréquentes.

**Pronostic.** — Affection le plus souvent bénigne ; mais certaines formes sont graves.

*Complications cornéennes* possibles : ulcération perforante avec ses conséquences ; — parfois formation d'un pannus scrofuleux.

**Traitement.** — *Traitement général* antiscrofuleux.

*Traitement local :* a) Irrigations tièdes ;

b) Pommade au calomel, ou à l'oxyde jaune, ou à l'iodoforme ;

c) Instillations d'atropine ; — contre la photophobie, instillations de cocaïne ;

d) Compresses humides chaudes ;

e) Bandeau flottant ou verres protecteurs.


## CONJONCTIVITE GRANULEUSE OU TRACHOME

Affection contagieuse, généralement chronique, avec lésions

siégeant surtout sur la face conjonctivale de la paupière supérieure et au niveau du cul-de-sac.

**Symptômes.** — 1° Période aiguë ou *stade inflammatoire:* Au début hyperémie conjonctivale, épaississement de la conjonctive palpébrale ; — œdème de la paupière supérieure, qui est tombante; — sécrétion muco-purulente.

Phénomènes subjectifs d'irritation : gêne, sensation de brûlure, douleurs, photophobie.

2° Période d'état : Les lésions anatomiques s'établissent nettement (v. page 40) ; — les phénomènes de réaction inflammatoire s'atténuent et disparaissent; — la sécrétion diminue et se transforme.

*a)* Sur la conjonctive tarsienne : hypertrophie des papilles, sous la forme de proliférations saillantes, rouges ;

*b)* Au niveau du cul-de-sac : petites *granulations* d'un gris rosé, transparentes, saillantes, quelques-unes sur la conjonctive tarsienne ;

*c)* Quand l'affection est déjà ancienne, traînées grisâtres, cicatricielles, sur la conjonctive tarsienne (fig. 13 et 14, p. 40).

La paupière supérieure est généralement tombante, et parfois il y a un véritable ptosis.

3° Période de cicatrisation : A la longue, les bandes cicatricielles se réunissent et la conjonctive tarsienne est grisâtre, lisse, sèche, rétractée, surtout au niveau du cul-de-sac.

**Complications.** — Du côté de la *cornée :* quelques semaines après le début de l'affection apparaît un *pannus* vasculaire (v. pages 55 et 67) pouvant se compliquer lui-même d'ulcères généralement superficiels ; quand il guérit, il laisse une taie.

Du côté de la *conjonctive palpébrale :* sécheresse et atrophie de la muqueuse (*xérosis*); rétraction cicatricielle pouvant entraîner du symblépharon et de l'entropion.

**Evolution:** lente; alternatives d'amélioration et d'aggravation; exacerbation en été, atténuation en hiver. L'affection peut s'arrêter à la 1ʳᵉ période.

**Diagnostic**. — (V. page 42.)

**Etiologie**. — La conjonctivite granuleuse est due à une infection, favorisée par les mauvaises conditions hygiéniques, un état général défectueux, surtout le lymphatisme ; par les causes d'irritation, et certains climats chauds.

**Traitement**. — *a*) Contre les *phénomènes inflammatoires* de la période aiguë : lavages au cyanure de Hg, — instillations de nitrate d'argent, — compresses humides froides.

*b*) Contre les *lésions hypertrophiques* : cautérisations au sulfate de cuivre (crayon, ou glycérolé à 1 p. 100), cautérisations quotidiennes d'abord, puis espacées suivant l'évolution des lésions (v. page 352). — Si le sulfate de cuivre n'est pas toléré, ou s'il y a des lésions cornéennes, le remplacer par l'alun en crayons ou en collyre.

Si les lésions traînent en longueur, pratiquer le *massage* ou le *brossage* de la conjonctive. (V. page 355.)

*c*) Traiter l'état général ; — prescrire des verres protecteurs.

*d*) Prendre les précautions nécessaires pour éviter la contagion.


## CONJONCTIVITE FOLLICULAIRE

**Symptômes**. — 1º *Forme aiguë*, rare : hyperémie conjonctivale, hypertrophie des papilles de la conjonctive palpébrale inférieure, — hypersécrétion.

Symptômes subjectifs : démangeaison, cuisson.

2º *Forme chronique*, habituelle : symptômes subjectifs nuls.

Légère hyperémie conjonctivale ; — granulations ou *follicules* en plusieurs rangées le long du cul-de-sac inférieur. (V. pages 39 et 42.)

**Evolution** lente ; les follicules disparaissent sans laisser de traces ; rechutes fréquentes. — Affection bénigne.

Etiologie. — Affection de l'enfance, favorisée par un mauvais état général, et pouvant être déterminée par des causes d'irritation extérieures ou un vice de réfraction.

Traitement. — *a*) Traiter l'état général et la cause ; — verres protecteurs.

*b*) Lavages à l'eau blanche diluée.

Attouchements au crayon d'alun.


## CONJONCTIVITE PRINTANIÈRE
## OU CATARRHE PRINTANIER

Inflammation chronique, bénigne, de la conjonctive, que l'on constate principalement chez les enfants et les jeunes gens ; elle apparaît surtout ou s'exagère au printemps et en été, s'atténuant ou disparaissant l'hiver.

Symptômes. — 1° *Symptômes objectifs :* sur la conjonctive tarsienne, et surtout à la paupière supérieure, *végétations* aplaties, en forme de pavage, de teinte rosée ; — le reste de la conjonctive palpébrale a une coloration claire, laiteuse·

Sur la conjonctive bulbaire, il y a fréquemment, surtout près du limbe, et au niveau du diamètre horizontal, de petites végétations grisâtres, légèrement saillantes, pouvant former un bourrelet autour de la cornée ; — hyperémie conjonctivale. (V. page 41.)

2° *Symptômes subjectifs :* sensation de gêne, picotement, photophobie légère, un peu de larmoiement.

Traitement. — Il n'y a pas de traitement local efficace.

Verres colorés, — compresses humides froides.

Traiter l'état général.


## CONJONCTIVITE DIPHTÉRIQUE

Affection de la première enfance, rare ensuite.

Deux formes : forme légère, *superficielle* (ancienne « forme croupale »), et forme profonde, *interstitielle*, grave (ancienne forme « diphtérique »).

**Symptômes**. — 1° Phénomènes inflammatoires plus ou moins violents ; — infiltration des paupières, gonflées et *dures ;* — écoulement d'un liquide sanieux. — Symptômes généraux graves dans la forme interstitielle ;

2° *Fausse-membrane :* superficielle dans la forme légère, très adhérente dans la forme interstitielle (voir page 43) ;

3° Bientôt, écoulement purulent, et diminution des phénomènes réactionnels ; — puis guérison assez rapide, dans la forme légère ;

4° Dans la forme grave, élimination d'escarres épaisses laissant des ulcérations profondes ; granulations conjonctivales cicatricielles ; puis dégénérescence de la conjonctive avec adhérences et xérosis.

*Complications cornéennes*, fréquentes dans cette forme, et précoces : infiltration plus ou moins généralisée et parfois ulcération, puis perforation, avec ses conséquences.

Le *diagnostic* peut être confirmé par l'examen microscopique ou le traitement sérothérapique d'épreuve.

Pronostic très grave, à défaut d'une intervention hâtive, à cause des complications locales et générales.

**Traitement.** — *a)* Injection précoce, immédiate, de *sérum antidiphtérique* (10 à 40 cmc.), renouvelée 2 ou 3 fois au besoin, dans la suite, et dont l'efficacité est rapide et considérable, sur l'affection, et pour prévenir les complications ;

*b) Traitement local :* asepsie des paupières ; — pommade légèrement antiseptique dans la fente palpébrale, pour préserver la cornée contre les infections secondaires ; — compresses humides tièdes, fréquentes.

Bandeau occlusif sur l'autre œil.

# CHAPITRE II

## LES KÉRATITES

### KÉRATITES ÉPITHÉLIALES

Les principales formes sont : l'*érosion épithéliale traumatique*, — la *kératite phlycténulaire*, — et la *kératite herpétique*.

**Lésions.** — V. page 54.

**Symptômes.** — 1º SYMPTOMES SUBJECTIFS. — Phénomènes réactionnels généralement très prononcés : larmoiement, photophobie, douleurs. — La kératite herpétique s'accompagne de fièvre (herpès fébrile de la cornée).

2º SYMPTOMES OBJECTIFS.—Injection périkératique ; — autres symptômes particuliers à chaque variété (V. pages 69 et 71) :

*a*) *Erosion épithéliale :* petite ulcération superficielle ;

*b*) *Kératite phlycténulaire :* phlyctène, qui s'ulcère et laisse une petite taie arrondie ; — elle s'accompagne généralement de phlyctène conjonctivale et de lésions impétigineuses ;

*c*) *Kératite herpétique :* petites vésicules transparentes, séparées ou groupées, qui s'ulcèrent et forment une érosion grisâtre de forme irrégulière : — après la guérison, taie de même forme (géographique).

**Traitement.** — *a*) Lotions antiseptiques ; — compresses humides chaudes, 2 ou 3 fois par jour, — remplacées par des compresses froides s'il y a ulcération ;

*b*) Instillations de cocaïne et d'atropine ;

*c*) Pommade iodoformée ;

*d*) Verres protecteurs ou bandeau flottant, quand il n'y a pas d'ulcération ; — quand il y a ulcération, pansement occlusif ;

Traitement général, suivant la variété.

## KÉRATITE ULCÉREUSE SUPPURÉE

**Lésions.** — Voir page 57.

**Symptômes.** — 1° *Symptômes subjectifs.* — Phénomènes de réaction : larmoiement, photophobie, douleurs, blépharospasme.

2° *Symptômes objectifs.* — Injection périkératique, hyperémie conjonctivale, chémosis ; — *ulcère* et infiltration (V. page 72) : — hypopion.

**Etiologie.** — Infection consécutive à une érosion traumatique, quelquefois minime ; — souvent état infectieux des voies lacrymales ; — quelquefois irritation par des cils déviés.

**Traitement.** — *a*) Traiter la cause déterminante et les causes favorisantes, quand elles persistent ;

*b*) Lavages antiseptiques ;

*c*) Avant la suppuration d'un ulcère cornéen, compresses humides froides ; dès que la suppuration s'annonce, compresses chaudes ;

*d*) Instillations, 2 fois par jour, d'un collyre à la cocaïne, à 1 p. 100, et d'atropine à 0,50 p. 100, qu'on remplace par un myotique s'il y a de l'hypertonie.

Instillations de collargol à 5 p. 100, ou de bleu de méthylène à 1 p. 100, 2 ou 3 fois par jour.

Pommade à l'iodoforme ;

*e*) Verres protecteurs ou bandeau flottant, — ou bandage occlusif, suivant les cas ;

*f*) Si l'ulcère s'étend, on peut essayer d'arrêter sa marche par une cautérisation ignée, ou un currettage avec une petite curette. — De même on peut cautériser une ulcération atonique sans tendance à la cicatrisation ;

*g*) S'il y a un hypopion abondant, paracentèse de la cornée ;

*h*) Si la perforation de la cornée se produit, faire aussitôt une instillation d'atropine et un pansement compressif.

## KÉRATITE INTERSTITIELLE
## OU PARENCHYMATEUSE

**Lésions.** — Voir page 56.

**Symptômes.** — 1° *Symptômes objectifs*. (V. page 64.)

2° *Symptômes subjectifs*. — Trouble de la vision (brouillard), déterminé par l'opacité, et qui augmente avec l'étendue et l'épaisseur de l'infiltration. — Symptômes réactionnels (photophobie, larmoiement, douleurs) peu marqués, souvent nuls.

**Etiologie.** — Toutes les infections générales, et surtout l'hérédo-syphilis, plus rarement la syphilis acquise.

**Traitement.** — *a*) Traitement général ;

*b*) Compresses humides chaudes, 2 ou 3 fois par jour ;

*c*) Instillations quotidiennes d'atropine pour obtenir et maintenir la dilatation pupillaire. —En cas d'hypertension, les cesser ;

*d*) Verres fumés ;

*e*) Dans la période de régression, activer la résorption par une pommade au calomel ou au précipité jaune. — Douches oculaires.

# CHAPITRE III

## L'IRITIS. — LES CATARACTES

### IRITIS

**Symptômes.** — 1° *Symptômes subjectifs*. — Douleurs périorbitaires, variables, mais généralement violentes dans les accès aigus. — Douleur à la pression au niveau du limbe scléro-cornéen, quand le corps ciliaire participe à l'inflammation. — Photophobie, larmoiement.

Diminution de l'acuité visuelle.

2° *Symptômes objectifs*. — Injection périkératique accompagnée parfois d'injection conjonctivale. — Modifications d'aspect de l'iris : changement de coloration, il paraît épaissi. (V. page 89.) — Pupille rétrécie, réagissant peu à la lumière, souvent grisâtre, irrégulière, surtout si on la dilate à l'atropine. — Trouble de l'humeur aqueuse. — Généralement hypotonie.

**Formes cliniques.** — Diagnostic différentiel. (V. page 94.)

La participation du corps ciliaire à l'inflammation de l'iris, ou *irido-cyclite,* se reconnaît à l'exagération des phénomènes de réaction inflammatoire, aux douleurs spéciales (à la pression ou provoquées par les mouvements de l'œil), et aux précipités cornéens.

**Diagnostic.** — 1° *Conjonctivite :* injection conjonctivale, pas d'injection périkératique ; sécrétion ; pas de trouble de l'iris et de la pupille ; pas de diminution de l'acuité visuelle ; pas ou peu de douleurs périorbitaires ;

2° *Glaucome :* la pupille est plutôt agrandie; il y a de l'hypertonie; l'iris n'est pas épaissi ni décoloré; il est refoulé en avant.

L'iritis peut se compliquer d'hypertonie.

**Complications.** — Synéchies postérieures; séclusion pupillaire; hypertonie.

**Etiologie.** — *a)* Propagation d'une inflammation cornéenne;

*b)* Infection générale ou intoxication : syphilis, généralement dans la période secondaire; — rhumatisme; — maladies infectieuses et par auto-intoxication.

**Traitement.** — *a)* Instillations quotidiennes d'atropine, remplacées par un myotique en cas d'hypertonie. La dilatation de la pupille combat la congestion et par suite l'inflammation irienne; elle prévient les synéchies ou détruit celles qui se formaient; et elle maintient l'iris au repos;

*b)* Compresses humides chaudes 2 ou 3 fois par jour;

*c)* Verres fumés ou bandeau flottant;

*d)* S'il y a une réaction inflammatoire violente, sangsues à la tempe; bains de pied sinapisés; cachets d'aspirine;

*e)* Traitement de l'affection ou de la lésion causales.


## LES CATARACTES

**Etiologie.** — 1° Cataractes *congénitales : a)* totale; — *b)* partielle : lenticulaire ou capsulaire (pyramidale ou non);

2° Cataracte *sénile commune*;

3° Cataracte *traumatique : a)* simple, — *b)* compliquée;

4° Cataractes *pathologiques;* causes : décollement rétinien, — irido-cyclite, — glaucome; — diabète (cataracte bilatérale à évolution rapide).

**Formes anatomiques.** — Voir page 110.

**Diagnostic.** — *a)* Par examen de la pupille à l'éclairage oblique (v. page 91); — *b)* Par éclairage ophtalmoscopique (v. page 124).

*Symptômes subjectifs :* la cataracte détermine un *trouble visuel* d'autant plus intense qu'elle est plus étendue et que l'opacification est plus épaisse. — Les malades atteints de cataracte incomplète y voient mieux dans l'ombre, et, le soir, et marchent la tête baissée quand ils sont au grand jour.

**Traitement.**—INDICATIONS. — 1° *Cataractes congénitales :* la cataracte *totale* doit être opérée, par discission ou par extraction.

Les cataractes *lenticulaires* seront opérées si elles gênent la vision ou si elles sont progressives : dans le 1ᵉʳ cas on pratiquera une iridectomie optique, dans le 2ᵉ cas l'extraction ;

2° Les *cataractes traumatiques* compliquées d'hypertonie doivent être opérées par extraction ; pour celles qui ne sont pas compliquées, il est préférable d'attendre, car l'opacification peut disparaître ou se limiter et rester stationnaire ;

3° La *cataracte sénile* doit être opérée dès qu'elle est mûre, c'est-à-dire que l'opacification atteint toute l'épaisseur du cristallin. On le reconnaît à ce qu'il n'y a plus alors, à l'éclairage oblique, d'ombre pupillaire portée par le bord de la pupille sur l'opacité cristallinienne, et le malade ne distingue plus les objets. On doit encore opérer la cataracte lorsque, étant très étendue et gênant la vision, elle reste stationnaire.

Toutefois une cataracte n'est opérable que si la perception lumineuse est conservée ; on s'en assure en cherchant le réflexe pupillaire à la lumière, et en projetant une lumière dans l'œil, vers la périphérie de la rétine, l'autre œil étant couvert. — Enfin on ne devra pas opérer les malades albuminuriques, mais traiter au préalable leur albuminurie.

CHAPITRE IV

## LES AFFECTIONS DES MEMBRANES PROFONDES

### CHOROIDITE OU IRIDO-CHOROIDITE DIFFUSE SUPPURÉE; PANOPHTALMIE

C'est l'inflammation suppurative de la choroïde ; quand la suppuration est limitée au globe, c'est la *choroïdite* ou *irido-choroïdite purulente proprement dite ;* quand, au contraire, elle se propage à l'espace de Tenon, ou même au tissu cellulaire de l'orbite, c'est la *panophtalmie* ou *phlegmon de l'œil.*

**Lésions.** — Voir page 129.

**Symptōmes.** — 1° *Symptômes objectifs.* — Œdème palpébral, légère protrusion de l'œil ; hypertension oculaire. — Hyperémie conjonctivale avec chémosis. — Trouble des milieux transparents, débutant par la cornée et la chambre antérieure quand l'infection provient de l'extérieur, ou au contraire par le corps vitré quand l'infection est endogène ; trouble grisâtre de la pupille qui parfois est même obstruée par un exsudat.

2° *Symptômes subjectifs.* — Douleurs plus ou moins violentes, oculaires, orbitaires et péri-orbitaires ; — la vision disparaît rapidement. — Troubles généraux, fièvre, etc.

Les symptômes de réaction inflammatoire et l'exophtalmie sont beaucoup plus accentués dans le phlegmon de l'œil que dans l'irido-choroïdite suppurée proprement dite.

**Evolution.** — L'affection se termine rarement par la guérison ; généralement l'œil s'atrophie ou se vide extérieurement par perforation.

**Etiologie.** — Infection d'origine interne (maladies infectieuses, rhumatisme, et surtout syphilis), ou d'origine externe (plaie septique, ulcère infectieux de la cornée).

**Traitement.** — 1° *Traitement abortif.* — Compresses humides glacées avant la suppuration, chaudes ensuite; injections sous conjonctivales de sublimé; dérivatifs, sangsues.

2° *Traitement curatif.* — *a)* Dans l'irido-choroïdite suppurée proprement dite, incision de la cornée ou de la sclérotique; mais il vaut mieux pratiquer l'exentération (excision de la cornée, curettage de l'œil, dont on ne laisse que la sclérotique);

*b)* Dans la panophtalmie ou phlegmon de l'œil, avec propagation du pus dans l'espace de Tenon : énucléation de l'œil le plus tôt possible.

## CHOROIDITE OU CHORIO-RÉTINITE ATROPHIQUE, DISSÉMINÉE

Inflammation des membranes profondes, à lésions circonscrites et atrophiques, réparties à leur surface. (V. page 128.)

**Symptômes.** — 1° *Symptômes subjectifs.* — Troubles visuels : brouillard, diminution de l'acuité visuelle, perceptions lumineuses (photopsie), micropsie, macropsie, métamorphopsie (V. page 307), héméralopie, scotomes.

2° *Examen ophtalmoscopique.* — Dans la 1re période, trouble poussiéreux du vitré, nuage couvrant la papille et les régions voisines ; puis taches pigmentaires et taches atrophiques ; dégénérescence des vaisseaux. (V. page 167.)

**Pronostic.** — Améliorations possibles, récidives fréquentes, et souvent terminaison par atrophie optique et cécité.

**Etiologie.** — La cause la plus fréquente est la syphilis, parfois le rhumatisme, le paludisme, la myopie, etc.

**Variétés.** — Suivant la disposition des plaques : chorio-rétinite disséminée, aréolaire, ou maculaire.

**Traitement.** — *a)* Traitement de la cause ;

*b*) Traitement local : repos de l'organe, séjour dans un local sombre : injections sous-conjonctivales de sublimé ou de cyanure de Hg.

## EMBOLIE ARTÉRIELLE DE LA RÉTINE

L'embolie est *totale*, ou *complète*, quand il y a obstruction de l'artère centrale, *partielle* quand le caillot oblitère une des branches de l'artère centrale.

**Symptômes.** — 1° TROUBLES FONCTIONNELS. — Dans *l'embolie de l'artère centrale*, disparition brusque et définitive de la vision ; — dans *l'embolie partielle*, scotome plus ou moins étendu suivant l'importance de la branche oblitérée.

2° SYMPTÔMES OBJECTIFS. — *a*) *Embolie de l'artère centrale :* pupille dilatée, ne réagissant pas à la lumière ; — examen ophtalmoscopique : papille trouble, artères filiformes, rétine grisâtre ou laiteuse, parfois dilatations veineuses (V. page 168); peu à peu atrophie de la rétine et de la papille;

*b*) *Embolie partielle :* trouble du fond de l'œil, et aspect particulier des vaisseaux, limité à un segment de la rétine.

**Étiologie.** — Embolus apporté par la circulation, — ou thrombose par endartérite oblitérante, par suite d'altérations générales des vaisseaux, ou dans certains états toxiques et infectieux ; la syphilis est souvent en cause.

**Traitement.** — Celui de la cause.

## THROMBOSE VEINEUSE DE LA RÉTINE

La thrombose est *totale* quand il y a oblitération totale de la veine centrale ; — elle est *partielle* quand il y a oblitération partielle de la veine centrale, ou oblitération totale d'une de ses branches.

**Symptômes.** — 1° *Thrombose complète.* — *a*) Examen ophtalmoscopique : papille rouge, trouble, à bords indistincts ;

artères filiformes, veines dilatées, tortueuses ; nombreuses petites hémorragies le long des vaisseaux, sur le bord de la papille et dans la région maculaire ;

*b)* Troubles fonctionnels : diminution considérable et brusque de l'acuité visuelle ; champ visuel d'étendue normale, mais souvent avec scotome central s'étendant plus ou moins loin vers la périphérie.

2° *Thrombose partielle.* — L'aspect du fond de l'œil et le trouble visuel varient suivant le siège de la lésion : gêne circulatoire, hémorragies, diminution de l'acuité visuelle ou scotome.

**Etiologie.** — Infections générales ou locales, altérations des vaisseaux.

**Pronostic.** — Parfois amélioration ; le plus souvent atrophie de la rétine et de la papille. cécité.

Complication possible : le glaucome.

**Traitement.** — Repos de l'organe et traitement de la cause.


## RÉTINITE HÉMORRAGIQUE

**Symptômes.** — 1° *Examen ophtalmoscopique.* — Souvent corps flottants du vitré, formés par de fins caillots ; trouble diffus du vitré ; parfois fond d'œil inéclairable, quand l'hémorragie a envahi le vitré. En général, sur le fond de l'œil, taches rouges de formes et dimensions variables. (V. page 164.) — Les petites taches hémorragiques peuvent se résorber et disparaître sans laisser de traces ; les autres se transforment, dégénèrent, et sont remplacées par des taches blanches pigmentées.

2° *Troubles fonctionnels.* — Variables avec la dimension et le siège des taches : de larges taches hémorragiques déterminent des scotomes ; l'hémorragie maculaire détermine un scotome central avec suppression de la vision nette.

**Etiologie.** — Toutes les affections ou états morbides qui produisent des lésions des parois vasculaires (artério-sclérose, syphilis, etc.) ou des troubles de la circulation générale ou locale peuvent entraîner des hémorragies rétiniennes.

**Complication.** — Glaucome.

**Traitement.** — Traiter la cause.

Repos de l'organe ; — prévenir l'hypertension par des myotiques et des dérivatifs locaux (sangsues, compresses humides froides) et à distance (purgatifs, bains de pieds, etc.).

## RÉTINITE ALBUMINURIQUE

**Lésions.** — Affection bilatérale. Troubles circulatoires, œdème, exsudations, dégénérescence et atrophie des vaisseaux et des fibres nerveuses. (V. page 138.)

**Symptômes.** — 1º *Examen ophtalmoscopique.* (V. page 169.)

2º *Troubles fonctionnels :* ils peuvent apparaître tardivement et rester faibles ou même nuls ; ils consistent en un affaiblissement lent et progressif de l'acuité visuelle, avec brouillard.

**Etiologie.** — La rétinite albuminurique peut compliquer toutes les néphrites infectieuses et toxiques.

**Pronostic.** — La rétinite apparaissant au cours d'une néphrite indique un état grave. Le pronostic de la lésion oculaire dépend surtout de la nature de la néphrite : il est plus favorable dans une néphrite gravidique que dans celles d'une autre origine.

**Traitement.** — Pas de traitement local ; traiter l'affection causale.

Pour prévenir la rétinite albuminurique gravidique, il faut examiner fréquemment les urines et instituer le régime lacté à la moindre trace d'albumine. Quand la rétinite apparaît dans les premiers mois de la grossesse, pratiquer l'avortement ; — plus tard se guider sur l'importance du trouble visuel, et provoquer l'accouchement en cas de lésions graves.

# CHAPITRE V

## LES AFFECTIONS DU NERF OPTIQUE

### NÉVRITES OPTIQUES OU INFLAMMATIONS DU NERF OPTIQUE

**Variétés.** — (V. page 144.) On distingue deux grandes variétés suivant le segment du nerf intéressé :

1° **Névrite bulbaire** ou *intra-bulbaire* (atteint la portion terminale ou bulbaire); c'est une névrite ascendante ; deux formes :

*a*) **Névrite bulbaire proprement dite** : limitée au nerf optique. — Présente deux aspects suivant l'intensité des lésions : la *Papillite* (inflammation, avec congestion et troubles circulatoires), — et la *Stase papillaire* ou *Névrite œdémateuse* (inflammation intense avec papille boursouflée) ;

*b*) **Neuro-rétinite** : l'inflammation s'étend à la rétine ;

2° **Névrite rétro-bulbaire** (inflammation de la portion centrale ou rétro-bulbaire du nerf optique).

Quand elle est limitée aux faisceaux maculaires des fibres optiques, c'est la **Névrite papillo-maculaire**, ou *Névrite toxique* (nicotino-alcoolique).

**Examen ophtalmoscopique.** — V. page 157.

**Diagnostic.** — 1° Dans la **Névrite bulbaire** proprement dite, les altérations ophtalmoscopiques sont très prononcées, tandis que les troubles fonctionnels sont modérés ou même inappréciables, au moins au début :

La papille est plus ou moins saillante ; elle est même

boursouflée dans la stase papillaire, élargie, en champignon ; — ses bords sont indistincts, elle est rougeâtre; — les veines sont dilatées, il y a de fortes hémorragies sur les bords et autour de la papille.

L'acuité visuelle est diminuée, le champ visuel rétréci.

Suivant le siège de la lésion causale, affection est bilatérale ou non.

2° Dans la **Neuro-rétinite** les *altérations ophtalmoscopiques* sont de même nature que dans la *papillite*, mais bien atténuées : la papille est à peine saillante, mais rouge, les veines dilatées et tortueuses et les hémorragies fréquentes; le trouble s'étend à la région péripapillaire, plus ou moins loin.

Les *troubles fonctionnels*, diminution de l'acuité visuelle et rétrécissement du champ visuel, sont en rapport avec l'intensité de l'inflammation.

3° Dans la **Névrite rétro-bulbaire**, contrairement à ce qui se passe dans les formes précédentes, les *troubles fonctionnels* apparaissent les premiers, ils sont toujours très marqués et souvent seuls appréciables, les *altérations ophtalmoscopiques* étant généralement minimes ou même nulles.

*a*) Dans la *Névrite rétro-bulbaire proprement dite*, il y a une diminution notable de l'acuité visuelle, avec scotome central, mais sans rétrécissement du champ visuel et l'on trouve seulement, et pas toujours, la papille hyperémiée avec des bords flous.

*b*) La **Névrite papillo-maculaire** se caractérise par une diminution rapide et même parfois brusque de l'acuité visuelle, avec scotome central particulier (voir page 289); — il **y a** aussi de la dyschromatopsie et de la nyctalopie; — le champ visuel conserve ses limites externes. — Or, ce n'est qu'à une période avancée que l'on peut constater une décoloration du segment temporal de la papille.

**Evolution et pronostic.** — Les *névrites intra-bulbaires* et la *neuro-rétinite* peuvent s'améliorer et même guérir, mais plus souvent elles se terminent par l'atrophie papillaire avec cécité, surtout dans la *stase papillaire*.

Les *névrites rétro-bulbaires* se terminent parfois par l'atrophie, mais plus souvent par l'amélioration et même la guérison.

Dans les unes et les autres, le pronostic dépend en grande partie de la cause, et ensuite de l'application plus ou moins rapide et intensive du traitement, quand cette cause peut être combattue.

**Traitement.** — Le principal est le *traitement de la cause.*

Le *traitement local* consiste dans le repos de l'organe, l'emploi de verres fumés, même le séjour dans un endroit sombre, les applications chaudes et les sangsues en cas de congestion intense.


## ATROPHIES DU NERF OPTIQUE

On distingue les *atrophies post-névritiques*, consécutives à une inflammation du nerf optique, ou à un trouble circulatoire, et les *atrophies simples* ou *primitives*.

**Lésions.** — V. page 145.

**Diagnostic.** — 1° **Atrophie post-névritique.** *Aspect ophtalmoscopique :* papille décolorée, à bords flous, irréguliers. (V. page 162.)

*Troubles fonctionnels.* — Ils augmentent progressivement : rétrécissement du champ visuel, irrégulièrement concentrique, diminution de l'acuité visuelle, et trouble de la vision des couleurs ou dyschrosmatopsie.

2° **Atrophie simple** ou **primitive.** — *Altérations ophtalmoscopiques :* papille décolorée à bords nets. (V. page 160).

*Troubles fonctionnels* très marqués : diminution de l'acuité visuelle et rétrécissement du champ visuel ; leur évolution est plus ou moins rapide suivant la cause de l'atrophie, et ils aboutissent toujours à la cécité ; celle-ci s'établit d'emblée dans la *section* du nerf optique.

**Etiologie de l'atrophie primitive.** — *a) Formes nerveuses de la syphilis*, paralysie générale et surtout tabes : l'*atrophie grise*, ou *atrophie tabétique*, apparaît au début de l'affection, quelquefois avant les autres symptômes, avec les troubles pupillaires (inégalité pupillaire, signe d'Argyll-Robertson ; V. page 105) ; elle est généralement bilatérale, mais les deux yeux sont atteints à un intervalle plus ou moins long. — Le rétrécissement du champ visuel est irrégulier, étoilé, il atteint les couleurs bien avant le blanc ; l'acuité visuelle diminue rapidement, avec le champ visuel pour les couleurs ;

*b) Sclérose en plaques :* elle donne une atrophie segmentaire, unilatérale, avec scotome central relatif ; il y a du nystagmus (mouvements rythmiques du globe) qui ne s'observe jamais dans le tabes ;

*c) Lésions destructives* du nerf optique : traumatismes, tumeurs.

# CHAPITRE VI

## L'OPHTALMIE SYMPATHIQUE

On réunit sous cette dénomination les troubles et les lésions qui apparaissent dans un œil sain sous l'influence d'une infection de son congénère, et sans contagion externe. L'œil primitivement malade est l'*œil sympathisant*, l'autre l'*œil sympathisé*.

**Etiologie.** — La cause de ces phénomènes sympathiques est l'*infection* de l'œil sympathisant ; le plus souvent, cette infection s'est faite à la faveur d'une *plaie pénétrante* du globe, avec ou sans corps étranger de l'œil, et surtout une plaie siégeant au niveau de la région ciliaire ; d'autres fois, c'est un *ulcère perforant* de la cornée avec inclusion de l'iris; parfois même l'infection est d'origine *endogène*.

Les phénomènes sympathiques apparaissent en général de 1 à 3 mois après le début de l'inflammation de l'œil sympathisant, mais cet intervalle peut être de plusieurs mois, et même de plusieurs années.

La *pathogénie* de ces troubles est encore très obscure ; plusieurs théories ont été émises pour les expliquer, mais elles sont toutes insuffisantes.

Ajoutons que la *sympathisation* est heureusement assez rare.

**Tableau clinique.** — A. **Œil sympathisant.** — D'ordinaire les phénomènes qui ont précédé la sympathisation sont les suivants : une plaie pénétrante, surtout de la région ciliaire, ou un ulcère perforant de la cornée, tardent à guérir après une période d'amélioration : des symptômes d'irritation inflammatoire apparaissent dans l'œil atteint, on constate des signes d'irido-cyclite plastique, avec sensibilité douloureuse du globe, hypotonie, puis même bientôt perte de la vision et atrophie du globe.

Mais les choses peuvent se passer beaucoup plus simplement, car il n'y a aucune relation entre l'intensité des phénomènes inflammatoires du côté de l'œil sympathisant et les risques d'ophtalmie sympathique.

B. **Œil sympathisé.** — Il y a deux espèces de phénomènes sympathiques bien distincts : des *troubles nerveux*, d'ordre réflexe, et des *phénomènes inflammatoires*, les uns et les autres pouvant exister isolément.

1º TROUBLES NERVEUX OU D'IRRITATION. — Ils sont très variables comme intensité et comme nombre : ils consistent en photophobie, photopsies, douleurs vagues, oculaires et névralgiques, asthénopie accommodative ; le malade présente aussi du larmoiement et un peu d'injection conjonctivale et périkératique.

Cet état s'améliore bientôt, mais souvent les phénomènes s'accentuent de nouveau, et il y a ainsi des périodes d'amélioration et d'exacerbation. Enfin les troubles peuvent être suivis d'une période d'inflammation.

2º PHÉNOMÈNES INFLAMMATOIRES.— Ils peuvent débuter d'emblée ou être précédés de *troubles nerveux*.

L'inflammation sympathique se manifeste par des symptômes d'*irido-cyclite* et de *neuro-rétinite*.

a) *Irido-cyclite*. — Elle se présente le plus souvent sous une forme mixte, séreuse et plastique, certains signes pouvant prédominer : on constate des signes d'iritis, et, fréquemment, des précipités de descemétite (dépôts de forme triangulaire sur la face postérieure de la cornée), puis des exsudats plus ou moins épais, pouvant arriver à obstruer la pupille ; des syné-

chies postérieures particlles ou même de la séclusion pupillaire; et enfin des troubles du vitré.

Les douleurs et les phénomènes de réaction inflammatoire
sont variables suivant l'acuité de l'inflammation,mais souvent
modérés. La vision diminue considérablement.

L'affection peut se borner à des troubles légers et guérir,
mais souvent elle prend une forme aiguë et grave.

b) *Neuro-rétinite*. — Des signes de neuro-rétinite peuvent
apparaître, accompagnant l'irido-cyclite : la papille est conges-
tionnée, et il y a des troubles visuels (diminution de l'acuité,
rétrécissement du champ visuel).

**Evolution et pronostic**. — C'est une affection de longue
durée, procédant souvent par poussées aiguës séparées par des
périodes d'amélioration.

Dans les cas bénins, la guérison est possible, avec amélioration de la vision, mais rarement avec une bonne acuité ; les cas
graves se terminent par la cécité complète et même la phtisie
du globe.

Il peut survenir des complications, dont la plus fréquente
est le *glaucome aigu*.

**Traitement**. — 1° *Traitement prophylactique*. — Veiller avec soin à assurer l'asepsie et l'antisepsie dans les plaies
du globe et les ulcères cornéens.

En cas d'apparition de phénomènes pouvant faire redouter
la sympathisation, pratiquer l'*énucléation* de l'œil, surtout si
la vision est perdue ; cette opération préserve l'autre œil de
l'ophtalmie sympathique, et si par hasard celle-ci éclatait peu
après, elle serait bénigne.

2° *Traitement curatif*. — *a*) Enucléation de l'œil sympathisant : elle arrête les troubles nerveux et améliore la forme
inflammatoire ;

*b*) Appliquer à l'œil sympathisé une médication antiphlogistique : atropine, compresses chaudes, sangsues, etc. ;

*c*) Traitement général contre l'infection ; et donner en particulier les colloïdaux en injections.

# CHAPITRE VII

## LE GLAUCOME

Affection caractérisée par une hypertension intra-oculaire qui serait déterminée par un trouble de la sécrétion ou de l'excrétion des liquides oculaires, sous la dépendance d'altérations des vaisseaux de l'œil. (V. page 87.)

**Tableau clinique.** — A. *Glaucome aigu.* — Il survient par crises, séparées par des périodes de rémission plus ou moins complète.

1° **Petits accès** ou **Glaucome subaigu.** — L'accès s'annonce par des *troubles de la vision :* brouillard, cercles irisés autour des flammes ; il peut y avoir en même temps des *douleurs* oculaires et péri-orbitaires, et de l'anesthésie cornéenne.

*Signes objectifs :* injection ciliaire, trouble léger de la cornée, pupille moyennement dilatée; exagération de la tension intra-oculaire.

Les accès durent de quelques minutes à plusieurs heures et se rapprochent de plus en plus.

Chaque accès fait diminuer l'acuité visuelle.

2° **Attaque aiguë** ou **Glaucome aigu proprement dit.** — Il survient généralement après un certain nombre de petits accès.

Il y a exagération de tous les symptômes précédents : *réaction inflammatoire* vive (injection conjonctivale intense, chémosis, œdème palpébral) ; cornée mate ; *hypertension* extrême ; — fond d'œil inéclairable.

La vision est supprimée ; — il y a des douleurs violentes s'irradiant dans les différentes branches du trijumeau, et des troubles généraux (fièvre, vomissements).

L'attaque guérit le plus souvent : après 8 à 15 jours les symptômes s'amendent, l'acuité visuelle s'améliore. Mais les attaques se renouvellent, deviennent de plus en plus fréquentes, et les symptômes ne disparaissent pas complètement dans l'intervalle ; elles aboutissent à la forme suivante.

3º **Glaucome absolu.** — La vision est abolie, l'œil est désorganisé.

*Examen :* cornée insensible ; injection périkératique ; iris atrophié, refoulé en avant ; chambre antérieure effacée ; pupille très dilatée, gris sale ; — *œil dur* comme du marbre ; — fond d'œil généralement inéclairable.

B. *Glaucome chronique.* — *Troubles fonctionnels* lentement progressifs : l'acuité visuelle diminue, et le champ visuel se rétrécit en commençant par le côté nasal ; le sens chromatique persiste, chaque couleur conservant sa place respective dans le champ visuel, même rétréci.

*Symptômes objectifs :* hypertension modérée, intermittente, passant souvent inaperçue. — A l'examen ophtalmoscopique, papille profondément excavée dans son ensemble, bords taillés à pic ; pouls artériel (interruption de la colonne sanguine artérielle au niveau de la papille au moment de la diastole) (fig. 42, page 163).

**Diagnostic.** — 1º Du GLAUCOME AIGU avec l'IRITIS :

Dans le *glaucome aigu,* hypertension oculaire, pupille légèrement dilatée ;

Dans l'*iritis,* tension oculaire plutôt diminuée, pupille rétrécie.

2º Du GLAUCOME CHRONIQUE avec l'ATROPHIE OPTIQUE :

*Glaucome chronique :* hypertension ; rétrécissement du champ visuel commençant par le côté nasal ; et surtout sens chromatique conservé, et rétrécissement simultané du champ visuel pour le blanc et pour les couleurs.

*Atrophie optique :* pas d'hypertension ; rétrécissement du champ visuel concentrique quoique irrégulier ; le champ visuel pour les couleurs disparaît bien avant celui du blanc.

**Traitement.** — *a*) Instillations de *myotiques* (ésérine et pilocarpine), longtemps continuées ; pendant les accès en faire 3 ou 4 par jour ;

*b*) Dans les *attaques aiguës*, commencer par les instillations de myotiques et de dionine ; — en outre, compresses humides chaudes et dérivatifs (sangsues, purgatifs, bains de pied sinapisés) ;

*c*) *Traitement chirurgical :* sclérotomie, ou ponction du vitré ; ou mieux iridectomie, précédée de l'emploi des myotiques ou même de la sclérotomie pour diminuer l'hypertension, qui peut rendre l'iridectomie difficile et dangereuse.

# CHAPITRE VIII

## LES AFFECTIONS TRAUMATIQUES DU GLOBE OCULAIRE

### CONTUSIONS

**Symptômes subjectifs** immédiats : *douleur* plus ou moins vive, — *troubles visuels :* d'abord photopsies au moment du traumatisme (« on voit des chandelles »), puis trouble de la vision, avec brouillard au début, qui disparaît plus ou moins rapidement si la contusion a été légère ; il persiste au contraire une diminution de l'acuité visuelle et parfois d'autres troubles variables, dans les cas de lésions sérieuses de l'œil.

**Complications.** — 1° *Hémorragies.* — *Ecchymoses palpébrales,* — ecchymoses *sous-conjonctivales ;* — hémorragie dans la chambre antérieure (*hypohéma*), due à une lésion de l'iris ; — *hémorragie du vitré,* produisant des corps flottants ou rendant même le fond d'œil inéclairable si elle est abondante.

Ces hémorragies se résorbent assez facilement, quoique lentement parfois.

2° *Lésions de la cornée.* — Les contusions violentes sans rupture de la cornée peuvent être suivies d'une infiltration profonde dont la résorption est facilitée par le traitement antiphlogistique.

3° *Lésions de l'iris.* — *a*) **Désinsertion de l'iris ou iridodyalise :** elle est reconnaissable par la déformation de la pupille, dont le bord s'aplatit en un point ; la base du secteur correspondant de l'iris est détachée de son insertion, et l'on peut apercevoir à ce niveau un croissant noir, à travers lequel apparaît le fond rouge de l'œil à l'éclairage ophtalmoscopique. — Les conséquences en sont nulles ou minimes.

*b*) **Ruptures radiaires** ; *iridoplégie traumatique :* la pupille, légèrement dilatée, ne réagit pas à la lumière; ce trouble (*mydriase traumatique*) est dû à des ruptures radiaires de l'iris intéressant le sphincter, et qui sont visibles quand elles sectionnent toute l'épaisseur de la membrane. — Cet état peut persister ou guérir à la longue.

4° *Lésions du cristallin.* — Une contusion violente peut déterminer : la **Cataracte traumatique**, qui se manifeste rapidement par l'apparition de l'opacité, et qui est justiciable de l'extraction du cristallin ou de l'iridectomie optique; — la **Subluxation** du cristallin, que l'on peut constater à l'examen direct ou à l'éclairage ophtalmoscopique (V. Exam. de la pupille et Exam. des milieux), et par le flottement, le tremblement partiel de l'iris (*irido-donésis*); — la **Luxation** complète du cristallin : si la lentille est passée *dans la chambre antérieure*, on la voit directement sous l'aspect d'une goutte d'huile; il n'y a qu'à en pratiquer l'extraction; si elle est luxée *dans le vitré*, on constate son absence par le flottement de tout l'iris, et par la recherche des images de Purkinje (reflets d'une bougie sur la cornée et les 2 faces du cristallin).

Subluxation et luxation dans le vitré sont souvent bien tolérées, malgré les troubles de réfraction qu'elles déterminent et que l'on corrige avec une lentille en cas de luxation complète; mais elles provoquent parfois des complications secondaires : douleurs, inflammation de l'uvée, hypertonie et même glaucome, qui nécessitent un traitement spécial et parfois l'énucléation.

5° *Lésions des membranes profondes.* — Il peut y avoir une *déchirure de la choroïde*, qui laisse voir la sclérotique à l'examen ophtalmoscopique; — un **Décollement de la rétine**,

produisant des *troubles visuels* spéciaux : brouillard étendu
à tout le champ visuel les premiers jours, puis scotome correspondant au décollement avec diminution de l'acuité visuelle.
Le diagnostic ophtalmoscopique est assez facile dès que le vitré s'est éclairci, permettant de voir les membranes profondes.
Le décollement traumatique de la rétine est assez fréquent ;
il est favorisé par la *myopie forte*, progressive; sa fréquence
est indépendante de la violence de la contusion, et il peut se
produire par choc indirect (nous citerons un décollement
étendu, chez un individu qui était tombé en marchant et dont
le front avait porté sur le bord du trottoir). Il peut d'autre
part se produire *secondairement* et même longtemps après
le traumatisme. — Le décollement traumatique *guérit souvent*, mais il peut aussi s'étendre, entraînant peu à peu la *perte
de la vision*, de l'hypotonie et des troubles graves qui se terminent par la *phtisie* du globe. (V. page 168.)

**Traitemen des contusions du globe.** — Il n'y a pas de
traitement spécial. — Pansement sec, repos.

Des indications particulières découlent des lésions variables
produites par la contusion.

Surveiller l'évolution des troubles et lésions.


## PLAIES

I. **Plaies de la cornée.** — A. *Plaies non pénétrantes
ou plaies superficielles.* — Ce sont celles qui ne traversent
pas toute l'épaisseur de la cornée.

Elles provoquent des phénomènes réactionnels plus ou moins
intenses : photophobie, larmoiement, douleurs, blépharospasme, injection ciliaire.

S'il n'y a pas d'infection la plaie guérit vite, sans taie si
elle est tout à fait superficielle, ou avec une taie plus ou moins
épaisse et plus ou moins étendue, suivant la profondeur et la
largeur de la plaie.

B. *Plaies pénétrantes.* — Elles traversent toute l'épaisseur de la cornée.

Elles sont dangereuses par les lésions plus profondes qui les accompagnent : l'*enclavement de l'iris* dans la plaie ; — *la cataracte traumatique*, qui débute peu après l'accident et a une évolution rapide ; — les *hémorragies du vitré*, qui déterminent une diminution brusque et considérable de la vision, mais se résorbent généralement ; elles peuvent toutefois entraîner un décollement de la rétine. — La principale complication est l'*infection*, et c'est cette notion qui doit guider dans le traitement.

**Traitement des plaies de la cornée.** — *a*) D'abord instillation de cocaïne, pour combattre l'irritation.

*b*) Nettoyage et antisepsie des paupières.

Examiner l'état des *voies lacrymales*, et, s'y a lieu, en faire la désinfection par des injections répétées.

*c*) Si l'on n'est pas sûr de l'asepsie de la plaie, instillation de collyre au collargol (5 p. 100) et pommade à l'iodoforme.

*d*) Pansement occlusif, sec, ou humide s'il y a trop d'irritation.

*e*) En cas d'*enclavement de l'iris* : si c'est à la périphérie, instillation d'ésérine ; si c'est au centre, atropine ; on pourra ainsi dégager l'iris. S'il y a une portion d'iris herniée et faisant saillie à l'extérieur, la réséquer puis cautériser.

En cas de *cataracte traumatique* : extraction du cristallin ou iridectomie optique.

Enfin en cas d'*infection*, traiter la kératite suppurée et les autres complications infectieuses.

II. **Plaies de la sclérotique.** — **Symptômes.** — Issue du vitré, qu'on peut voir sourdre à travers la plaie ; parfois une petite goutte seulement soulève la conjonctive ; — hypotonie constante ; hémorragie du vitré. — Symptômes réactionnels.

**Traitement**. — *a*) Asepsie ; instillation de collargol. Pansement humide occlusif. Repos.

*b*) S'il y a lieu, pratiquer la suture de la conjonctive, en y ajoutant la suture de la sclérotique si la plaie laisse échapper le vitré (introduire l'aiguille par la plaie, dans l'épaisseur de la section, pour éviter la compression du globe, qui ferait sortir le vitré).

### III. Pronostic des plaies du globe en général.

— Les larges plaies du globe qui donnent issue à une grande partie de son contenu, et celles qui désorganisent l'œil, entraînent d'emblée la perte de la vision et l'atrophie du globe. — Pour les autres le pronostic dépend des lésions et des complications.

La principale complication des plaies de l'œil est l'*infection*. Elle peut être *légère*, et guérir en laissant des troubles plus ou moins accusés, — ou *grave* et atteindre les membranes profondes, et même déterminer la *panophtalmie*. Elle peut enfin être une cause d'*ophtalmie sympathique*.

Le pronostic des plaies peut d'ailleurs être influencé par la présence de *corps étrangers*.

## CORPS ÉTRANGERS

### I. Corps étrangers de la conjonctive. — Quand

ils sont situés sur la *conjonctive bulbaire*, ils n'occasionnent qu'une simple gêne ; mais quand ils sont sur la *conjonctive palpébrale*, et surtout sur la conjonctive palpébrale *supérieure*, ils déterminent des phénomènes d'irritation parfois violents : douleur, photophobie, larmoiement, blépharospasme. hyperémie conjonctivale progressive.

On est souvent obligé de *retourner la paupière* supérieure et même de faire saillir le cul-de-sac pour trouver le corps étranger ; et c'est même une manœuvre qu'il faut toujours pratiquer en cas d'hyperémie conjonctivale aiguë avec phénomènes d'irritation : on découvrira souvent alors un corps étranger insoupçonné du malade, et qui était la cause de ses troubles.

L'*extraction* de ces corps étrangers est généralement facile, mais nécessite souvent une instillation de cocaïne.

## II. Corps étrangers de la cornée. — Ils sont

superficiels ou plus ou moins profondément enclavés ; ils provoquent des *phénomènes réactionnels* quelquefois modérés ou même insignifiants, mais le plus souvent très violents, avec douleurs irradiées à la moitié de la tête.

Au bout de quelques jours, il se forme une *infiltration* autour du corps étranger, et s'il n'est pas enlevé il peut déterminer une *kératite ulcéreuse* avec ses conséquences. Les corps métalliques, en s'oxydant, s'entourent d'une zone brunâtre.

Les corps étrangers de la cornée sont surtout dangereux par les *complications* qu'ils peuvent entraîner, soit par eux-mêmes s'ils sont septiques, soit en favorisant l'infection par la plaie qu'ils forment.

**Extraction.** — Le malade est assis, ou mieux couché ; on

Fig. 97. — AIGUILLE A CORPS ÉTRANGERS.

instille quelques gouttes de solution forte de cocaïne. On se sert, pour l'extraction, de l'aiguille spéciale, à pointe losangique fine, et on emploie l'éclairage oblique, fait par un aide ; on peut écarter les paupières avec deux doigts, en appuyant légèrement sur la paupière supérieure, ou bien on place un blépharostat ; on peut au besoin regarder avec une loupe qu'on tient ou qu'on fait tenir par l'aide. Avec un peu d'habitude et une bonne vue on opère facilement seul, avec l'éclairage direct.

Si le corps étranger est superficiel, on le fait sauter avec la pointe de l'aiguille; mais s'il est profondément enclavé, il faut engager l'aiguille par-dessous et enlever un pont de substance cornéenne. S'il y a de l'infiltration brunâtre autour d'un corps étranger métallique, il faut gratter la cornée pour enlever toute cette partie altérée.

Après l'extraction, pansement sec occlusif, pendant plusieurs jours, pour permettre la cicatrisation.

Vérifier l'état des voies lacrymales, et les désinfecter au besoin.

**III. Corps étrangers intra-oculaires.** — Disons d'abord que dans certains cas ils restent insoupçonnés pendant un temps plus ou moins long, la plaie d'entrée s'étant refermée aussitôt après leur pénétration; puis ils produisent ultérieurement des troubles dont la cause peut échapper, au moins au début, si l'on n'a pas l'attention attirée sur cette origine par les souvenirs du malade ou un indice quelconque.

Les corps étrangers intra-oculaires sont variés quant à leur nature et à leurs dimensions; en général, ils sont d'un petit volume, et le plus souvent métalliques.

Ils peuvent entraîner des complications nombreuses et graves, indépendamment de la *plaie* qu'ils créent en pénétrant dans le globe, et qui a ses conséquences propres, que nous avons étudiées.

**Complications.** — 1º Et d'abord, quelle que soit leur nature, s'ils sont *septiques;* ils provoquent la *suppuration* des membranes profondes qui va souvent jusqu'à la *panophtalmie.*

D'autres complications sont dues au *traumatisme,* ce sont les hémorragies, et en particulier celles du vitré, la cataracte traumatique, et le décollement de la rétine, avec leurs conséquences, au point de vue de la vision et des désordres organiques qu'ils peuvent provoquer secondairement.

2º En dehors des dangers d'infection et des accidents dus au traumatisme, les corps étrangers sont susceptibles de déterminer des troubles particuliers, variables suivant la nature du corps étranger. Ils se divisent nettement en deux catégories, à ce point de vue :

*a)* Certains corps étrangers sont *indifférents* (le verre, la pierre, le plomb, par exemple) : ils ne s'altèrent pas et n'ont pas d'action particulière sur les tissus et milieux de l'œil ;

*b)* D'autres, au contraire, *susceptibles d'oxydation* (le fer, le cuivre, l'étain), déterminent des phénomènes *d'irritation* dus à leur action chimique, indépendamment d'un trouble progressif de la vision.

Le *cuivre* entraîne au bout d'un certain temps une violente inflammation.

Le *fer*, au contraire, se manifeste par des troubles moins aigus, mais bien spéciaux : en s'oxydant, il donne une teinte de rouille aux tissus environnants, teinte que l'on peut apercevoir sur l'iris : c'est la *sidérose*.

**Diagnostic.** — Lorsqu'on n'est pas appelé aussitôt ou peu après l'accident et qu'on ne peut avoir la certitude de la présence du corps étranger dans l'œil, le diagnostic se basera sur plusieurs éléments : on aura d'abord les *commémoratifs*, et les *troubles* subjectifs et objectifs, plus ou moins caractéristiques, provoqués par la présence d'un corps étranger — parfois l'examen du *champ visuel* peut montrer un scotome limité ; — quelquefois même l'*examen ophtalmoscopique* permettra de voir directement le corps étranger fixé dans les membranes profondes ; mais en général le trouble du vitré, les hémorragies, rendent le fond d'œil difficilement éclairable et ne permettent pas en tous cas d'apercevoir le corps, non plus que d'examiner le champ visuel.

Enfin il existe des *procédés spéciaux* de recherche qui ne sont pas à la portée de tous les praticiens, et que nous ne ferons que citer : la *radiographie*, et l'emploi du *sidéroscope*, appareil basé sur la déviation de l'aiguille aimantée par le voisinage d'un corps métallique ; l'*électro-aimant*, employé pour l'extraction des corps étrangers, peut servir aussi au dia-

gnostic, car il détermine une douleur en déplaçant le corps,
qu'il attire.

**Pronostic**. — Il est très variable : d'abord il est très différent suivant que le corps étranger est ou non septique, et suivant que la plaie elle-même s'infecte, ou reste aseptique, et
guérit alors facilement. D'ailleurs, s'il y a *infection*, elle est
*rapide*, et les accidents ne tardent pas à fixer le pronostic, qui
est très grave.

S'il n'y a *pas d'infection*, le pronostic dépend surtout de
la *nature* du corps étranger, comme nous l'avons vu.

**Traitement**. — 1° S'il y a des *accidents* d'infection ou
d'intolérance, pratiquer l'énucléation le plus tôt possible ;

2° S'il n'y a *pas d'accidents*, les indications varient suivant
la nature du corps étranger :

*a*) Si c'est un corps *non métallique*, on peut parfois tenter
*l'extraction directe* à travers la sclérotique, après avoir déterminé exactement la situation du corps, ce qui n'est pas facile
en général on a recours à l'ophtalmoscopie, au champ visuel,
à la radiographie ou la radioscopie) ; l'opération est elle-même
très délicate et risque de provoquer l'issue du vitré en grande
partie ou de supprimer la vision qui reste ;

*b*) Si c'est un *corps métallique*, il faut faire tenter, quand
on en a la possibilité, *l'extraction* à l'aide de l'électro-aimant ;
sinon on s'en tiendra à *l'expectative armée*, après avoir pré-
venu le malade des complications possibles : au moindre
accident du côté de cet œil, ou au moindre symptôme d'irritation du côté de son congénère, pratiquer l'*énucléation* sans
tarder.


## BRULURES DE L'ŒIL PAR LES LIQUIDES
## BOUILLANTS OU LES SUBSTANCES CAUSTIQUES

Elles déterminent des phénomènes réactionnels généralement intenses.

**Lésions**. — *Du côté de la cornée : opacités* plus ou moins profondes, apparaissant d'emblée ou les jours suivants, et qui disparaissent rapidement ou au contraire laissent une taie, suivant qu'elles sont superficielles ou profondes. Les brûlures profondes peuvent aussi former une *escarre* qui, en tombant, détermine une simple ulcération, ou même une perforation de la cornée, avec leurs conséquences.

*Du côté de la conjonctive :* d'abord pâleur, puis injection vasculaire et chémosis ; *escarres*, qui s'éliminent ; la réparation peut entraîner des adhérences cicatricielles entre les conjonctives bulbaire et palpébrale (*symblépharon*), ou une déviation du bord palpébral (*entropion*).

**Pronostic**. —Toujours réservé, même avec des lésions minimes au début.

**Traitement**. — *a*) S'il reste des parcelles de substance caustique, en enlever d'abord la plus grande partie avec une pince ou un linge fin, ou un papier buvard ; puis *lavage à grande eau* (froide), le plus tôt possible, pour chasser le reste : une simple lotion risquerait d'étendre le caustique sur la surface du globe.

On peut encore instiller des *substances neutralisantes :* contre les brûlures par la chaux vive, laver avec un peu d'huile et faire couler une solution concentrée de sucre de canne qui forme avec la chaux un précipité insoluble ;. — contre les alcalis caustiques, lavage avec du lait.

*b*) Instillation de cocaïne à 1 p. 100 si les douleurs sont vives.

*c*) Irrigation antiseptique froide.

*d*) S'il y a une irritation vive : pommade cocaïnée, compresses humides froides ; —sinon, vaseline stérilisée ou pommade antiseptique très faible et pansement sec occlusif.

# CHAPITRE IX

## LES AFFECTIONS DES ANNEXES DE L'ŒIL

### PRINCIPALES PARALYSIES OCULAIRES

**Variétés et diagnostic.** — A. **Paralysie du moteur-oculaire-commun.** — Elle détermine l'impotence fonctionnelle des muscles moteurs de l'œil (sauf le grand oblique et le droit externe), la paralysie du sphincter irien, et la paralysie de l'accommodation. — Elle peut être *complète* ou *partielle*.

1º *Paralysie* **complète.** — *Symptômes :* ptosis ; œil dévié en dehors par le droit externe, et un peu en bas par le grand oblique ; mouvements possibles : abduction extrême et léger abaissement ; — mydriase ; abolition des réflexes pupillaires à la lumière et à l'accommodation ; — diplopie croisée.

2º *Paralysie* **partielle.** — Les paralysies partielles du mot.-oc.-com. peuvent être d'origine périphérique ou d'origine nucléaire, les lésions portant soit sur les branches qui innervent les différents muscles moteurs du globe, et la musculature interne de l'œil, soit sur les noyaux qui leur correspondent.

*Symptômes.* — Ils varient suivant la branche ou le noyau atteints :

a) Paralysie d'une *branche musculaire :* diplopie, dont les caractères indiquent le muscle paralysé (V. page 317);

b) Paralysie des fibres innervant la *musculature interne* de l'œil : ophtalmoplégie interne (mydriase, avec abolition des réflexes pupillaires à la lumière et à l'accommodation); c'est une paralysie d'origine nucléaire.

**B. Paralysie du Moteur-oculaire-externe.** — Impotence fonctionnelle du *droit externe*.

*Symptômes*. — Déviation de l'œil en dedans (plus ou moins sensible) ; — diplopie homonyme, apparaissant quand l'objet est porté dans le sens de l'action du muscle paralysé, les images s'écartant dans cette même direction.

PARALYSIES CONCOMITANTES.—Quand les paralysies du moteur-oc.-com. et du mot.-oc.-ext. sont d'origine pédonculo-protubérantielle, elles sont accompagnées de paralysie faciale et de paralysie des membres qui permettent de préciser le siège de la lésion.

**C. Paralysie du Pathétique.** — Impotence fonctionnelle du *grand oblique*.

*Symptômes*. — La déviation de l'œil n'est pas appréciable ; — diplopie homonyme et verticale, les images s'écartant quand l'objet est porté en bas et en dehors, la fausse image plus basse et oblique en bas et en dehors.

**Etiologie**. — a) *Lésions traumatiques :* corps étrangers dans l'orbite, fractures de l'orbite, fractures de la base du crâne (le mot.-oc.-ext., appliqué sur la crête du rocher, est fréquemment blessé dans les fractures de cet os); — tumeurs de l'orbite ou du crâne, gommes, tubercules, hématomes, abcès, comprimant les nerfs ;

b) Maladies du *système nerveux*, et surtout le tabes;

c) *Maladies infectieuses*, et surtout la syphilis ; — *intoxications*, et surtout l'alcool.

**Traitement**. — Consiste presque uniquement dans le traitement de la cause.

Traitement local : repos de l'œil, verres fumés tant que la diplopie gêne la vision.

## PHLEGMON DE L'ORBITE

Inflammation suppurative du tissu cellulo-graisseux de l'orbite, due à une infection d'origine exogène ou endogène.

**Symptômes.** — *Symptômes généraux* de l'infection : frissons, fièvre, nausées, vomissements.

*Symptômes locaux :* douleurs orbitaires et péri-orbitaires, céphalalgie ; — œdème des paupières, protrusion du globe, œil immobile ; — œdème et rougeur de la conjonctive, bourrelet chémotique.

Diminution notable et rapide de la vision.

Bientôt rougeur et tension de la peau des paupières, et finalement ouverture de l'abcès à travers l'une d'elles.

**Pronostic.** — Après évacuation du pus, la guérison peut s'accompagner du retour de la vision ; mais souvent il y a cécité définitive par atrophie optique (consécutive à la névrite et à la gêne de la circulation des vaisseaux centraux de la rétine).

*Complications possibles :* thrombo-phlébite orbitaire, puis thrombose du sinus caverneux ; méningite purulente, abcès du cerveau.

**Traitement.** — Au début, applications locales de glace.

Bientôt, incision, à travers la paupière inférieure de préférence, près du rebord orbitaire (région externe) ; débridement à la sonde ; — drainage, pansements humides ; lavages.


## INFLAMMATIONS DU BORD LIBRE
## DES PAUPIÈRES

I. **Blépharites.** — On donne le nom de *blépharite* à l'inflammation généralisée du bord libre des paupières.

**Symptômes et variétés.**— *Symptômes subjectifs :* variables depuis la simple démangeaison jusqu'à la douleur vive avec photophobie et larmoiement.

*Symptômes objectifs :* variables avec la *forme*. (V. page 192.)

**Etiologie.** (V. p. 192.)

**Traitement.** — *a*) Traiter la cause et l'état général.

*b*) Faire porter des verres colorés protecteurs.

*c*) Lotions détersives et antiseptiques.

Compresses chaudes le matin.

*d*) Dans les *cas légers*, pommade à l'oxyde de zinc, à l'ichtyol, à la résorcine, etc., le soir.

Dans les *cas plus sérieux*, pommade au calomel ou à l'oxyde jaune.

*e*) S'il y a des *ulcérations*, compresses astringentes, au sulfate de zinc (à 1 p. 100), renouvelées plusieurs fois par jour, — cautérisations au nitrate d'argent.

II. **Orgelet.** — Petit furoncle du bord libre des paupières. (V. page 176.)

**Symptômes.** — *Symptômes subjectifs :* d'abord simple démangeaison, puis douleur assez vive. — *Symptômes objectifs.* (V. page 193.)

*Evolution* généralement rapide, mais récidives fréquentes.

**Traitement.** — D'abord compresses chaudes, — puis petite incision au bistouri.

Contre les récidives, s'il y a de la blépharite, pommade à l'oxyde jaune.

Traiter l'état général ; — et la cause, s'il y a une irritation locale.

## AFFECTIONS DES VOIES LACRYMALES

**Rétrécissement du conduit lacrymo-nasal.**
— **Symptômes** : larmoiement ; parfois blennorrhée, par suite

de rétention ; — constatation du rétrécissement par le cathétérisme explorateur (V. page 205) ; diagnostic du siège, de la variété anatomique, et de la nature (rétrécissement par compression, par gonflement inflammatoire de la muqueuse, etc.).

**Traitement**. — a) *Rétrécissement par compression :* traitement de la cause ;

b) *Rétrécissement inflammatoire :* cathétérisme, injection antiseptique et modificatrice en cas de blennorrhée (cyanure de Hg à 1 p. 4.000, sulfate de zinc à 1 p. 200).

**Dacryocystites**. — Deux formes : dacryocystite catarrhale, et dacryocystite purulente.

1° *Dacryocystite catarrhale.*—Distension du sac sans réaction inflammatoire.

**Symptômes**. — Larmoiement, tuméfaction ; par la pression, écoulement de mucus ou de muco-pus.

**Traitement**. — Cathétérisme, injections répétées de nitrate d'argent, ou de collargol à 5 p. 100.—Si ce traitement échoue, extirpation du sac.

2° *Dacryocystite purulente.* — **Symptômes.** — Gonflement avec légère réaction inflammatoire : rougeur, douleur; par la pression, écoulement de pus.

**Traitement**. — Lavages au nitrate d'argent, — puis dilatation par des cathétérismes répétés.

**Phlegmon du sac ou péricystite phlegmoneuse.**
—**Symptômes.**—Gonflement et rougeur de la région du grand angle de l'orbite, et des paupières ; — quelquefois hyperémie conjonctivale et chémosis ; —larmoiement ; —douleurs spontanées et douleur vive à la pression du sac ; — adhérence de la peau distendue ; — adénite pré-auriculaire. — Réaction générale (fièvre, etc.).

Bientôt l'abcès s'ouvre extérieurement, — fistule.

**Traitement**. — Incision et drainage; puis cathétérisme dilatateur.

# CHAPITRE X

## LES ANOMALIES DE LA RÉFRACTION

### HYPERMÉTROPIE

**Caractères cliniques.** — L'œil hypermétrope est celui dont le foyer postérieur est situé en arrière de la rétine.

Il paraît généralement petit, cette amétropie étant due le plus souvent à un développement incomplet de l'œil (*hypermétropie axile*).

L'hypermétrope ne peut voir nettement, de loin ou de près, qu'en accommodant, et à condition que son pouvoir d'accommodation soit au moins égal : à son degré d'amétropie pour la vision de loin, et, pour la vision de près, à cette amétropie augmentée de l'accommodation utilisée par un emmétrope dans les mêmes conditions. — Un hypermétrope faible (ce qui est de beaucoup le cas le plus fréquent) y verra donc, s'il est jeune, à toute distance, mais en accommodant constamment.

L'hypermétropie est généralement inférieure à 4 dioptries ; elle peut atteindre 7 à 8 dioptries, mais dépasse très rarement ce degré, sauf dans les cas d'aphakie ou absence du cristallin.

L'acuité visuelle est assez bonne dans les hypermétropies faibles.

**Complications.** — 1º Lorsque l'hypermétropie atteint 3 ou 4 dioptries, chez l'adulte astreint à des travaux exigeant la vision de près prolongée, il se produit des troubles connus sous le nom d'**asthénopie accommodative** : le sujet ressent de la fatigue oculaire, se plaint de douleurs péri-orbitaires, de maux de tête, troubles provoqués par l'effort constant d'accommodation ; en outre, quand il lit ou se livre à un travail nécessitant la fixation de près, au bout d'un moment la vision devient confuse, il se forme un brouillard de plus en plus épais, et si le sujet persiste il ne tarde pas à présenter du larmoiement, de l'hyperémie conjonctivale. — Le trouble de la vision provient du relàchement de l'accommodation par suite de la fatigue du muscle ciliaire.

2° D'autre part, normalement, l'accommodation et la convergence sont étroitement unies ; mais chez l'hypermétrope la convergence correspondant à l'effort d'accommodation nécessaire chez lui pour voir nettement un objet serait trop forte, et ne permettrait plus de fixer l'objet ; l'hypermétrope en arrive donc souvent à séparer l'action des deux yeux : un seul converge pendant que l'autre sert à fixer ; il en résulte, chez certains enfants, et probablement sous l'influence d'une hérédité nerveuse, un **strabisme interne**, d'abord *intermittent*, et même *alternant*, puis *fixe* et *permanent*. Ce strabisme n'entraine d'ailleurs pas de diplopie, parce que l'image donnée par l'œil dévié est *neutralisée*.

3° Une autre conséquence de l'hypermétropie, c'est que le sujet qui en est atteint est incommodé par la *presbytie* plus tôt qu'un emmétrope, puisque la presbytie consiste dans une diminution de l'amplitude d'accommodation et que l'hypermétrope a besoin d'un plus grand effort d'accommodation que l'emmétrope.

**Diagnostic et mesure** de l'hypermétropie. (V. page 244.)

**Traitement. Correction par les verres.** — Les verres convexes corrigent l'hypermétropie ; on les indique par le signe + suivi du numéro du verre en dioptries.

La correction varie suivant *l'âge* et les *conditions* de la vision :

1° **Hypermétrope jeune.** — a) *Pour la vision de loin :* pas de correction, à moins que l'hypermétropie soit d'un degré élevé; un sujet jeune, en effet, corrige facilement une hypermétropie moyenne, grâce à son amplitude d'accommodation étendue.

b) *Pour la vision de près :* corriger partiellement, pour éviter un trop grand effort d'accommodation, mais en laissant 1 à 2 dioptries au début, et en augmentant par la suite la force du verre ; en principe on peut corriger l'*hypermétropie manifeste*.

2° ***Hypermétrope âgé.*** — Il faut prescrire des verres pour la vision de loin, et d'autres pour la vision de près.

a) *Pour la vision de loin :* si le sujet possède encore un certain degré d'accommodation, corriger partiellement son amétropie, sinon il faut la corriger complètement.

b) *Pour la vision de près :* si le sujet possède encore une amplitude suffisante d'accommodation, faire la correction de l'hypermétropie, c'est-à-dire prescrire les verres les plus forts donnant la meilleure acuité (ou ne troublant pas la vision), à la lecture à distance (5 mètres).

Pour un sujet presbyte, prescrire des verres corrigeant l'hypermétropie et la presbytie, c'est-à-dire les verres permettant la vision nette de près (à 35 cm. environ); on devra donc augmenter leur force au fur et à mesure que la presbytie augmentera, avec l'âge du sujet.

## MYOPIE

**Caractères cliniques.** — L'œil myope est celui dont le foyer postérieur est situé en avant de la rétine.

Le myope ne voit nettement que les objets rapprochés, et la distance la plus grande à laquelle il voit nettement (punctum remotum) varie suivant le degré de la myopie. Au-delà de cette distance les objets lui apparaissent troubles, par suite des cercles de diffusion formés sur la rétine, ainsi que nous l'avons vu, par les rayons lumineux émanés de ces objets. Aussi, pour diminuer ces cercles de diffusion, le myope cligne-t-il les paupières, améliorant ainsi sa vision en diminuant les rayons lumineux qui pénètrent dans l'œil.

L'œil myope paraît en général volumineux, saillant, soulevant même parfois les paupières, comme dans l'exophtalmie. Cela tient à ce que la myopie est le plus souvent due à un allongement de l'axe du globe (*myopie axile*); elle peut aussi être due, mais c'est rare, à une augmentation de courbure des surfaces réfringentes (*myopie de courbure*), dans le kératoglobe; ou encore à une augmentation de la réfringence des milieux, comme dans la cataracte des vieillards (*myopie d'indice*).

**Complications.** — Dès que la myopie atteint 3 dioptries, l'œil n'a plus besoin d'accommoder; et, par suite des rapports qui lient l'accommodation et la convergence, celle-ci devient plus pénible; l'effort presque continuel qu'elle nécessite, chez un myope d'un degré assez élevé, entraîne une fatigue, de la douleur même : c'est l'**asthénopie musculaire**; et en même temps, chez certains enfants, un relâchement d'un des droits internes et par suite une déviation de l'œil en dehors, ou **strabisme externe** ; il y a *insuffisance de convergence*. Le strabisme peut déterminer à son tour, sinon de la *diplopie*, plutôt un *trouble* de la vision qui augmente le malaise dont souffre le myope.

Les myopes ont encore la sensation de *mouches volantes*.

Indépendamment de ces troubles, la myopie élevée détermine une *diminution de l'acuité visuelle* due aux lésions de choriorétinite, et s'accentuant avec ces lésions.

**Lésions.** — Dans les myopies *légères* on n'observe pas de lésions à l'examen ophtalmoscopique, sauf parfois, autour de la papille, un simple petit croissant stationnaire.

Dans les myopies *fortes* ou *progressives*, myopies *graves*, on constate des lésions plus étendues, et il peut survenir des complications : le croissant ou *staphylome postérieur* est plus large et bordé de pigment choroïdien ; il débute généralement du côté temporal de la papille (nasal à l'image renversée) ; c'est de la *scléro-choroïdite postérieure ;* on peut voir aussi des plaques de *chorio-rétinite* atrophique disséminée, et lorsqu'elles envahissent la macula, il y a un scotome central ; les *hémorragies* rétiniennes ne sont pas rares, et sont la principale cause de *corps flottants* du vitré qu'on aperçoit parfois. (V. fig. 39, page 158.)

Enfin deux lésions peuvent compliquer les myopies fortes : la subluxation du cristallin, et surtout le *décollement de la rétine*.

**Etiologie et pronostic.** — 1o *Myopie acquise.* — Elle se développe sous l'influence de travaux nécessitant la fixation de près, et en particulier le travail scolaire fait dans de mauvaises conditions, avec vision trop rapprochée et éclairage défectueux. La myopie est surtout fréquente en effet chez les écoliers ; elle augmente lentement avec les années, mais sans atteindre un degré élevé, et elle reste stationnaire après les études. Elle est favorisée par l'hérédité. — C'est une *myopie faible et bénigne*. Elle ne présente pas de lésions sérieuses.

2o *Myopie congénitale.* — Elle est due à des lésions de scléro-choroïdite postérieure. Elle augmente progressivement et peut aboutir à la cécité. C'est cette forme qui peut se compliquer des lésions que nous avons énumérées plus haut. C'est une *myopie forte et progressive*, et, quand elle entraîne des complications graves, c'est une *myopie maligne*.

**Diagnostic et mesure de la myopie.** (V. page 244.)

**Traitement.** — A. *Traitement hygiénique et prophylactique.* — Mettre les écoliers dans les meilleures conditions d'hygiène oculaire : bon éclairage, — caractères des livres assez gros pour pouvoir être lus facilement à 35 ou 40 cm., afin d'éviter l'excès de convergence, — attitude droite pour l'écriture ; — en outre faire reposer fréquemment les écoliers.

D'autre part corriger la myopie, même la plus faible, et l'astigmatisme. — Dans les cas de myopie progressive, interdire tout travail nécessitant une fixation prolongée de près.

B. *Correction par les verres.* — La correction varie suivant le degré de la myopie, l'âge du sujet et les conditions de la vision.

1° **Myopies faible et moyenne.** — *a*) CHEZ LES ENFANTS : correction totale pour la vision de loin et de près, afin d'éviter les excès de convergence et respecter l'accommodation ; donc prescrire le verre le plus faible qui donne la meilleure acuité.

*b*) CHEZ LES ADULTES : la correction doit être différente pour la vision de près et pour la vision de loin :

Pour la vision *de loin :* correction *totale* qu'on prescrit *d'emblée* pour les myopies faibles, inférieures à 3 dioptries,— et *progressivement* pour les myopies de 3 à 7 dioptries, quand la personne n'était pas corrigée auparavant ;

Pour la vision *de près :* correction *inutile* au-dessous de 3 dioptries ; — au-dessus de 3 D, correction *partielle*, en laissant 3 dioptries, c'est-à-dire donner des verres inférieurs de 3 D à ceux prescrits pour la vision de loin : on a ainsi une vision nette à 33 cm., et sans accommodation.

*c*) CHEZ LES PRESBYTES : pour la vision *de loin*, correction totale de la myopie ;

Pour la vision *de près :* prescrire des verres dont le n° est celui des verres qui corrigent la myopie, diminué du n° des verres qui corrigent la presbytie normale à l'âge du sujet ; par ex., un sujet de 50 ans, myope de 4 D, prendra, pour travailler, des verres de ( — 4) — (+ 1,50) = — 2 D 50; — s'il n'avait que 1 D de myopie, il prendrait des verres *convexes* de 0 D 50.

2° **Myopie forte.** — Correction *partielle*, en cherchant par tâtonnements le verre qui est le mieux toléré ; pour la vision *de près* il doit toujours laisser 3 ou 4 D, de façon à ce que la personne n'ait pas besoin d'accommoder ; — pour la vision *de loin* il faut s'en tenir à des verres permettant au malade de se conduire.

## ASTIGMATISME RÉGULIER

**Définition. Diagnostic. Mesure.** — V. page 257.

**Caractères cliniques.** — L'astigmatisme faible (0,50 à 0,75 D) est très fréquent et gêne rarement ceux qui en sont atteints. Plus fort, il détermine une vision très mauvaise à toutes distances, et un abaissement notable de l'acuité visuelle ; mais s'il est monoculaire il n'entraîne souvent pas de trouble sensible de la vision, parce que le sujet qui en est atteint neutralise en grande partie l'image trouble et faible donnée par son œil astigmate ou le plus astigmate.

L'astigmatisme est *cornéen* ou *cristallinien.* — *Cornéen,* il est produit par une déformation de la courbure cornéenne, plus prononcée dans un méridien que dans les autres ; — *cristallinien,* il est produit soit par une anomalie de courbure de la lentille, soit par une contracture partielle du muscle ciliaire, soit par un déplacement du cristallin.

Les deux variétés peuvent exister en même temps ; mais l'astigmatisme cornéen est de beaucoup le plus fréquent.

**Correction de l'astigmatisme.** — Il ne faut corriger l'astigmatisme que lorsqu'il détermine des troubles subjectifs, ou une diminution de la vision améliorable par la correction.

Rappelons d'abord que les verres cylindriques doivent être placés de façon à ce que leur axe soit perpendiculaire au méridien que l'on veut corriger.

La correction de l'astigmatisme se fait avec des *verres cylindriques seuls,* ou avec des cylindres *combinés à des verres sphériques.*

Pour la PRESCRIPTION, on indique le verre cylindrique par la direction de l'axe, suivie du degré de l'astigmatisme ; la direction de l'axe est donnée par le degré de la 1/2 circonférence

auquel il correspond. Le Congrès de Naples (1909) a adopté à
ce sujet les conditions suivantes : le 0° est à l'extrémité du
diamètre horizontal du côté du nez, pour chaque œil; le 90° à
l'extrémité supérieure du méridien vertical, le 180° à la partie
temporale. — Mais pour éviter toute erreur il est bon d'indiquer la position de l'axe sur un dessin schématique de lunette.

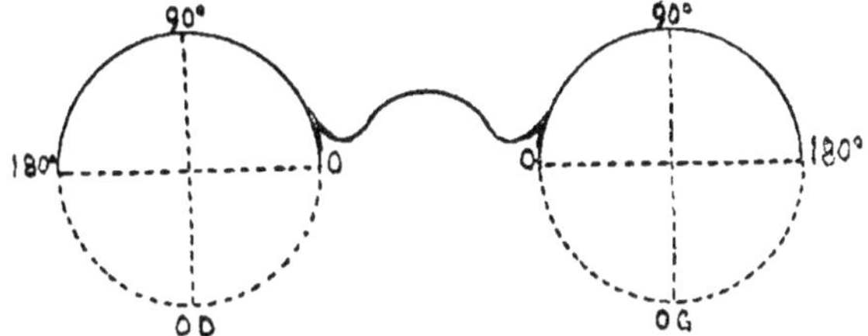


Fig. 98. — Schéma pour la prescription de verres cylindriques

Quand on ajoute un verre sphérique, on l'inscrit après le
cylindre :

Exemple : cyl. 90° + 3, sphér. + 1,50
ou plus simplement : (90° + 3) + 1,50
signifient : cylindre convexe de 3 D, l'axe vertical (à 90°),
combiné au verre sphérique convexe de 1, 50 D.

Nous allons maintenant indiquer la correction dans les différentes variétés d'astigmatisme.

1° *Astigmatisme simple.* — L'astigmatisme simple est
corrigé en principe par le verre cylindrique qui donne la
meilleure acuité.

a) Pour l'*astigmatisme* **hypermétropique**, cette correction est la même pour la vision de loin ou de près ;

b) Pour l'*astigmatisme* **myopique**, il faut, pour la *vision
de loin*, corriger le méridien myope, ainsi que nous venons de
l'indiquer ; mais pour la *vision de près* il est préférable, si l'astigmatisme n'est pas trop élevé, de corriger cet astigmatisme
en rendant myope le méridien emmétrope ; si par exemple
on a : méridien vertical = — 1 D, le méridien horizontal étant

emmétrope, on prescrit un *cylindre + 1 D, à axe vertical* (90° + 1), qui rend le méridien horiz. myope de 1 D, comme

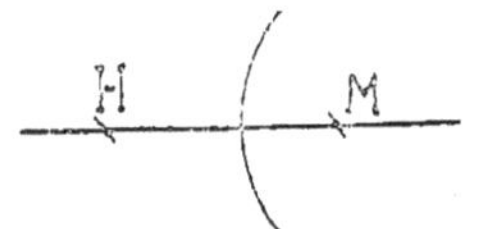



Astigmatisme *simple* : *I*, hypermétropique, — *II*, myopique,



Astigmatisme *composé* : *I*, hypermétropique, — *II*, myopique,



Astigmatisme *mixte*.

Fig. 99-103. — SCHÉMAS POUR FAIRE COMPRENDRE LES DIFFÉRENTS PROCÉDÉS DE CORRECTION DE CHAQUE VARIÉTÉ D'ASTIGMATISME (Voir le texte).

Les lignes courbes (*R*) représentent la rétine, les lignes droites (*A*) l'axe optique, sur lequel sont marqués les foyers des méridiens principaux, dans les différentes variétés d'astigmatisme : *E*, foyer d'un méridien emmétrope (sur la rétine) ; — *H*, *H'* foyers de méridiens hypermétropes (en arrière de la rétine) ; *M*, *M'* foyers de méridiens myopes (en avant de la rétine).

L'astigmatisme est mesuré par la différence de réfraction des deux méridiens principaux.

*Corriger l'astigmatisme*, c'est rendre ces 2 méridiens semblables, ce qui s'obtient de deux façons : *a*) ou bien en rendant emmétropes, par des verres cylindriques, les 2 méridiens séparément (ou le méridien amétrope, dans l'astigm. simple) ; — *b*) ou bien en rendant l'un des méridiens semblable à l'autre, par un cylindre ; et, dans ce dernier cas, il y a souvent lieu, en outre, de corriger, partiellement ou totalement, par un verre sphérique, l'amétropie de l'œil ainsi obtenue. — Il faut se rappeler qu'un verre cylindrique doit être placé l'axe perpendiculaire au méridien sur lequel il doit agir.

le vertical : cette correction est beaucoup mieux tolérée pour la vision de près.

2° *Astigmatisme composé.* — a) *Astigmatisme composé* **hypermétropique.** — *Pour la vision de loin,* corriger seulement l'*astigmatisme* par un cylindre convexe perpendiculaire au méridien le plus amétrope, sans toucher à l'hypermétropie de l'œil ;

*Pour la vision de près,* corriger l'*astigmatisme* par un cylindre convexe et l'*hypermétropie* par un sphérique convexe (le plus fort qui donne la meilleure acuité), — ou mieux corriger l'*astigmatisme*, par un cylindre concave pour le méridien le moins amétrope, et rendre l'œil *emmétrope* par un sphérique convexe, la correction avec cylindre concave étant la mieux supportée en général (Javal) ;

Exemple : On a 0° = + 2 D, et 90° = + 5 D, on mettra de préférence : cyl. 90° — 3, sphér. + 5 (le méridien horizontal est ainsi rendu hyperm. de 5 D, comme le vertical, par le cyl. — 3, et les deux sont rendus emmétropes par le sphér. + 5).

b) *Astigmatisme composé* **myopique.** — *Pour la vision de loin,* corriger l'*astigmatisme* par un cylindre concave perpendiculaire au méridien le plus myope, et la *myopie* de l'œil par le sphér. concave le plus faible qui donne la meilleure acuité ;

*Pour la vision de près :* si la myopie est faible, corriger seulement l'*astigmatisme ;* — si la myopie est moyenne ou forte, corriger l'*astigmatisme* par un cyl. conc., et corriger en outre partiellement la *myopie :*

Exemple : On a : 0° = — 1 et 90° = — 2, on prescrira seulement : 0° — 1 et l'on aura 1 D de myopie dans les deux méridiens puisqu'on en corrige une dans le diamètre horizontal.

Supposons 0° = — 4 et 90° = — 6, on prescrira : cyl. (0° — 2), sphér. — 1 ou — 2 ;

par cyl. 0° — 2, le méridien vertical (90°) est devenu — 4,

comme l'horizontal, et par le sphér. — 1 ou — 2, la myopie de l'œil est corrigée partiellement, et n'est plus que de 2 ou 3 D.

3° **Astigmatisme mixte.** — On peut corriger séparément *les deux méridiens*, ou mieux procéder de la façon suivante :

a) *Pour la vision de loin :* corriger complètement l'*astigmatisme* par un cyl. concave perpendiculaire au méridien myope et qui le rend hypermétrope comme l'autre, ce qui suffit généralement pour la vision de loin, si l'hypermétropie est faible (ce qui est le cas le plus fréquent);

b) *Pour la vision de près*, corriger l'*astigmatisme* en rendant myope le méridien hypermétrope : il faut s'en tenir à cette correction si la *myopie* est faible; si elle est forte on la corrige *partiellement* par un sphér. concave.

Exemples : On a 90° + 1 et 0° = — 2.

On prescrira : *a*) pour la vision de loin, cyl. 90° — 3 (2 D pour rendre le méridien horiz. emmétrope, et 1 D pour le rendre hypermétrope de 1 D comme le vertical) :

*b*) pour la vision de près : cyl. 0° + 3, les 2 méridiens sont alors myopes de 2 D (le vertical ayant été rendu emmétrope par la 1$^{re}$ dioptrie du cyl. + 3 et myope de 2 D par les 2 autres). Si cette myopie était plus forte on la corrigerait alors partiellement par un sphérique concave. Mais comme elle est faible il est inutile en général de la corriger, à moins qu'elle ne gêne, par exemple pour un musicien obligé de lire la musique à une certaine distance.

Chaque fois qu'il s'agit de corriger un astigmate, il faut lui essayer les verres correcteurs avant de les prescrire, et ce n'est souvent que par tâtonnement qu'on arrivera à la combinaison la mieux supportée et la plus avantageuse, qu'il s'agisse de la vision de loin ou de la vision de près.

## ASTIGMATISME IRRÉGULIER

L'astigmatisme est dit *irrégulier* quand la réfringence varie d'une façon irrégulièrement progressive dans les méridiens successifs, ou quand elle varie dans les différents segments d'un même méridien.

On peut parfois le constater à la *skiascopie*, par la forme anormale et la marche irrégu- lière des ombres; ou avec l'*o- phtalmomètre*, par la défor- mation des images des mires.

Mais on le constate plus sim- plement, et sûrement, à l'aide d'un *kératoscope*. Le plus sim- ple est le *disque de Placido*; c'est un disque de bois, de 23 cm. de diamètre, avec un man- che; sur ce disque sont peints des cercles concentriques, alter- nativement blancs et noirs et de même largeur; au centre est un petit orifice, derrière lequel se fixe une lentille. Le sujet étant adossé à une fenêtre on se place en face de lui, et tenant le disque tourné vers sa figure, et à 15 cm. environ, on cher-

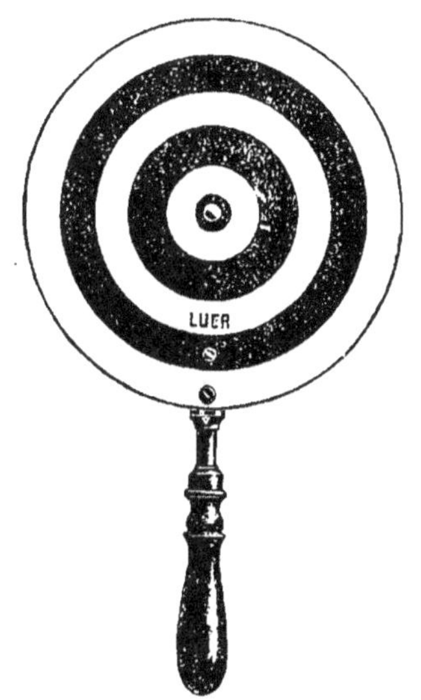


Fig 104. — Disque kératoscopique de Placido.

che à apercevoir, par l'orifice central muni d'une lentille de 8 à 10 D, le reflet des cercles sur la cornée du sujet, le milieu du disque étant au centre de la cornée.

Si la surface cornéenne est régulièrement courbe, les cercles y apparaîtront réguliers et concentriques; — si la courbure varie, et d'une façon régulière, dans les différents méridiens

Pichon. — Ophtalmologie.

27

(*astigmatisme régulier*), les cercles du disque formeront des ovales plus ou moins allongés, les axes extrêmes, le plus grand et le plus petit, corres-pondant aux 2 méridiens principaux. — Si la cour-bure cornéenne varie d'une façon irrégulière (*astigmatisme irrégu-lier*) les cercles sont dé-formés et donnent une image irrégulière.

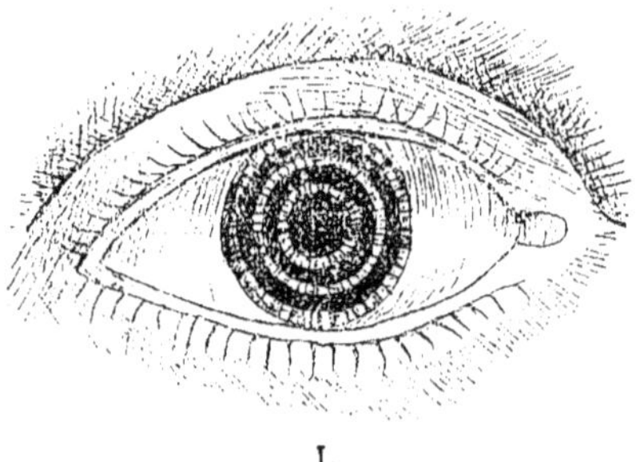



L'astigmatisme irrégu-lier entraîne une mau-vaise acuité visuelle, et n'est généralement pas susceptible de correction. Toutefois, s'il est peu prononcé, et que l'œil soit surtout myope ou hyper-métrope, il est parfois possible d'améliorer l'a-cuité visuelle en corri-geant, soit simplement la myopie ou l'hypermétro-pie, soit même un certain degré d'astigmatisme.

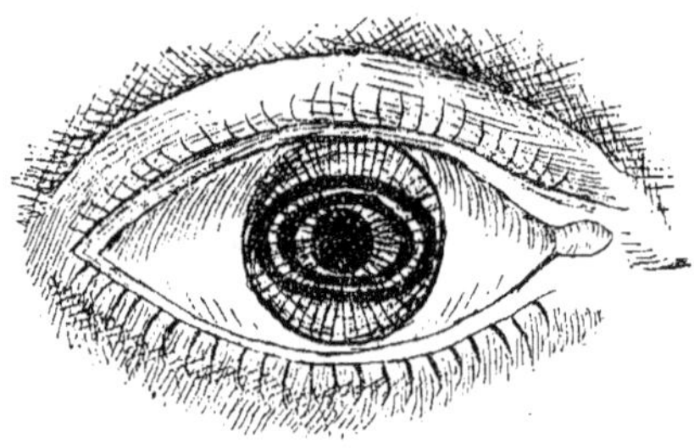



## ANISOMÉTROPIE

L'anisométropie est l'i-négalité de réfraction entre les deux yeux.

Quand la différence est *faible*, elle ne gêne pas la vision ; et si l'un

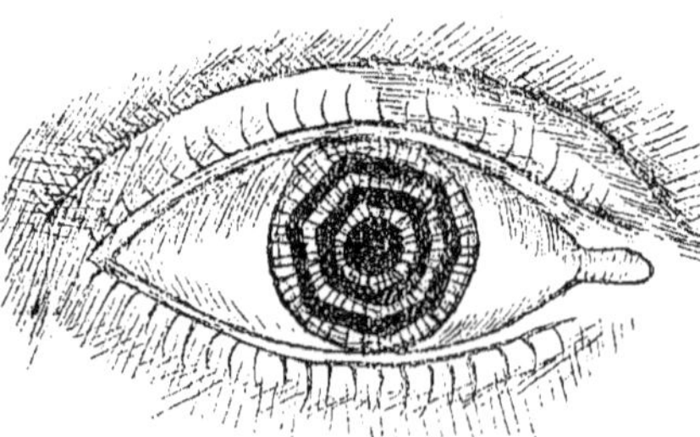



Fig. 105 à 107. — Images kératoscopiques du Disque de Placido. — *I*, œil normal : — *II*, astigmatisme régulier ; — *III*, astigma-tisme irrégulier.

des deux yeux est emmétrope, il est inutile de corriger l'autre.
— Si les deux yeux sont amétropes on corrige le meilleur et
on met la même correction à l'autre, pour éviter le trouble produit par des verres différents, qui ne donnent pas des images
de même grandeur.

Quand l'inégalité de réfraction est *très prononcée*, le sujet
ne se sert généralement que de l'œil le meilleur, et l'autre est
annulé ; son acuité devient très faible (amblyopie ex anopsia).
Si la vision de l'œil le meilleur est suffisante, il est inutile de
tenter une correction de l'autre œil, qui le plus souvent ne
donnerait aucune amélioration. Dans certains cas pourtant
cette correction améliore la vision et est bien supportée; on
peut alors la faire, si le sujet y trouve un avantage. Elle réus-
sira surtout si le sujet est jeune, et elle peut même alors amener une amélioration sensible de l'acuité visuelle.

**Correction de la presbytie chez un emmé-
trope**. — On prescrit en général les verres convexes qui,
ajoutés à l'accommodation du sujet, lui donnent 4 D de convergence.

Par exemple, à 45 ans, on donne $4 - 3,50 = o\ D\ 50$ ; à
50 ans, $4 - 2,50 = 1\ D\ 50$. (V. page 269.)

On doit corriger la presbytie dès qu'elle se fait sentir, vers
45 à 47 ans.

**Remarque pour toute correction par les verres.** — Il
faut toujours avoir soin de chercher, par tâtonnement, la combinaison que le malade supporte le mieux dans la vision binoculaire; et il sera même souvent utile de tâter sa tolérance à
l'égard des verres prescrits, pendant quelques temps; mais il
faut savoir, d'autre part, que le sujet amétrope, qui n'a pas
encore été corrigé, éprouve d'abord, avec les verres, une certaine gêne qui disparaît bientôt.

# CHAPITRE XI

## SIMULATION DE L'AMBLYOPIE FORTE
## ET DE L'AMAUROSE

### PROCÉDÉS POUR LA DÉCELER

L'amaurose binoculaire simulée est extrêmement rare, et la moindre enquête la fait connaître, sans parler de l'attitude du sujet, des altérations du fond de l'œil, des réflexes pupillaires, etc.

L'amblyopie forte binoculaire est rarement simulée, car elle est incompatible avec la plupart des travaux et des occupations de la vie courante ; là encore une enquête permettrait le plus souvent de découvrir la supercherie ; sinon on aura recours, pour déceler la simulation, à divers procédés dont nous allons décrire brièvement les deux plus simples : la mesure de l'acuité visuelle à différentes distances, et le procédé de Barthélemy ou « du miroir plan ».

A. — MESURE DE L'ACUITÉ VISUELLE A DIFFÉRENTES DISTANCES. — On se sert d'une *échelle d'acuité*, qui porte des caractères de plusieurs grandeurs, et on mesure l'acuité visuelle successivement à différentes distances, en divisant la distance à laquelle le sujet lit les lettres par celle à laquelle on doit les lire normalement (celle-ci, on le sait, est indiquée sur le tableau). Si le sujet simule, comme il est dans l'impossibilité de savoir quelles lettres il devrait lire à la distance où on le place et d'après l'acuité qu'il a d'abord indiquée, il se trompe toujours, après avoir hésité, et l'on obtient, d'après ses réponses, une acuité visuelle variable avec les distances, et d'un moment à l'autre.

B. — PROCÉDÉ DE BARTHÉLEMY OU « DU MIROIR PLAN ». —

Une *échelle d'acuité* est fixée à un mur de la salle, de façon à ce que son image se reflète dans une *glace* adossée au mur opposé. On place le sujet à égale distance des deux, face à l'échelle, et on mesure son acuité ; le faisant alors tourner sur place, vers la glace, on lui demande de lire des lettres de l'échelle, qui se reflètent dans cette glace ; elles sont renversées il est vrai, mais on les reconnaît néanmoins facilement et certaines d'ailleurs ne sont pas changées (V, U, O, M, Y, I, etc.). Généralement le simulateur lit les mêmes lettres qu'il avait lues directement, ou des lettres peu différentes, bien que la distance soit triple et que l'intensité lumineuse soit encore diminuée ; la simulation est ainsi décelée, et l'on peut mesurer à peu près l'acuité visuelle du sujet.

**L'amblyopie forte unilatérale** simulée sera décelée par ces mêmes procédés, et par d'autres encore que nous allons étudier et qui serviront également pour l'**amaurose unilatérale**.

C. — Epreuve de la lecture controlée ou « de la règle ». — Nous avons déjà décrit cette épreuve à propos de la Recherche de la vision binoculaire : elle consiste à interposer une règle entre le sujet et une page d'impression qu'on lui fait lire : s'il ne voit que d'un œil, la règle lui cache certaines lettres, et il est obligé de se déplacer pour les voir ; s'il lit couramment sans se déplacer, il a la vision binoculaire ; et l'on peut ainsi mesurer l'acuité de l'œil prétendu amaurotique ou fortement amblyope.

On a construit différents appareils d'après le principe sur lequel repose cette épreuve (appareil de Cuignet ou de Barthélemy, Boîte de Martin).

D. — Epreuves des couleurs. — On fait lire des lettres de couleurs différentes avec des verres colorés.

1º *Lettres colorées sur fond noir :* des lettres rouges et des lettres vertes sont imprimées sur fond noir ; on met un *verre rouge* sur l'œil sain du sujet et on l'invite à lire ces lettres (il faut avoir soin de veiller à ce qu'il maintienne constamment les deux yeux ouverts); il ne peut voir de l'œil sain que les lettres rouges, le verre rouge qui recouvre cet œil ne permettant pas de voir la couleur verte complémentaire. Si le sujet lit toutes les lettres, c'est un simulateur.

2° *Lettres colorées sur fond blanc* : ce sont des lettres rouges et des lettres bleues ; avec un verre rouge on ne distingue pas les lettres de cette couleur, car elles se confondent avec le fond qui apparaît rouge. Si donc l'œil sain est couvert avec un verre de cette couleur et que le sujet lise toutes les lettres, il voit les rouges avec l'autre œil, c'est un simulateur.

Quand on a recours aux épreuves que nous venons de décrire, il faut toujours auparavant se rendre compte par soi-même du résultat qu'elles donnent ; on évite ainsi parfois de tirer une conclusion de résultats faussés par un défaut de technique ou une défectuosité du matériel employé.

E. — Epreuve du réflexe pupillaire. — Nous avons vu que, sauf dans les cas, rares, d'amaurose monoculaire d'origine corticale, facile d'ailleurs à éliminer, et dans l'hystérie, le réflexe direct à la lumière est aboli dans un œil atteint d'*amaurose*, en même temps que le réflexe consensuel de l'autre côté, tandis que le réflexe consensuel est conservé du côté atteint. (Voir l'Examen de la Pupille.)

F. — Nous indiquerons encore deux procédés simples pour déceler l'*amaurose unilatérale simulée* ; on fait passer une lumière devant la figure du sujet, en partant du côté sain : il ne doit plus la voir dès qu'elle sort du champ visuel de l'œil sain, ce que l'on constate par la disparition du reflet de la lumière sur cet œil, tandis que le sujet ne s'en rend pas compte, et, s'il simule, il déclare trop tôt ne plus voir la lumière, ou bien au contraire il hésite et la voit encore, alors que c'est seulement avec l'œil prétendu amaurotique qu'il peut l'apercevoir.

Enfin, l'œil sain étant couvert, si l'on approche brusquement et par surprise, de l'œil prétendu amaurotique, un objet ou une lumière, si cet œil voit, les paupières se ferment vivement et le sujet fait même un mouvement de recul.

# CHAPITRE XII

## L'ŒIL ET LA VISION DANS L'ARMÉE, LA MARINE ET LES CHEMINS DE FER

---

### EXTRAIT DE L'INSTRUCTION SUR L'APTITUDE PHYSIQUE AU SERVICE MILITAIRE
(MISE À JOUR AU 1er OCTOBRE 1912)

#### Organes de la Vision.

ARTICLE 17. — **Diminution de l'acuité visuelle.** — 1° L'aptitude au service armé exige une acuité visuelle supérieure ou tout au moins égale à 1/2 pour un œil et à 1/20 pour l'autre œil, après correction, s'il y a lieu, par les verres sphériques;

2° Seront versés dans le service auxiliaire les jeunes gens qui ont, après correction, s'il y a lieu, par les verres sphériques, une acuité visuelle supérieure ou tout au moins égale à 1/4 pour un œil celle de l'autre œil étant inférieure à 1/20 ou même complètement abolie, sous la réserve, toutefois, des causes d'exemption et de réforme spécifiées aux articles numérotés de 78 à 93 inclusivement et de *l'élimination absolue de l'armée de tous les borgnes présentant une difformité apparente.*

L'exemption et la réforme ne sont prononcées que si l'acuité visuelle de l'œil le meilleur est inférieure à 1/4 après correction, s'il y a lieu, par les verres sphériques.

La perte de la vision d'un œil, l'acuité visuelle de l'autre œil égalant au moins 1/4, entraîne le classement dans le service auxiliaire, toutes les fois que la cécité résulte de lésions éteintes depuis longtemps et non susceptibles de retours offensifs. Dans tous les autres cas, l'exemption et la réforme doivent être prononcées.

3° L'acuité se mesure au moyen de l'échelle typographique réglementaire placée à cinq mètres en avant de l'examiné et à sa hauteur.

**Art. 78. — Myopie. —** *a*) Est compatible avec le service armé :

La myopie ne dépassant pas sept dioptries, à condition que l'acuité visuelle soit ramenée par les verres correcteurs aux limites spécifiées au premier paragraphe de l'article 77 ;

*b*) Est compatible avec le service auxiliaire :

La myopie supérieure à sept dioptries, à condition que l'acuité visuelle soit ramenée par les verres correcteurs aux limites fixées au deuxième paragraphe de l'article 77.

La myopie compliquée de lésions choroïdiennes étendues et progressives entraînant une acuité visuelle inférieure aux limites fixées à l'article 77 est incompatible avec tout service et entraîne la réforme.

**Art. 79.— Hypermétropie.—** *a*) Est compatible avec le service armé :

L'hypermétropie qui, après correction par les verres convexes, ne détermine pas une acuité visuelle inférieure aux limites fixées par le premier paragraphe de l'article 77.

*b*) Est compatible avec le service auxiliaire :

L'hypermétropie qui, après correction par les verres convexes, ne détermine pas une acuité visuelle inférieure aux limites fixées par le deuxième paragraphe de l'article 77.

**Art. 80.— Astigmatisme.—** L'astigmatisme est compatible avec le service armé, s'il ne détermine pas une acuité visuelle inférieure aux limites fixées par le paragraphe 1 de l'article 77.

**Art. 81.— Amblyopie et amaurose. —** Dans un certain nombre de cas, la diminution ou la perte de la vision existe sans altérations appréciables des organes.

La décision de l'expert est alors basée sur les renseignements fournis par les autorités civiles et sur les résultats que lui apportent les procédés multiples destinés à déjouer les tentatives de simulation. Si sa conviction n'est pas établie, le médecin doit demander une enquête militaire, renvoyer le sujet à une séance ultérieure, enfin le déclarer bon pour le service.

La réforme ne sera prononcée qu'après une période d'observation méthodique et prolongée.

**Art. 82.— Affections des paupières.—** Entraînent l'exemption et la réforme :

La destruction complète ou étendue ;

Les cicatrices vicieuses ;

L'ankyloblépharon et le symblépharon étendus ;

L'entropion et l'ectropion prononcés ;

Les tumeurs volumineuses ou de mauvaise nature ;

Le trichiasis congénital avec pannus de la cornée ;

Le ptosis congénital ; le blépharospasme invétéré.

La blépharite chronique rebelle peut être une cause de réforme temporaire.

Art. 83. — **Affections des voies lacrymales.** — Motivent le classement dans le service auxiliaire :

Les tumeurs bénignes de la glande lacrymale ;

L'épiphora à un degré modéré ;

La dacryocystite chronique non suppurée.

L'épiphora très prononcé, la dacryocystite suppurée et la fistule lacrymale peuvent justifier l'exemption et au besoin la réforme.

Art. 84. — **Affections de la conjonctive.** — Les conjonctivites chroniques rebelles et, en particulier, la conjonctivite granuleuse, le ptérygion atteignant le centre de la cornée, les tumeurs volumineuses ou malignes de la conjonctive et de la caroncule lacrymale entraînent l'exemption.

Le ptérygion atteignant le centre de la cornée et inopérable, les tumeurs volumineuses ou malignes de la conjonctive et de la caroncule lacrymale sont des motifs de réforme.

La réforme temporaire pourra être prononcée dans les cas de conjonctivites chroniques et en particulier de conjonctivite granuleuse, si elles sont susceptibles de guérison.

Art. 85. — **Affections de la cornée.** — Nécessitent l'exemption et la réforme :

Les kératites anciennes, spécialement les kératites vasculaires ou panniformes étendues ;

Les ulcérations de la cornée, les staphylomes.

Les taies ou opacités de la cornée sont compatibles avec le service armé ou avec le service auxiliaire, suivant le degré de diminution de l'acuité visuelle fixé par l'article 77. Si l'acuité est au-dessous des limites fixées, l'exemption est prononcée.

Lorsque les kératites, les ulcérations et opacifications de la cornée seront limitées, relativement récentes et paraîtront susceptibles de s'amender, on prononcera la réforme temporaire.

Art. 86. — **Affections de la sclérotique et de l'iris.** — Entraînent l'exemption et la réforme :

Le staphylome antérieur de la sclérotique ;

La sclérite et l'épisclérite anciennes et étendues ;

Les vices de conformation de l'iris et les synéchies antérieures ou postérieures qui abaissent l'acuité visuelle au-dessous des limites fixées ;

Les tumeurs de l'iris de nature maligne ou envahissante.

L'iritis chronique, la mydriase persistante peuvent motiver la réforme temporaire.

Art. 87. — **Affections du cristallin.** — Les déplacements, l'opacité du cristallin et de sa capsule, l'absence du cristallin, lorsqu'ils réduisent l'acuité visuelle au-dessous des limites fixées respectivement pour les services armé ou auxiliaire, entraînent l'exemption et la réforme.

Art. 88. — **Affections du corps vitré.** — Les affections du corps vitré comportent les mêmes décisions.

Art. 89. — **Affections de la choroïde.** — Le coloboma étendu, l'absence de pigment (albinisme), les tumeurs de la choroïde à marche progressive, les choroïdites étendues ou progressives, le glaucome, entraînent l'exemption et la réforme.

Art. 90. — **Affections de la rétine et du nerf optique.** — Les rétinites, le décollement de la rétine, la neuro-rétinite et la névrite optique, l'atrophie des nerfs optiques, nécessitent l'exemption et la réforme.

Art. 91. — **Affections du globe oculaire.** — Entraînent l'exemption et la réforme :

La perte ou la désorganisation d'un œil ou des deux yeux ; les tumeurs intra-oculaires ; l'exophtalmie prononcée, avec abaissement de l'acuité visuelle.

Art. 92. — **Affections des muscles de l'œil.** — Le nystagmus et le strabisme fonctionnel sont compatibles avec le service armé ou le service auxiliaire, suivant le degré de diminution de l'acuité visuelle fixée par l'article 77. Ils entraînent l'exemption, si l'abaissement de l'acuité visuelle dépasse les limites fixées.

La paralysie d'un ou de plusieurs des muscles de l'œil, n'étant parfois que passagère, nécessite le renvoi à la fin des opérations du conseil.

La paralysie persistante motive l'exemption et la réforme. On prononcera la réforme temporaire dans les cas de paralysie encore récente, mais ayant résisté au traitement.

Art. 93. — **Affections de l'orbite.** — Les tumeurs progressives ou malignes de la cavité orbitaire, les ostéites chroniques, avec déformations prononcées, adhérences étendues et gênantes, nécessitent l'exemption et la réforme.

# EXTRAIT DE
## L'INSTRUCTION SUR L'APTITUDE PHYSIQUE AU SERVICE DE LA FLOTTE
### Organes de la Vision.

Art. 80. — **Acuité visuelle et Champ visuel**. — Une bonne vision est encore plus nécessaire dans la Marine que dans l'Armée, et l'usage des verres, admis dans l'Armée, est, en principe, inacceptable dans le service actif de la Flotte.

Pour les mousses, la vue doit être complètement normale, sans daltonisme ni diplopie.

Pour les engagés volontaires, les conditions requises sont celles de la spécialité dans laquelle ils désirent s'engager.

Pour les hommes du recrutement, elles sont celles des Inscrits maritimes.

Si des hommes du recrutement versés dans la Marine ne les remplissent pas, ils doivent être classés dans le service auxiliaire.

*a*) Est compatible avec le service actif de la Flotte :

1° Une acuité visuelle égale à 1/5 pour l'un des yeux et 3/5 pour l'autre ;

2° Une diminution du champ visuel binoculaire du côté des tempes égale à 1/2.

*b*) Sont versés dans le service auxiliaire :

1° Les hommes qui ont une acuité visuelle égale à 1/4 pour un œil et 1/20 pour l'autre après correction, s'il y a lieu, par les verres ;

2° Les hommes qui, possédant au minimum l'acuité ci-dessus, présenteront une diminution du champ visuel binoculaire du côté des tempes supérieure à 1/2.

L'examen de l'acuité visuelle, successivement et à part pour l'un et l'autre œil, se fera au minimum à 5 mètres (ou à une distance supérieure, soit avec l'éclairage solaire au moyen d'une des échelles suivantes : Monoyer, Snellen, Wecker ou Barthélemy, soit avec l'éclairage artificiel chromo-optomètre du Dr Le Méhauté).

L'examen du sens chromatique aura lieu avec les laines de Holmgren, ou l'appareil chromo-optométrique du Dr Le Méhauté.

Art. 81. — **Myopie**. — *a*) Est compatible avec le service actif :

La myopie ne dépassant pas 5 dioptries, à condition que l'acuité visuelle, sans correction, soit au moins égale à 1/5 pour l'un des deux yeux et à 3/5 pour l'autre.

*b*) Est compatible avec le service auxiliaire :

La myopie supérieure à 5 dioptries, à condition que l'acuité visuelle soit ramenée, par des verres correcteurs appropriés, aux limites fixées au paragraphe *b* de l'art. 80.

La myopie compliquée de lésions choroïdiennes étendues et progressives entraînant une acuité visuelle inférieure aux limites fixées au paragraphe *a* de l'art. 80 est incompatible avec tout service et entraîne la réforme.

Art. 82. — **Hypermétropie.** — *a*) Est compatible avec le service actif :

Toute hypermétropie qui, sans correction par les verres, permet une acuité visuelle de 1/5 pour un œil et 3/5 pour l'autre.

*b*) Est compatible avec le service auxiliaire :

L'hypermétropie qui, après correction par les verres appropriés, ne détermine pas une acuité visuelle inférieure aux limites fixées par le paragraphe *b* de l'art. 80.

Art. 83. — **Astigmatisme.** — L'astigmatisme est compatible :

Avec le service actif s'il ne détermine pas une acuité visuelle inférieure aux limites fixées par le paragraphe *a* de l'art. 80 ;

Avec le service auxiliaire s'il détermine une acuité visuelle inférieure aux limites du paragraphe *a* de l'art. 80 et égale au moins à celles fixées par le paragraphe *b* du même article.

Pour l'**amblyopie** et les **affections** de l'œil et de ses annexes, les règlements sont les mêmes que pour le Service militaire. (Voir plus haut.)

Pour les **Inscrits maritimes** et les **Capitaines de la marine marchande**, l'acuité visuelle doit être de 3/5 pour un œil et 2/5 pour l'autre ; et les derniers doivent être entièrement exempts de daltonisme et de diplopie.

## CONDITIONS D'APTITUDE VISUELLE REQUISES POUR LES CHEMINS DE FER

### *I. — CHEMINS DE FER DE L'ETAT*

1° Emplois de *1re catégorie : Services actifs* dans lesquels les agents ont entre leurs mains la sécurité des trains et des voyageurs :

L'acuité visuelle doit être égale à 1 pour chaque œil, sans correction ;

Le sens chromatique et le champ visuel doivent être normaux.

2° Emplois de *2e catégorie : Services actifs* dans lesquels les agents n'exposent que leur sûreté personnelle :

L'acuité visuelle doit être égale à 5/10 pour chaque œil, sans correction ;

Le sens chromatique et le champ visuel doivent être normaux.

3º Emplois de *3e catégorie : Services sédentaires*, n'exigeant pas la circulation des agents sur la voie :

L'acuité visuelle doit être égale à 5/10 pour chaque œil, avec correction ; mais on ne tolère la myopie qu'au-dessous de 6 D.

Le sens chromatique et le champ visuel doivent être normaux.

## II. — CHEMINS DE FER DU NORD

1º Les *mécaniciens, chauffeurs, conducteurs, garde-frein, aiguilleurs, cantonniers, garde-barrières*, ou *sémaphores*, doivent avoir une acuité visuelle de 0,7 au moins d'un œil et 0,5 de l'autre, sans correction, — un champ visuel et un sens chromatique normaux ;

2º L'acuité visuelle de 0,4 au minimum, sans correction, pour chaque œil, un champ visuel normal et un sens chromatique moins parfait (le daltonisme pour le vert et le rouge exclus) sont compatibles avec les *autres emplois du service actif ;*

3º Pour les *employés de bureau,* les aptitudes visuelles inférieures sont suffisantes, à la condition expresse qu'il ne puisse s'opérer aucun changement de fonctions sans un nouvel examen de la vision.

## III. — CHEMINS DE FER DE L'EST

*1re classe (Service actif) :* Matériel et traction, — Voie. — Exploitation (tous les agents du service actif) :

L'acuité visuelle doit être au moins de 12/10 pour les deux yeux, sans correction, l'acuité de chaque œil ne devant pas être inférieure à 0,5.

*2e classe :* Ouvriers des ateliers et magasins :

Une acuité de 0,4 au minimum, après correction, pour chaque œil, peut suffire. Le port des lunettes est autorisé.

*3e classe :* Employés de bureau :

Est tolérée la myopie jusqu'à la possibilité de lire à 0,30 centimètres les caractères d'imprimerie ordinaires avec des verres — 9 D.

L'acuité visuelle inférieure à 0,4 pour chaque œil et non corrigible est incompatible avec tout service.

Le rétrécissement du champ visuel ne constitue un cas d'inaptitude que pour les agents de la 1re classe et quand il est très accusé.

Le daltonisme n'est aussi un cas d'exemption que pour les agents de cette classe.

### IV. — *COMPAGNIE PARIS-LYON-MÉDITERRANÉE*

Pour tout candidat l'acuité visuelle doit être de 14/10 pour les deux yeux, à condition que l'acuité monoculaire ne soit pas inférieure à 5/10.

Le candidat doit distinguer le rouge, le jaune, le vert et le violet, avec une lanterne spéciale pour cette épreuve.

### V. — *CHEMINS DE FER DU MIDI*

1° Tout candidat doit posséder une acuité visuelle égale à 1, sans correction, des deux yeux, — un sens chromatique et un champ visuel normaux ;

2° Peuvent être acceptés, dans certains services de l'Exploitation et des Bureaux, les myopes dont la myopie n'est pas supérieure à 1 D, et dont l'acuité visuelle peut être ramenée à 1 pour les deux yeux par les verres correcteurs.

# TABLE ALPHABÉTIQUE

# TABLE DES MATIÈRES



## PREMIÈRE PARTIE

### L'ŒIL ET SES ANNEXES

ANATOMIE CLINIQUE ET PATHOLOGIE. — EXAMEN ;
SYMPTÔMES OBJECTIFS

**LIVRE PREMIER. — La Conjonctive et la Sclérotique.**

CHAPITRE PREMIER. — **La Conjonctive : Anatomie
clinique et Pathologie.**



CHAPITRE II. — **La Sclérotique : Anatomie clinique
et Pathologie.**

LIVRE IV. — **Les milieux transparents postérieurs : Cristallin et Corps vitré.**

CHAPITRE PREMIER. — **Le Cristallin : Anatomie clinique et Pathologie.**



CHAPITRE II. — **Le Corps vitré, Anatomie clinique et Pathologie.**



CHAPITRE III. — **Examen des milieux transparents postérieurs.**

# LIVRE VI. — Les paupières et l'appareil lacrymal.

## Chapitre premier. —Les Paupières : Anatomie clinique et Pathologie.



## Chapitre II. — Examen des paupières.



## Chapitre III. — L'Appareil lacrymal.

Chapitre IV. — **Examen des voies lacrymales ; larmoiement.**



LIVRE VII. — **L'Orbite et son contenu.**

Chapitre premier. — **L'Orbite et la Capsule de Tenon.**



Chapitre II. — **Examen du globe oculaire.**



## DEUXIEME PARTIE
### EXAMEN FONCTIONNEL DE L'ŒIL

### LIVRE PREMIER. — **Réfraction**

Chapitre premier. — **Notions générales d'optique oculaire.**

## TROISIÈME PARTIE
## LA THÉRAPEUTIQUE OCULAIRE



## QUATRIÈME PARTIE
## PRINCIPALES AFFECTIONS DE L'ŒIL ET ANOMALIES DE LA RÉFRACTION

Poitiers. — Imp. G. Roy, 7, rue Victor Hugo, 7.